Leben Lernen

Die Reihe »Leben Lernen« stellt auf wissenschaftlicher Grundlage Ansätze und Erfahrungen moderner Psychotherapien und Beratungsformen vor; sie wendet sich an die Fachleute aus den helfenden Berufen, an psychologisch Interessierte und an alle nach Lösung ihrer Probleme Suchenden.

Alle Bücher aus der Reihe ›Leben Lernen‹ finden Sie unter: www.klett-cotta.de/lebenlernen

Zu diesem Buch

Psychotherapie wirkt, das ist mittlerweile unumstritten. Aber was und wie wirkt sie genau? Und vor allem, was bedeutet das für die tägliche Arbeit von Psychotherapeut:innen? Tanja Dörner gibt Antworten auf diese Fragen und nähert sich ihnen aus zwei Richtungen: aus der Breite der Psychotherapieforschung und ihrer eigenen praktischen Erfahrung. Was macht besonders fähige Therapeut:innen aus? Wie wird Veränderung möglich und was sind Prinzipien gelungener Interaktion? Die Antworten auf viele dieser Fragen stehen zwar schon seit Jahren fest, haben den Sprung in die Praxisräume aber noch nicht geschafft. Tanja Dörner übersetzt die Erkenntnisse in konkrete therapeutische Fragen, Statements und Interventionen. Daraus ergeben sich wichtige Impulse, um das ganze Potenzial von Psychotherapie zu nutzen und im Therapiealltag mehr Wirksamkeit zu entfalten.

Tanja Dörner

Wirksamer werden

Impulse und Interventionen
für den Therapiealltag

Klett-Cotta

Die digitalen Zusatzmaterialen haben wir zum Download auf www.klett-cotta.de bereitgestellt. Geben Sie im Suchfeld auf unserer Homepage den folgenden Such-Code ein: **OM89321**

FSC
www.fsc.org
MIX
Papier | Fördert gute Waldnutzung
FSC® C083411

Klett-Cotta
www.klett-cotta.de

Cover: Jutta Herden, Stuttgart
unter Verwendung einer Abbildung von Matyfiz/Adobe Stock
Gesetzt von Eberl & Koesel Studio, Kempten
Gedruckt und gebunden von CPI – Clausen & Bosse, Leck
ISBN 978-3-608-89321-2
E-Book ISBN 978-3-608-12283-1
PDF-E-Book ISBN 978-3-608-20670-8

Bibliografische Information der Deutschen Nationalbibliothek
Die Deutsche Nationalbibliothek verzeichnet diese Publikation in der Deutschen Nationalbibliografie; detaillierte bibliografische Daten sind im Internet über http://dnb.d-nb.de abrufbar.

Inhalt

Vorwort

Ich erinnere mich an mein erstes Seminar im Rahmen meiner Ausbildung zur Verhaltenstherapeutin. Ich erinnere mich daran, wie aufregend es war, alle anderen Kursteilnehmer kennenzulernen und wie wir uns zu diesem Zweck nach Alter, Herkunftsort und Größe im Raum aufstellten. Daran, dass wir einen Brief an uns selbst, an unser späteres Ich, schrieben, den wir nach Abschluss der Ausbildung erhielten. Aber vor allem erinnere ich mich daran, dass unsere beiden Seminarleiter damals schon in der ersten Stunde sagten, es brauche zehn Jahre an beruflicher Erfahrung, bis man als Psychotherapeut souverän sei. Nach dem Abitur, fünf Jahren Studium und mehr als drei Jahren Ausbildung also weitere zehn Jahre tägliche Praxis, bis man sich im kleinen Raum, in dem Therapeut und Patient sich begegnen, blind zurechtfindet. Aus all den Seminaren, die noch folgen sollten, kamen Regalmeter an Ordnern mit Theorien und Modellen zusammen und ich versuchte diese Theorien und Modelle anzuwenden. Aber was konnte ich mit einem Teufelskreis der Angst anfangen, wenn eine weinende Frau vor mir saß und berichtete, dass ihre kleine Tochter vor einigen Wochen an den Folgen eines Hirntumors gestorben sei? Was nützte das Vulnerabilitäts-Stress-Modell einem Barkassenführer, der arbeitslos geworden war und aus Angst vor dem sozialen Abstieg nicht mehr schlafen konnte, oder einem Lehrer, der sich nicht mehr an den letzten Tag in seinem Leben ohne Rückenschmerzen erinnern konnte?

Ich war mit Feuereifer dabei, als es an ein weiteres Modell ging: Das ABC-Modell ist das Modell der kognitiven Verhaltenstherapie schlechthin. Dass unsere Gefühle unmittelbar durch unsere grundlegenden Überzeugungen und Gedanken bestimmt werden, leuchtete mir sofort ein und deckte sich mit meinem Verständnis vom Menschen und der Welt. Ich fing also an in meinen Sitzungen das ABC-Modell einzuführen und meine Behandlung darauf aufzubauen. Mir wurde schnell klar, dass ich schweren Herzens auf die Feinheiten des Bewertungssystems wie die persönliche Sichtweise (B1), Schlussfolgerungen und vermutete Konsequenzen (B2) und die Bewertung selbst (B3) verzichten musste. Sie sprengten jeden zeitlichen Rahmen sowie die Geduld und Offenheit so mancher meiner Patienten.

Inzwischen sind diese zehn Jahre, von denen meine Ausbilder sprachen, vergangen und ich nutze das ABC-Modell nur noch selten, obwohl ich von der Kernaussage nach wie vor überzeugt bin. Die Ordner aus den Seminaren stehen inzwischen im Keller. Neben all den Modellen hat sich weiteres Wissen angesammelt, praktisches, selbst erarbeitetes Wissen. Ich verwende jetzt das, was sich meiner Erfahrung nach für die Patienten als nützlich und hilfreich erwiesen hat, das, was ich mir durch Fortbildungen, Supervision und vor allem durch die Arbeit mit Patienten angeeignet habe und was sich in vielen Stunden Psychotherapie bewährt hat. Dabei hat mich bis heute die Frage nie losgelassen, was einen wirksamen Psychotherapeuten eigentlich ausmacht. Aus diesen Fragen, die ich mir gestellt und Antworten, die ich gefunden habe, hat sich im Laufe der Zeit meine Art von Psychotherapie entwickelt Ich möchte davon berichten, was in diesen zehn Jahren, von denen meine Ausbilder damals gesprochen haben, passiert ist und was dazu beigetragen hat, souveräner und hoffentlich auch wirksamer zu werden. Dazu muss ich sagen, dass es wohl so viele Arten von Therapien gibt wie Therapeuten selbst. Entscheidend ist, dass die Art von Behandlung mit dem eigenen unverwechselbaren Wesen als Mensch und Therapeut übereinstimmt. Diese einzigartige Behandlung findet dann den Weg zum jeweiligen Patienten und umgekehrt. Dies soll nicht mit Beliebigkeit verwechselt werden. Denn es gibt sie, die festen Pflöcke in der Therapielandschaft, die Hinweise darauf geben, was wirksame Therapie ausmacht (auch, wenn man sie am Anfang des beruflichen Wegs vielleicht nicht sehen kann). Es sind die Erkenntnisse aus der Wissenschaft, die sich hartnäckig über Jahrzehnte zeigen. Sie sagen etwas über die beiden Hauptpersonen im therapeutischen Geschehen aus: Über den Therapeuten und über den Patienten. Sie beide und ihre Beziehung zueinander sind die Therapie. Ich möchte hier nicht behaupten, dass Modelle, Techniken und Interventionen ohne Bedeutung sind. Entscheidend ist aber vielmehr, wann und wie und nicht welche Technik genau angewendet wird. Es geht um ein Gespür für Dosis, Timing und um Flexibilität. Mit den Jahren entwickelt sich eine »eigene« Art von Therapie. Eine Therapie, die man nur bedingt studieren oder nachlesen kann, da sie persönliche Erfahrung und Stunden an Gesprächen mit Patienten erfordert und mit ihr entwickelt sich die eigene psychotherapeutische Identität. Ich möchte hier einen Einblick geben, was wichtige Denkanstöße aus der Wissenschaft und aus der praktischen Arbeit für mich waren und dazu beitragen, dass andere auf dem Weg zur beruflichen Souveränität ein, zwei Umwege weniger machen müssen.

Ein Zitat möchte ich voranstellen, das den Ausgangspunkt dieses Buchs beschreibt:

> »You can discourage by failure or you can learn from it.«
>
> Rousmaniere, 2017

Alle im Text beschriebenen Modelle, Übungen und Statements sind in der Praxis erprobt und bewährt. Sie sind zum Teil selbst entwickelt, zum Teil aus der Literatur oder von Kollegen im Original übernommen oder modifiziert und entsprechend gekennzeichnet. Einige Übungen sind in der Psychotherapie-Szene weit verbreitet und ihr Ursprung nicht mehr zurückzuverfolgen.

Alle Fallbeispiele sind anonymisiert, verfremdet und zum Teil aus mehreren Patienten zusammengesetzt. Der Kern der psychischen Dynamik und des therapeutischen Prozesses wurden jedoch erhalten.

Ich und damit auch dieses Buch stehen auf den Schultern ungezählter Psychotherapeuten, Supervisoren, Kollegen, Freunden und Patienten, denen mein Dank gilt.

Ich möchte meine Achtung und Verbundenheit mit all den therapeutischen Kollegen da draußen, ob in einer Klinik oder Praxis, ob angestellt oder selbständig, ausdrücken, die jeden Tag aufs Neue versuchen im Kleinen eine große Wirkung zu entfalten. Mein Dank gilt ebenso dem Klett-Cotta-Verlag, vertreten durch die Geschäftsführung, die Lektoren und anderen beteiligten Mitarbeitern. Insbesondere danke ich Frau Colagrossi und Frau Aichele für die angenehme, reibungslose und konstruktive Zusammenarbeit. Widmen möchte ich dieses Buch aber nur einer Person:

Für Franziska

Um den Text flüssig und verständlich zu halten, habe ich auf jegliche gängige Form von Gendern verzichtet. Mit dem verwendeten generischen Maskulinum sollen beide Geschlechter sowie sich als divers oder nicht weiter festgelegt Identifizierende mit gemeint sein.

KAPITEL 1

Psychotherapie wirkt – aber wie? Antworten aus der Forschung

1.1 Die Power von Psychotherapie

Psychotherapie wirkt, das ist mittlerweile unumstritten. Die absolute Wirksamkeit von Psychotherapie im Vergleich zu einer nicht stattfindenden Behandlung wurde seit den 1970er Jahren bis heute immer wieder in empirischen Studien nachgewiesen. Inzwischen sind über 700 Meta-Analysen zum Thema zusammengekommen, die über 12 500 Einzelstudien beinhalten (Wampold, Imel & Flückiger, 2018). Es handelt sich dabei also um einen stabilen und beständigen Befund. Ich selbst habe die Wirksamkeit von Psychotherapie vor Beginn meiner Ausbildung nicht hinterfragt, doch als ich selbst Patienten sah, merkte ich, dass Psychotherapie in manchen Fällen wirkte, in manchen nicht und in anderen anders als erwartet. Also was bedeutet es genau, wenn konstatiert wird, dass Psychotherapie wirkt? Auch auf die Gefahr hin, Sie als Leser gleich im ersten Kapitel zu verlieren, mache ich doch einen kleinen Umweg über die Statistik: Das gängige Maß zur Beurteilung von Studienergebnissen ist das der Signifikanz. Sie sagt jedoch nur etwas darüber aus, ob der Effekt einer Maßnahme zufällig oder systematisch zustande kommt, jedoch nichts darüber, wie groß der Effekt eigentlich ist. Die Größe eines Effekts einzuschätzen ermöglicht hingegen die Effektstärke. Sie ist ein Maß für Unterschiede, hilft Ergebnisse aus verschiedenen Studien zu vergleichen und nimmt in der Regel Werte zwischen 0 und 1 an. Liegt die Effektstärke bei 0, bedeutet das, es gibt keinen Unterschied zwischen zwei Gruppen oder zwei Zeitpunkten. Genauer gesagt sind dann die Unterschiede innerhalb der einzelnen Gruppen größer als die Unterschiede zwischen beiden Gruppen, die verglichen werden. Liegt sie bei 1, entspricht das einem starken Effekt. Das wiederum heißt, der Unterschied zwischen zwei Gruppen ist größer als die Unterschiede innerhalb einer Gruppe und mit dem bloßen Auge sichtbar. Nehmen wir zum Beispiel die Körpergröße. Diese ist in der Bevölkerung normalverteilt. Es gibt also einige wenige, die es von der Körpergröße in die Basketballnationalmannschaft schaffen würden und einige wenige, die auch im Erwachsenenalter im Bus noch eine Karte zum Schülertarif angeboten bekommen. Die meisten von uns bewegen sich irgendwo in der Mitte. Vergleicht man nun Männer und Frauen hinsichtlich ihrer Körpergröße, dann sind Männer im Durchschnitt 10 cm größer, was gleichzeitig einer Standardabweichung entspricht. Die Standardabweichung gibt die durchschnittliche Abweichung einzelner Werte vom Mittelwert an. Die Effektstärke liegt in diesem Beispiel entsprechend dann bei 1. Den Unterschied in der Körpergröße zwischen Männern und Frauen kann man, wenn man im Alltag durch die Straßen geht, also problemlos wahrnehmen. Ein Größenunterschied hingegen bei 15 und 17 Jahre alten Mädchen ist im Durchschnitt ebenfalls vorhanden, fällt aber deutlich geringer aus und entspricht einem kleinen Effekt. Nehmen wir als weiteres Beispiel eine psychotherapeutische Intervention bei Patienten mit depressiver Symptomatik. Vor der Intervention liegt der mittlere Wert von zehn Teilnehmern im Beck-Depressions-Inventar (BDI) bei 22 und entspricht damit einer mittelgradig ausgeprägten Symptomatik. Nach der Behandlung ist der Wert im Durchschnitt auf 19 Punkte gesunken. Ist die Intervention wirksam? Was meinen Sie? Nehmen wir an, die Standardabweichung liegt bei beiden Zeitpunkten bei 4, bedeutet im Mittel lag die Abweichung der Werte der Patienten 4 Punkte vom Mittelwert 22 bzw. 19 entfernt. Nach dieser Modellrechnung beträgt die Effektstärke der Intervention 0,75. Nach Cohen steht 0,2 für einen kleinen, 0,5 für einen mittleren und 0,8 für einen großen Effekt. Bei Psychotherapie liegt die Effektstärke im Durchschnitt zwischen 0,75 und 0,85 (nach Cohen) mit wenig Schwankungen zwischen verschiedenen Studien (Wampold et al., 2018). Die beiden Gruppen von Patienten, die eine Behandlung erfahren und solchen, die keine Behandlung erhalten, unterscheiden sich nach den Konventionen also deutlich um nahezu eine Standardabweichung. Dies veranschaulicht Abbildung 1.

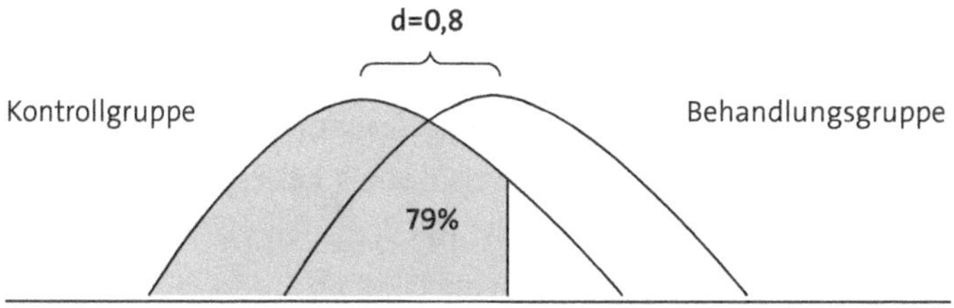

Abb. 1: Zwei Normalverteilungen mit einem gekennzeichneten Unterschied der Mittelwerte von 0,8 SD. (Wampold, Imel & Flückiger, 2018)

Diese Zahl lässt sich derart übersetzen, dass es einem durchschnittlichen Patienten nach einer Psychotherapie besser geht als 79 % der unbehandelten Personen. Dies klingt erst einmal beeindruckend. Psychotherapie scheint wirksam zu sein. Doch Konvention ist ein wichtiges Stichwort, denn die Interpretation der Effekte wurde von Cohen willkürlich festgelegt. Es lässt sich aber darüber diskutieren, ob beispielsweise die Verringerung der Depressionswerte auf dem BDI von 23 auf 18 Punkte nach einer Psychotherapie tatsächlich die These der Wirksamkeit von Psychotherapie untermauern lässt. Um noch eine Zahl zu bemühen: Die Number Needed To Treat (NTT) für Psychotherapie liegt bei 3 (Wampold et al., 2018). Die NTT gibt an, wie viele Patienten behandelt werden müssen, um einen günstigen Ausgang zu erreichen. Es müssen folglich drei Patienten psychotherapeutisch behandelt werden, damit einer von ihnen profitiert. Ist das nun viel oder wenig? Fest steht, dass es in der Medizin oder Psychotherapie keine Form von Behandlung gibt, die bei 100 % aller Patienten zu 100 % anschlägt. Das gilt für das Einsetzen eines künstlichen Kniegelenks, für die Einnahme von Aspirin oder eine Corona-Impfung. Wir betrachten Behandlungsmaßnahmen in der Regel als wirksam oder nicht, gut oder schlecht und wissen gleichzeitig, dass es natürlich nicht so einfach ist. Um die Sinnhaftigkeit einer Operation, der Einnahme eines Medikaments oder von Psychotherapie zu beurteilen, müssen auch Nebenwirkungen und Kosten mit einkalkuliert werden. Um einzuschätzen, was die NNT von 3 bedeutet, ist es sinnvoll, sie mit anderen Maßnahmen zu vergleichen: Die NTT liegt für den Corona-Impfstoff von Biontech bei 142 (Browa, 2021) und für Selektive-Serotonin-Wiederaufnahme-Hemmer (SSRI) in der Depressionsbehandlung bei 7 (Lieb, 2019). Es müssen folglich 142 Menschen geimpft werden, um einen Fall einer symptomatischen

Corona-Infektion zu verhindern und von sieben Personen, die ein Antidepressivum aus der Gruppe der SSRIs nehmen, wird einer profitieren. Für Ibuprofen 600 mg bei akuten Rückenschmerzen liegt die NTT bei 1,7 (Wertli & Steuer, 2018). Ob eine NTT von 3 bei Psychotherapie hoch oder niedrig ist, ist folglich relativ. Im Vergleich zu vielen medizinischen Maßnahmen schneidet sie jedoch gut ab.

Einer Ibuprofen-Tablette ist es egal, ob sie den Menschen, der sie schluckt, schmerzfrei macht. Was macht es aber mit Patienten und Psychotherapeuten, dass Psychotherapie in zwei von drei Fällen nicht wirkt? Weiß man um die Wirksamkeit von Psychotherapie und merkt, dass man als Therapeut einigen Patienten dennoch nicht helfen kann, kann das früher oder später zu Resignation und Erschöpfung führen. Gelingt es sich hingegen auf diesen dritten Patienten zu konzentrieren, dem es nach den gemeinsamen Sitzungen besser geht, ist es möglich, sich durch die anderen beiden Verläufe nicht dauerhaft frustrieren zu lassen und nicht den Glauben in das eigene Handeln zu verlieren. Festzuhalten bleibt, dass auch wenn Psychotherapie als wirksam anerkannt ist, dennoch einigen Patienten nicht geholfen werden kann und dies eine hohe Frustrationstoleranz von Therapeuten erfordert. Und dann bleibt es eine akademische Diskussion, ob eine NTT von 3 viel oder wenig ist.

Die beschriebenen Erkenntnisse beschränken sich nicht auf einzelne Richtungen oder gar Nischen von Psychotherapieverfahren. Über alle Psychotherapierichtungen hinweg gibt es Patienten, die nicht ansprechen, sogenannte »Non-Responder«, Patienten, die vorzeitig die Behandlung abbrechen (»Dropouts«) oder Patienten, deren Befinden sich gar verschlechtert (Rousmaniere, 2017). Studien zu diesem Thema legen zwar nahe, dass die Rate an Verschlechterungen gering ist, doch muss festgehalten werden, dass bisher nur wenige Studien zu diesem Thema existieren, bzw. dass vor allem Studien publiziert werden, die eine Wirksamkeit von Psychotherapie belegen (»publication bias«) (Cuijpers, 2018). Lieb (2019) berichtet, dass sich die Effektstärke von z. B. Kognitiver Verhaltenstherapie halbiert, würde man Studien, die negative Effekte berichten, miteinbeziehen. Greift man eine der verbreitetsten Diagnosen heraus, dann werden laut Grawe 13 bis 14 von 100 Menschen mit einer depressiven Störung durch eine geltende Therapie dauerhaft geholfen (Grawe, 2004). Diese Zahl ergibt sich unter Berücksichtigung der Patienten, die vorzeitig die Behandlung abbrechen oder nach der Behandlung einen Rückfall erleiden. Im Umkehrschluss profitieren also 86 bis 87 nicht oder nicht anhaltend von Psychotherapie. Andere Studien kommen zu ähnlichen Ergebnissen: Geschätzt die Hälfte derjenigen, die sich aufgrund einer depressiven Störung in psychotherapeutischer Behandlung befinden, profitieren zwar von der Behandlung, erleiden jedoch innerhalb von zwei Jahren nach Therapieende einen Rückfall. Bei rund einem Drittel aller depressiven Patienten lässt sich die Symptomatik gar nicht mit Psychotherapie beeinflussen und nimmt einen chronischen Verlauf (Cuijpers, 2018). Weitere Herausforderungen von Psychotherapie sind die hohen Raten an Verbesserungen durch Placebo (41 % Erfolgsrate vs. 54 % Erfolgsrate bei Psychotherapie bei einer depressiven Episode) und Spontanheilungen, die auch im zeitlichen Verlauf einer Psychotherapie auftreten können und den Effekt schmälern. Bei Menschen mit Alkoholabhängigkeit liegt die Rate der Spontanheilung beispielsweise bei 60–70 %. Das heißt die Mehrzahl wird ohne Hilfe von außen abstinent (Reker, 2020). Tatsächlich weiß man noch nicht, in welchem Ausmaß genau all diese Phänomene die Wirksamkeit von Psychotherapie beeinflussen.

Psychotherapie ist wirksam. Was diese Aussage genau bedeutet, hängt davon ab, welche Maße herangezogen werden, mit welchen anderen Interventionen Vergleiche angestellt werden und wer die Zahlen interpretiert. In Summe betrachtet stimmen die dargestellten Erkenntnisse nachdenklich und lassen die belegte Wirksamkeit von Psychotherapie in einem anderen Licht erscheinen. Es wird klar: »Wirksamkeit« kann Verschiedenes bedeuten und es lohnt sich genauer hinzuschauen.

Fazit

Wirkt Psychotherapie? Diese Frage ist nicht einfach zu beantworten. Studien legen nahe, dass Psychotherapie nicht so erfolgreich ist, wie allgemein angenommen wird. Gleichzeitig sind die Ergebnisse nicht überraschend: Der Mensch ist komplex, also ist Psychotherapie das auch. Vielleicht sollte die Frage nicht lauten »Wirkt Therapie?«, sondern »Wie wirkt Therapie?«. Vieles ist dabei noch unklar. Für uns Psychotherapeuten bedeutet das: Konzentrieren wir uns auf das, was hilft, darauf, wem wir helfen können und was wir von nicht erfolgreichen Therapieverläufen lernen können. Dazu mehr in den folgenden Kapiteln.

1.2 Dosis und Wirkung

Es gibt Ibuprofen in einer Dosis von 400 mg, 600 mg oder 800 mg. Je stärker meine Kopfschmerzen sind, desto höher die Dosis, zu der ich greife. Ganz nach dem Motto »viel hilft viel«. Wie verhält sich das in der Psychotherapie? Wieviel Psychotherapie braucht es, um nachhaltige Effekte zu erzielen? Die Empirie legt nahe, dass es in der Psychotherapie neben einer linearen Entwicklung auch Schübe von Veränderung gibt. Jeder dritte Patient zeigt eine plötzliche und erhebliche Verbesserung bzw. Verschlechterung der Symptomatik zwischen zwei Sitzungen, die stabil über Wochen anhält (Ehrlich & Lutz, 2015). Dieses Phänomen bezeichnet man als Sudden Gain oder Sudden Loss. Auch wenn eine Verhaltenstherapie bis zu 80 Sitzungen umfassen kann, zeigen sich gerade sprunghafte Verbesserungen schon früh in einer Behandlung, je nach Studie bereits innerhalb der ersten sieben Sitzungen (Howard et al., 1986). Diese Verbesserungen können bis zu 50 % des gesamten Behandlungserfolgs ausmachen (Lambert, 2013). Damit man von einem Sudden Gain sprechen kann, müssen drei Kriterien erfüllt sein:

1. Es muss eine bedeutsame absolute Verbesserung der Symptomatik geben. Beispielsweise eine Reduktion der depressiven Symptomatik im Beck-Depressions-Inventar um 7 Punkte.
2. Es muss eine bedeutsame relative Symptomverbesserung geben, wie z.B. 25 % Symptomreduktion im Beck-Depressions-Inventar.
3. Der Effekt muss zeitlich stabil sein. So muss es beispielsweise einen bedeutsamen Unterschied zwischen den Werten drei Sitzungen vor

und nach der Veränderung geben. Damit soll ausgeschlossen werden, dass es sich um übliche Schwankungen im Symptomverlauf handelt.

Welcher Psychotherapeut macht diese Erfahrung nicht auch, dass bereits im Rahmen der probatorischen Sitzungen Patienten von einer starken Erleichterung berichten, von einem Licht, das ihnen aufgegangen ist, oder dass sich bereits so viel geklärt hat, dass sie gar nicht wissen, was sie aktuell besprechen können. Umgekehrt habe ich es gerade in der teilstationären Behandlung erlebt, dass bei Patienten, bei denen der Therapiebeginn bereits zäh und mit Spannungen verläuft, dies sich oft bis zum Therapieende hinzieht und der Erfolg bescheiden ausfällt. Diese frühen Veränderungen können ein wichtiger Indikator für den weiteren Therapieverlauf sein und sogar den Effekt für die Zeit nach Abschluss der Behandlung voraussagen. Darüber hinaus kann das Phänomen des Sudden Gain Behandlungsergebnisse besser vorhersagen als die Schwere der Symptomatik, die Art der Behandlung oder das Ausmaß der familiären Unterstützung (Brown et al., 1999) und erhält dadurch eine starke Aussagekraft. Es scheint also besonders am Anfang einer Behandlung sinnvoll zu sein, den Therapieverlauf und den Fortschritt engmaschig zu beobachten und Rückmeldung durch den Patienten einzuholen. Gerade wenn sich innerhalb der ersten sieben Sitzungen keine Fortschritte andeuten, kann das als Warnzeichen für einen ungünstigen weiteren Verlauf gesehen werden. Dies bietet die Chance, bereits frühzeitig ungünstige Verläufe zu erkennen und gegenzusteuern.

Wie kann man sich diese plötzlichen und drastischen Veränderungen erklären? Auf Seiten der Patienten scheinen soziale Fertigkeiten eine Rolle zu spielen. Patienten, die früh profitieren, haben einen angemessenen Interaktionsstil, sind weniger isoliert und haben weniger Bindungsängste als Patienten, bei denen plötzliche Verschlechterungen auftreten (Ehrlich, 2014). Auf Ebene der Umweltfaktoren zeigt sich eine Abnahme der Belastung durch Ereignisse im nahen Lebensumfeld. Das Therapiegeschehen selbst scheint nicht durch weniger Spannungen oder Konflikte gekennzeichnet zu sein, vielmehr scheinen die Therapeuten diese auftretenden kleineren und größeren Krisen konstruktiv zu bewältigen. Entscheidend innerhalb des Therapiegeschehens scheint also nicht der Bruch, sondern die Art der Reparatur zu sein. Anfänglich fiel das Phänomen des Sudden Gain bei Patienten mit depressiven Störungen auf, inzwischen weiß man, dass sprunghafte Verbesserungen auch bei Patienten mit Posttraumatischer Belastungsstörung, Angststörungen und Persönlichkeitsstörungen auftreten. Sudden Gains wurden außerdem neben der Kognitiven Verhaltenstherapie auch bei Pharmakotherapie, in der systemischen Familientherapie und unter Placebobedingungen nachgewiesen. Es scheint sich hier also um ein unspezifisches Phänomen zu handeln, das nicht mit bestimmten therapeutischen Techniken zusammenhängt.

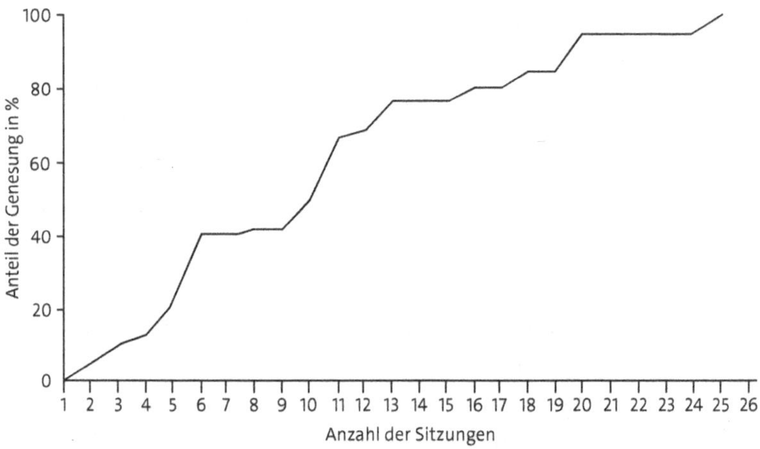

Abb. 2: Verhältnis des prozentualen Anteils der Genesung zur Anzahl der erhaltenen Sitzungen (nach Asay & Lambert, 2009 aus Kadera et al., 1996).

Fazit

Ein Sudden Gain oder Sudden Loss bezeichnet eine bedeutsame Verbesserung oder Verschlechterung der Symptomatik des Patienten und tritt in der Regel früh im Therapieverlauf auf. Diese sprunghaften Veränderungen können als Indikatoren für den weiteren Therapieverlauf dienen. Es ist wichtig, auf Anzeichen dieses Phänomens zu achten und konsequent auf solche frühzeitigen Entwicklungen zu reagieren.

1.3 Der Dodo läuft immer noch

Apropos unspezifische Therapiefaktoren:

> »[Der Dodo] legte zuerst die Rennbahn fest, eine Art Kreis, und die Mitspieler mussten sich irgendwo auf der Bahn aufstellen, wie es sich gerade traf. Es gab kein ›Eins-zwei-drei-los!‹, sondern jeder begann zu laufen, wann er wollte und hörte auf, wie es ihm einfiel, so dass gar nicht so leicht zu entscheiden war, wann der Wettlauf eigentlich zu Ende war. Nachdem sie indessen ungefähr eine halbe Stunde gelaufen und wieder ganz trocken waren, rief der Dodo plötzlich: ›Ende des Wettlaufs!‹ und alle drängten sich noch ganz außer Atem um ihn und fragten: ›Aber wer ist Sieger?‹ Dies konnte der Dodo nicht ohne tieferes Nachdenken beantworten, und so saß er längere Zeit hindurch da und legte den Zeigefinger an die Stirn, während ringsum alles schwieg und wartete. Endlich sagte der Dodo: »Alle sind Sieger, und jeder muss einen Preis bekommen.«
>
> Aus Alice im Wunderland, Carroll, 1973

Diese Stelle aus Alice im Wunderland ist in der Psychotherapieforschung unter dem Begriff »Dodo-Bird Verdict« berühmt geworden. Erstmals wurde es 1936 von Rosenzweig zitiert, Harvard-Absolvent und Kommilitone von Burrhus Skinner, vor allem bekannt durch die Entwicklung des Picture-Frustration-Tests. Damals entstand der naturwissenschaftlich ausgerichtete Behaviorismus in Abgrenzung zur Psychoanalyse. Rosenzweig jedoch beschäftigten nicht die Unterschiede, sondern die Gemeinsamkeiten der verschiedenen therapeutischen Richtungen. Denn hinsichtlich ihrer Ergebnisse zeigen sich zwischen den verschiedenen Therapieschulen, seien es nun Verhaltenstherapie, tiefenpsychologisch fundierte Psychotherapie oder klientenzentrierte Psychotherapie, keine nennenswerten Unterschiede. Die Effekte einer Therapie müssen folglich auf allgemeine Wirkfaktoren zurückzuführen sein, auf Elemente, die allen Therapieschulen gemein sein, wie die therapeutische Beziehung, Ressourcenaktivierung oder den Aufbau von Selbstwirksamkeitserwartung. Die Geschichte dieser allgemeinen

Wirkfaktoren von Psychotherapie reicht demnach bis zur Arbeit von Rosenzweig, also fast hundert Jahre zurück, und hat bis heute nichts an Aktualität eingebüßt. Bis heute bestätigen groß angelegte Meta-Analysen wiederholt, dass die Unterschiede zwischen verschiedenen Therapieformen und ihren spezifischen Techniken geringfügig bis nicht entscheidend für das Therapieergebnis sind. Dies gilt selbst dann, wenn man die Verfahren hinsichtlich bestimmter Diagnosen miteinander vergleicht wie z. B. Depression, Substanzmissbrauch oder sogar für Angststörungen, für die bis heute postuliert wird, dass die Verhaltenstherapie das Mittel der Wahl ist. In die gleiche Kategorie gehört die Befundlage, dass kognitive Elemente in der Depressionsbehandlung keinen zusätzlichen Nutzen haben. In einer der zugrundeliegenden Studien wurden Patienten zufällig drei Bedingungen zugeteilt: a) Kognitive Therapie b) Verhaltensaktivierung und Modifikation automatischer Gedanken und c) nur Verhaltensaktivierung. Tatsächlich unterschieden sich die Patienten nach Abschluss der Behandlung in allen drei Gruppen nicht voneinander, ganz im Gegensatz zur kognitiven Theorie von Beck (Jacobson et al., 1996). Offensichtlich wird dieser Befund bis heute ignoriert. In meiner Ausbildung zur Verhaltenstherapeutin habe ich allein drei Wochenenden mit der Theorie und Anwendung des ABC-Modells verbracht und in der Fachliteratur und den Therapiemanualen ist das kognitive Modell nach wie vor fester Bestandteil. Was aber bleibt von der kognitiven Verhaltenstherapie übrig, wenn weder Exposition mit Reaktionsverhinderung noch kognitive Techniken einen Unterschied im Therapieergebnis machen? Was übrig bleibt, ist, was allen Therapieverfahren gemeinsam ist: Die verfahrensunabhängigen Wirkfaktoren. Ein aktuelles Modell zu den Wirkfaktoren von Psychotherapie stammt von Barry Duncan (2015), dargestellt in Abbildung 3. Duncan, Doktor der Psychologie, ist sowohl praktizierender Psychotherapeut als auch Wissenschaftler auf dem Gebiet der Wirksamkeitsforschung. In seinem Modell zu den allgemeinen Wirkfaktoren basieren die Effekte auf der Person des Therapeuten, auf den Erwartungen des Patienten (Placebo) und denen des Therapeuten (Allegiance), auf gezielt eingesetztes Feedback im Therapieverlauf sowie auf Effekte, die durch die therapeutische Beziehung entstehen. Im Verlauf der letzten 25 Jahre wurden die allgemeinen Wirkfaktoren immer weiter ausdifferenziert und ihr Anteil an der Veränderung gewichtiger eingeschätzt. Im Modell von Duncan (2015) beläuft sich der Anteil der allgemeinen Wirkfaktoren am Therapieergebnis auf 93 %, der der spezifischen Wirkfaktoren auf nur 7 %. Schlüsselt man die allgemeinen Faktoren genauer auf, bewegen sich die Effekte, die durch die Person des Therapeuten zustande kommen, je nach Studie zwischen 36 % und 57 %, die der der therapeutischen Beziehung auf 36 % bis 50 % und die von Feedback auf 21 % bis 42 %. Die jeweiligen Effekte interagieren außerdem miteinander und sind nicht vollständig voneinander zu trennen. Die vorgestellten Zahlen sind jedoch noch nicht vollständig. Es fehlt der potenteste Faktor am Therapiegeschehen: Der Patient selbst sowie seine Lebensumstände. Dieser Faktor wird auch »extratherapeutischer Faktor« bezeichnet, da er alle Aspekte umfasst, die außerhalb der Therapie wirken. Dazu zählen Schwere der Symptomatik, Komorbiditäten, Persönlichkeitsanteile, aber auch das Ausmaß der sozialen Integration, der soziökonomische Status oder kritische Lebensereignisse. Nach Duncan erklärt die Rolle des Patienten 86 % der Varianz an Veränderung im Therapieverlauf. Das bedeutet nur ein sehr kleines Stück vom Kuchen des Therapieergebnisses, nämlich 14 %, nimmt das Therapiegeschehen selbst ein.

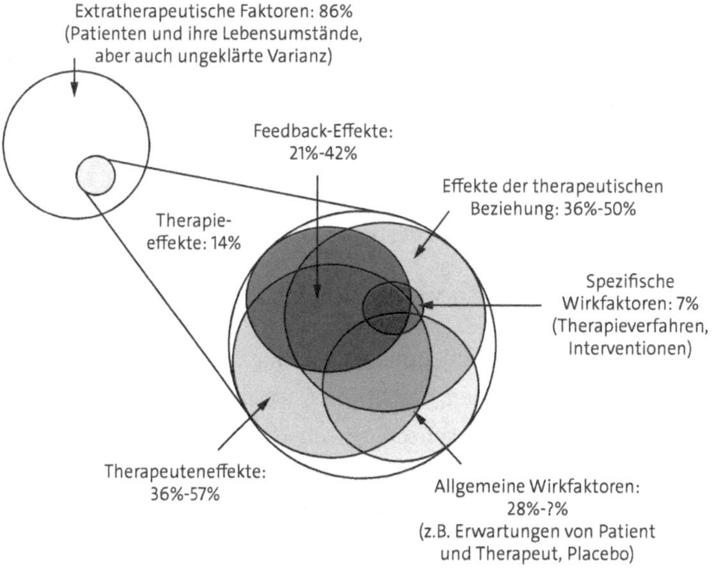

Abb. 3: Modell der allgemeinen Wirkfaktoren nach Duncan (2015).

Unter der Berücksichtigung dieser extratherapeutischen und ungeklärten Faktoren schrumpft der Einfluss des Therapeuten auf 5 % bis 9 % und die der therapeutischen Beziehung auf 5 % bis 7 %. Etwas konservative Schätzungen, wie die von Asay und Lambert (2001), gehen von einem Anteil extratherapeutischer Faktoren von 40 % aus, was deutlich niedriger, aber im Vergleich zu den anderen Wirkfaktoren immer noch der stärkste Wirkfaktor ist. Es bleibt zu betonen, dass die vorgestellten Zahlen keine direkten Ergebnisse einer Studie sind, sondern die bisherigen Befunde zum Thema in einem Modell zusammenfassen und daher nur Annäherungen sein können. Vergleicht man die Modelle verschiedener Wissenschaftler, dann stimmen sie in einem überein: Der Patient ist der Motor der Veränderung (Bohart & Tallman, 2010).

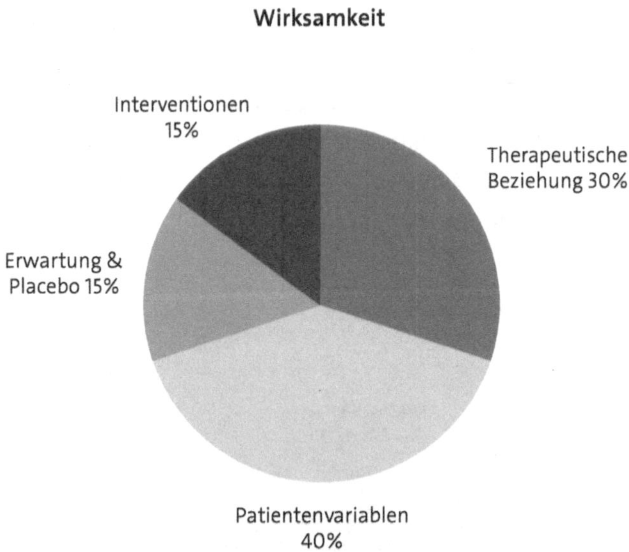

Abb. 4: Modell der allgemeinen Wirkfaktoren nach Asay & Lambert (2001).

Dazu passt ein Bild, das eine Kollegin gebrauchte: Wir Therapeuten befinden uns in einem wilden, prächtigen Garten. Um den Garten zu pflegen, stehen uns keine Heckenschere, kein Rasenmäher und keine Säge zur Verfügung, nur eine kleine Bastelschere, wie sie Kinder benutzen. Die Wirkung einer Bastelschere in einem großen Garten ist die Wirkung, die Psychotherapie entfalten kann. Das sagen die Zahlen. Wie decken sich diese abstrakten Zahlen mit unserer persönlichen Erfahrung? In besonderem Kontrast steht der Satz eines Patienten, der sagte »Die Therapie hat mein Leben gerettet.« Wir Psychotherapeuten erleben in Behandlungen immer wieder starke Veränderungen, Momente von besonderer Intensität und persönliche Entwicklung. Auch regt sich vielleicht Widerstand in uns, wenn die Empirie die engen Grenzen von Psychotherapie aufzeigt. Gleichzeitig erschiene die Nutzung gröberen Werkzeugs, das uns ermöglichte, diesen Garten sichtbar umzugestalten, als übergriffig. Denn Psychotherapie ist eben keine Pille, keine Form der Manipulation, sondern »eine Heilpraxis, die auf sozialer Interaktion und Bindung basiert« (nach Wampold, 2015). Vielleicht hat Psychotherapie nur einen kleinen Spielraum wirksam zu sein und gerade, weil er so klein ist, ist es notwendig, ihn möglichst ganz auszuschöpfen. Neben dem Begriff der Wirksamkeit gibt es noch den der Wirkmächtigkeit. Wer wirksam ist, und das gilt insbesondere für den Beruf der Psychotherapeuten, ist auch mächtig. Es ist gut, dass wir Therapeuten nur begrenzt »wirk-mächtig« sein können. Es ist gut, dass es der Patient selbst sein muss, der seinen Garten gestaltet. Wir können ihm dazu Werkzeuge zeigen und in die Hand legen.

1.3.1 Die therapeutische Beziehung

Insbesondere zur therapeutischen Beziehung als ein zentraler Wirkfaktor, gibt es viele Forschungsergebnisse. Diese zeigen beständig einen robusten Zusammenhang zwischen einer tragfähigen therapeutischen Beziehung und einem positiven Therapieergebnis (Horvath & Symonds, 1991). Therapeuten, die in der Lage sind, stabile Beziehungen mit vielen verschiedenen Patienten aufzubauen, erzielen laut Studienlage besonders gute Therapieergebnisse. Wirksamen Therapeuten gelingt es auch zu Personen eine Beziehung herzustellen, die nie gelernt haben Bindungen einzugehen, die geprägt sind von dysfunktionalen Beziehungen oder zu denjenigen, die unfreiwillig in Therapie kommen (Duncan, 2014). Was macht eine hilfreiche therapeutische Beziehung aus? Schaut man genauer in diese Blackbox, zeigt sich, dass es in hilfreichen therapeutischen Beziehungen Therapeut und Patient gelingt, sich auf gemeinsame Therapieziele und auf einen Weg zur Erreichung dieser Ziele zu einigen.

> »Die Frage ist nicht ›haben Sie Ihren Therapeuten gerne und respektieren Sie Ihn?‹, sondern ›Mögen Sie Ihren Therapeuten ausreichend, um die Arbeit, die Sie im Rahmen Ihrer Therapie erwartet, auch tatsächlich tun?‹ und schätzt Ihr Therapeut Sie genug, um es Ihnen zu ermöglichen effektiv in der Therapie zu arbeiten?«
>
> Hatcher & Barends, 2006

Die therapeutische Beziehung kann folglich als zwischenmenschliche Basis beschrieben werden, die es Patient und Therapeut ermöglichen, sich konstruktiv gemeinsam mit einer spezifischen Aufgabe zu beschäftigen. Stellen Sie sich diese Funktionsweise wie die eines Staatsempfangs vor, der zu Ehren eines Staatsoberhauptes eines anderen Landes ausgerichtet wird: Es wird ein langer roter Teppich ausgerollt, das Militär salutiert, die Kapelle spielt die Landeshymne des Gasts, es wird freundlich in die Kameras gelächelt, sich die Hand gegeben, aber die inhaltlichen Verhandlungen über ein neues Freihandelsabkommen oder einen Abrüstungsvertrag können anschließend sehr hart werden. Eine anfänglich solide therapeutische Beziehung scheint nicht die Ursache von Fortschritten in späteren Abschnitten der Behandlung zu sein, vielmehr stärken die anfänglich gemachten Fortschritte das therapeutische Bündnis. Psychotherapie ist also dann erfolgreich, wenn Patienten mit ihrer Hilfe lernen, Probleme aktiv zu bewältigen. Dies wirkt sich positiv auf die therapeutische Beziehung aus. Das spezifischere »therapeutisches Arbeitsbündnis« oder die »Allianz« verdeutlichen daher besser, worauf es ankommt, als der allgemeinere Begriff der »therapeutischen Beziehung«. Konkret gestalten demnach Therapeuten eine günstige Beziehung aus, indem sie Therapieziele erarbeiten, realistische Erwartungen induzieren und den Patienten in der Bewältigung seiner Probleme unterstützen. Diese erstaunlich nüchterne Betrachtung der therapeutischen Beziehung ist sehr interessant. Ein anderes, breiteres Verständnis der therapeutischen Beziehung findet man unter anderem bei Grawe. Klaus Grawe, Psychotherapieforscher, führte Studien zu Wirksamkeitsfaktoren in der Psychotherapie durch und führte an seinem Lehrstuhl in Bern Forschung und Praxis zusammen. Nach Grawe streben Menschen nach der Erfüllung zentraler Grundbedürfnisse wie Selbstwerterhöhung, Bindung, Lust sowie Kontrolle bzw.

Orientierung. Eine wirksame Beziehungsgestaltung richtet sich laut ihm an den dem offenen Verhalten zugrundeliegenden Motiven und Plänen des Patienten aus. Der Therapeut identifiziert diese und unterstützt den Patienten darin, sich in Richtung seiner Ziele zu bewegen und Bedürfnissen zu erfüllen. Diese Art der Beziehungsgestaltung wird auch als »motivorientiert« oder »komplementär« bezeichnet. Diese elaborierte Form der Beziehungsgestaltung ist bei abgegrenzten Störungen wie einer spezifischen Phobie eher nicht erforderlich, aber umso wichtiger bei ausgeprägten Persönlichkeitsstilen und Bindungsstörungen. Wo von therapeutischer Beziehung die Rede ist, ist auch Carl Rogers, Begründer der humanistischen Psychotherapie, nicht weit. Er führte als wesentliches Element der therapeutischen Beziehung als erster Empathie und Wertschätzung ein. Diese Begriffe werden in Studium und Ausbildung von angehenden Psychotherapeuten so oft gehört und gelesen, dass die Gefahr besteht sie irgendwann zu überhören und zu überlesen. Es scheint zu offensichtlich zu sein, was sie bedeuten, als dass man sich näher damit beschäftigen müsste. Man ist versucht, Empathie und Wertschätzung als selbstverständlichen Teil jeder therapeutischen Beziehung vorauszusetzen, als Empfindung, zu der jeder Mensch und erst recht Therapeuten in der Lage sein sollten. Sehr wahrscheinlich wird es aber auch bezüglich dieser Variablen Unterschiede zwischen Therapeuten geben. Und auch bei noch so empathischen Therapeuten kann an einem typischen Wochentag um 8 Uhr morgens nach einer Nacht mit sehr wenig Schlaf oder nach dem fünften Termin ohne Pause nicht mehr viel davon übrig sein. Eine Patientin erzählte kürzlich vom Umgang mit ihrem Sohn, der nach schwerer Krankheit pflegebedürftig geworden war und nicht mehr in der Lage war eine Tasse Tee selbst zu halten. Sie beschrieb, nach Jahren der Betreuung im Alltag ihm gegenüber oft nicht mehr tief zu empfinden, sondern »mechanisch empathisch« zu sein. Diese Formulierung trifft gut die Herausforderung, vor der Psychotherapeuten stehen. Wie ist es möglich, sich auch nach Jahren oder Jahrzehnten der Berufsausübung mit tagtäglichem Patientenkontakt echtes Mitgefühl zu erhalten? Eine mechanische oder auch nur routinierte Form des Beziehungsangebots kann die Patienten nicht erreichen und bleibt damit uneingelöst und unwirksam. Der Therapeut erstarrt dann in seiner Rolle mit allen Insignien des Berufs wie Diplom, Kladde und Stift. Empathie ist nicht einfach gegeben. Wie empathisch man sein kann, hängt ab von unserem persönlichen Wohlbefinden, vom Arbeitsumfeld und vom Gegenüber. Wie empathisch wir sein können, hängt vom Schlaf in der Nacht ab und ob wir zusätzlich zum normalen Tagespensum noch die kranke Kollegin vertreten müssen. Es ist der Kern der therapeutischen Aufgabe etwas herzustellen, was nicht automatisch auf Knopfdruck herzustellen ist und was Schwankungen unterliegt wie das Wetter. Dies ist das eigentümliche, über das bereits viel geschrieben und nachgedacht wurde. Einzelne weniger empathische Reaktionen oder Momente mangelnder Aufmerksamkeit müssen nicht problematisch sein, denn im normalen Fall konnte in den Begegnungen zuvor genügend Vertrauen aufgebaut werden, um sie zu relativieren. Es bleibt festzuhalten, dass es herausfordernd sein kann, auch nach Jahren als Psychotherapeut flexibel, offen und neugierig zu bleiben. Tabelle 1 bietet eine gute Übersicht über die bisherigen Studienergebnisse zur Effektivität einzelner Variablen der therapeutischen Beziehung.

Tab. 1 Elemente der therapeutischen Beziehung geordnet nach wissenschaftlicher Evidenz zu ihrer Effektivität (Norcross & Wampold, 2018).

Effektiv
Arbeitsbündnis, Zielkonsens, Kollaboration, Empathie, positive Haltung und Wertschätzung, Feedback
Wahrscheinlich effektiv
Kongruenz, Aufrichtigkeit/Echtheit, emotionaler Ausdruck, positive Erwartungen fördern, Allegiance, Allianzbrüche reparieren
Vielversprechend
Selbstöffnung

Taschensupervisor: Reflexion über Empathie und Wertschätzung

Was bedeutet Empathie für mich?

Was habe ich bisher in persönlichen Beziehungen über Empathie und Wertschätzung gelernt?

Wie äußere ich Empathie und Wertschätzung?

Welchen Patienten gegenüber fällt es mir in der Regel leicht, Empathie zu empfinden und/oder auszudrücken?

Welchen Patienten gegenüber fällt es mir in der Regel schwer, Empathie zu empfinden und/oder auszudrücken?

Woran erkenne ich mangelnden Zugang zu Empathie in Therapiesitzungen? (z. B. Anspannung, Müdigkeit, innerer Widerstand bei Validierungen, Validierungen fühlen sich nicht stimmig an, habe Schwierigkeiten die richtigen Worte zu finden)

Wie empathisch kann ich heute sein (1 – 10)?

1.3.2 Supershrinks

Lassen Sie uns darüber sprechen, was die bisher zu den Wirkfaktoren berichteten nackten Zahlen für den Einzelnen bedeuten können. Insbesondere bei Berufsanfängern können der begrenzte Einfluss von Interventionen, der therapeutischen Rolle und des Therapieverfahrens zu persönlicher Erfahrung von Hilflosigkeit und Überforderung führen. Zumindest bei mir war das der Fall. Während meines praktischen Jahres in einer Tagesklinik für ältere Menschen – ich kam direkt aus dem Hörsaal und hatte keine nennenswerte Erfahrung mit Patienten – saß ich zusammen mit der Stationspsychologin und dem leitenden Arzt Woche für Woche in einer offenen Gruppentherapiesitzung mit zehn Patienten im obligatorischen Stuhlkreis. Es gab kein vorgegebenes Thema, keinen festgelegten Ablauf. Die Gruppe wartete, bis einer der Teilnehmer ein persönliches Thema einbrachte. Ich nahm mir jedes Mal vor, mich einzubringen. Ich saß auf einem dieser stoffbezogenen Holzstühle, die Zeit schien stehen zu bleiben und in meinem Kopf herrschte einfach nur gähnende Leere. Alle zwei Wochen versammelten sich alle Psychologen im Praktikum im Haupthaus beim Chefarzt zur Supervision. Die Supervision bestand darin, eine Verhaltensanalyse zu einem unserer Patienten zu erstellen und daraus Interventionen abzuleiten. Doch uns fiel von Woche zu Woche kaum etwas ein. Ortswechsel, etwa drei Jahre später. Ich war inzwischen in einer Tagesklinik für Menschen mit anhaltenden Schmerzen angestellt und absolvierte parallel meine ambulanten Stunden in einem Ausbildungsinstitut. In der Tagesklinik war ich zuständig für eine von mehreren parallellaufenden Gruppen. Während meiner Urlaube wurde ich von einer erfahrenen Kollegin vertreten. Doch nach meiner Rückkehr kam es immer wieder vor, dass Patienten ihre Einzelgespräche auch weiterhin lieber mit meiner Kollegin als mit mir führen wollten. Oder ich hörte von Kollegen, dass sie Patienten aus der Gruppe auf deren Wunsch nach Abschluss der teilstationären Behandlung ambulant weiterführten, was bei mir selbst nie der Fall war. Der Gipfel dieser entmutigenden Erfahrung war aber, dass eine Gruppe von Bachelor-Studierenden der Gesundheitswissenschaften unser teilstationäres Konzept im Rahmen ihrer Abschlussarbeit evaluierten und ihre Ergebnisse vor dem gesamten Team präsentierten. Die Zufriedenheitswerte mit den psychologischen Einheiten waren im Vergleich zu den Einheiten bei den Physiotherapeuten und den Ärzten am niedrigsten und von den psychologischen Einheiten schnitten meine am schlechtesten ab. Ich rutschte immer tiefer in meinen Stuhl und begann mich zu fragen, warum unsere Patienten die Einheiten der Physiotherapeuten und Ärzte besser bewerteten und was meine psychologischen Kollegen anders machten als ich. Die psychologischen Gruppeneinheiten sind standardisiert, das heißt, wir führten durch die gleichen Inhalte. Entscheidend konnte also nicht der Inhalt, sondern musste die Form sein. Diese Beobachtung scheint sich durch Studien im Rahmen der Therapieforschung zu bestätigen: Wer die Behandlung durchführt, hat mehr Gewicht als das angewendete Verfahren (Miller et al., 2007). Das Wie schlägt das Was.

Schon 1974 wurde der Begriff des »Supershrinks« das erste Mal von David F. Ricks gebraucht, einem promovierten Psychologen aus den USA und späteren Harvard-Professor. Er hatte in einer Langzeitstudie mit hochbelasteten Jugendlichen herausgefunden, dass eine Untergruppe überdurchschnittlich bis ins Erwachsenenalter hinein profitierte. Diese Untergruppe unterschied sich von den anderen nur in der Person des Therapeuten. Auch in anderen Studien zeigen sich enorme Unterschiede zwischen den Behandlern: Patienten der erfolgreichsten Therapeuten schneiden zum Teil doppelt so gut ab als die der am wenigsten erfolgreichen Kollegen (Wampold & Brown, 2005). Der Effekt des Therapeuten übersteigt sogar den des angewendeten Therapieverfahrens. So erklärt der Therapeut je nach Studie bis zu 7 % der Variabilität im Therapieergebnis, die des Therapieverfahrens jedoch nur 1 % (Wampold et al., 2018). Nach Okiishi (2003) benötigt der effektivste Therapeut für eine erfolgreiche Behandlung im Durchschnitt sieben Sitzungen, der am wenigsten effektivste 94 Sitzungen, um das gleiche Ergebnis zu erreichen. Dieses Phänomen tritt auch bei den ärztlichen Kollegen auf. Auch dort hängt 6,7 % bis 9,1 % der Variabilität des Behandlungsergebnisses von der Person des Psychiaters ab. Der Einfluss der behandelnden Person geht sogar so weit, dass die erfolgreichsten Psychiater mit einem Placebo-Präparat bessere Ergebnisse erzielen als weniger hilfreiche Psychiater mit einem Verum (McKay et al., 2006). Wer kennt genau dieses Phänomen nicht aus eigener Erfahrung, nämlich aus der eigenen Schulzeit? Da gab es diesen einen Lehrer, der begeistern konnte für so etwas dröges wie Ableitungen und Kurvendiskussionen. Dieser Lehrer, wegen dem man gerne zur Schule ging, auch wenn das Fach verhasst und man darin wenig erfolgreich war. Bei mir war das definitiv mein Mathematiklehrer in der Oberstufe. Er schlenderte jeden Morgen in seinen beigen Klamotten (mir war vorher nicht klar, wieviel unterschiedliche Beige-Töne es gibt), die an ihm herumschlotterten, ins Klassenzimmer und warf seine Ledertasche achtlos auf das Pult. Die wenigen Haare strohig, die Haut so staubig wie die Tafelkreide. Er hielt sich und das Fach Mathematik nicht für den Nabel der Welt und tröstete bei einer missglückten Klassenarbeit einen gerne mal damit, dass die Mathenote später »keine alte Sau« mehr interessieren würde. Kreidestummel warf er grundsätzlich aus dem Fenster anstatt in den Mülleimer, ungeachtet der Schüler oder Lehrerkollegen, die da unten gerade herumliefen, und der neuesten technischen Errungenschaft, damals noch der Overheadprojektor, gegenüber war er nicht besonders aufgeschlossen. Die Mysterien der Mathematik konnte er aber so gut erklären wie kein zweiter. Tatsächlich beherrscht die Bildungsforschung genau dieselbe Diskussion wie die Psychotherapieforschung: Was macht guten Unterricht respektive wirksame Therapie aus? Auch jenseits des Lehrerzimmers ist die Studie des australischen Bildungsforschers John Hattie von 2009 bekannt geworden. Hattie wollte herausfinden, was guten Unterricht ausmacht und hat dafür über ein Jahrzehnt 800 Metaanalysen mit mehr als 50 000 Einzeluntersuchungen mit 250 Millionen Schüler ausgewertet. Ein Projekt, dessen Ergebnisse wirklich erstaunliche Parallelen zu Erkenntnissen aus der Psychotherapieforschung aufweisen: Die größten Unterschiede ergeben sich nicht zwischen Schulformen (Therapieverfahren) oder speziellen Lehrmethoden (therapeutische Techniken), sondern zwischen einzelnen Klassen. Auf den Lehrer kommt es also an. Ein guter Lehrer zeichnet sich nach Hattie durch stringente Führung und durch Klarheit aus. Der Schüler muss wissen, was die Ziele der Stunde sind (Therapieziele) und was der Lehrer von ihm möchte. Dabei gibt der Lehrer nicht nur Struktur vor, sondern nimmt auch immer die Perspektive des Schülers ein und handelt mit Respekt und Wertschätzung (therapeutische Beziehung). Der wirksame Lehrer fragt regelmäßig den Lernstand des Schülers ab (direktes Feedback) und lässt ihn über die Qualität des

Unterrichts urteilen. Kein anderes Instrument hatte in der Studie einen größere Effektstärke als die systematische Selbsteinschätzung des Schülers. Auf all diese Faktoren komme ich noch zurück. Es ist faszinierend, dass Bildungs- und Psychotherapieforschung zu ähnlichen Ergebnissen kommen, wobei die Erkenntnisse aus der Hattie-Studie nicht nur unter Fachleuten, sondern auch in der Allgemeinheit angekommen sind, in der Psychotherapie-Praxis die aktuellen Ergebnisse aus der Forschung aber meines Erlebens nach eine untergeordnete Rolle spielen.

Frage ich meine Patienten, die nach einer REHA-Maßnahme oder einer stationären Behandlung die Therapie wiederaufnehmen, was für sie in dieser Zeit besonders hilfreich war, dann höre ich immer wieder von dem einen Oberarzt, der gerne Anekdoten aus seinem Privatleben einstreute, von dem Stationspsychologen, der ab und zu seine Ukulele auspackte, oder der Psychotherapeutin, die zu Beginn jeder Therapiesitzung zwar bis aufs Blut provozierte, aber mit der jede Sitzung in gemeinsamem Gelächter endete. Noch häufiger sind es aber die Mitpatienten, durch die erfahren wird, dass man nicht allein in seiner Not ist und unter denen sich ein starker Zusammenhalt und Freundschaften entwickeln. Was im Gedächtnis bleibt und was als hilfreich erlebt wird, sind oftmals Beziehungen, keine Techniken oder Charaktere, keine Interventionen.

Zurück zu den Supershrinks. Was genau unterscheidet diese fähigen Therapeuten von ihren Kollegen? Alle Forschungsbemühungen, die auf die Studie von Ricks folgten, konnten zeigen, dass demographische Faktoren wie Alter, Geschlecht oder ethnischer Hintergrund keinen Einfluss auf das Therapieergebnis haben (Castonguay & Hill, 2017). Selbst die Dauer der Berufserfahrung oder die Höhe der Qualifikation waren unerheblich. Ganz im Gegenteil verschlechtern sich Psychotherapeuten sogar mit zunehmender klinischer Erfahrung, im Widerspruch zu unserem Selbstverständnis und zu unserer Intuition (Rousmaniere, 2017). Schaut man sich die »Kompetenz« eines Therapeuten an, so wird diese definiert als Anwendung der psychotherapeutischen Interventionen nach allen Regeln der Kunst (Wampold, 2015). Eine ziemlich dünne, weil zirkuläre Definition. Diese Form von Kompetenz korreliert nicht mit dem Ausgang einer Behandlung. In einer Vergleichsstudie mit Patienten mit einer generalisierten Angststörung von Flückiger und Kollegen (2016) konnte gezeigt werden, dass Patienten von Therapeuten, die das zugrunde liegende Manual flexibel anwendeten, schnellere und bessere Symptomverläufe aufzeigten als diejenigen der Therapeuten, die wie vorgegeben das Manual nutzten. Die Therapeuten der ersten Bedingung wurden von den Patienten außerdem als kompetenter bewertet. Man muss wohl das Pferd von hinten aufzäumen und einen Behandler als kompetent bezeichnen, der entsprechende Behandlungsergebnisse erzielt. Ganz im Sinne von »Wer heilt, hat recht«. Auch in der Studie von Hattie rangiert die Fachkompetenz des Lehrers an der Stelle 124. Weder demographische Faktoren noch die Berufserfahrung noch die empfohlene Anwendung von Therapierichtlinien durch den Therapeuten sind folglich für das Ergebnis entscheidend. Man stocherte lange im Nebel, was nun genau diesen besonders wirksamen Therapeuten ausmacht. All diese ernüchternden Ergebnisse führten schließlich dazu, dass die Forschung zu Therapeuteneffekten in den 1980er Jahren stetig abnahm. Erst Erkenntnisse aus anderen Fachbereichen wie der Medizin oder Sport zur Erlangung von Expertise versprachen neue Forschungsansätze: Untersuchte man, wie aus guten Schwimmern Spitzenathleten wurden oder aus durchschnittlichen Schachspielern Meister des Spiels, dann zeigte sich, dass es nicht auf ein angeborenes Talent ankam, sondern auf die investierte Zeit und gezieltes Feedback. Dies bestätigte sich auch in der Psychologie. Sogenannte Supershrinks fragen explizit nach negativem Feedback hinsichtlich ihrer Arbeit und ihrem Anteil an der therapeutischen Beziehung (Miller et al., 2007). Paradoxerweise erhalten die 25 % der besten Therapeuten zu Beginn der Behandlung signifikant schlechtere Beurteilungen in standardisierten Fragebögen zur therapeutischen Beziehung als der Rest. Vermutlich hat das damit zu tun, dass sie hartnäckiger oder glaubwürdiger darin sind, auch ehrliche Rückmeldung erhalten zu wollen. Wohingegen durchschnittliche Therapeuten negatives Feedback erst später im Therapieverlauf erhalten, wenn es möglicherweise schon zu spät ist. Auch verbringen sehr wirksame Therapeuten deutlich mehr Zeit mit Tätigkeiten zur Verbesserung der therapeutischen Fähigkeiten als weniger wirksame Therapeuten (sieben Stunden vs. drei Stunden in der Woche) (Linsenhoff, 2020) und holen auch im Verlauf immer wieder Feedback ein, um das eigene Vorgehen an den Ergebnissen zu messen. Ein Fragebogen, der sich zum Einholen von Feedback bewährt hat, ist die Session Rating Scale von Miller und Kollegen (2003). Der Fragebogen umfasst nur vier Items, die sich auf die drei Kernelemente des therapeutischen Prozesses beziehen: die therapeutische Beziehung, Therapieziele und die eingesetzten Methoden. Denke ich an meine Ausbildung zurück, so gab es nur wenig Gelegenheiten ein direktes Feedback von Experten zu erhalten. Von genau 600 Stunden ambulanter Psychotherapie habe ich aus zwei Sitzungen zwei verschiedenen Supervisoren Videoausschnitte von vielleicht zehn Minuten gezeigt und eine konkrete Rückmeldung erhalten. Von Kollegen weiß ich, dass die Mehrzahl überhaupt keine videogestützte Supervision erhält, zum Teil auch, weil sie diese Form des Feedbacks scheut. Feedback zur eigenen Arbeit einholen erfordert Mut. Oder wie David Schnarch es formuliert: *»Communication is not a virtue, if you can't stand the message.«* (Schnarch, 2009).

Direktes Feedback ist weder in der Ausbildung noch in der beruflichen Laufbahn im Rahmen von Intervision oder Supervision vorgesehen. Auch von Patienten erhält man nach Ablauf der Behandlung keine Rückmeldung mehr, weder vier Wochen später noch vier Jahre danach. Es sei denn, sie melden sich erneut aufgrund von Therapiebedarf. Bei genauerer Recherche kristallisieren sich dann neben dem Einholen von Feedback noch weitere einzelne Eigenschaften heraus, die einen fähigen vom weniger fähigen Therapeuten unterscheiden: Effektive Therapeuten haben eher ein psychologisches als biologisches Verständnis vom klinischen Prozess und kalkulieren grundsätzlich mehr Sitzungen für Veränderungen ein. Außerdem sind sie in einem höheren Maße davon überzeugt, dass das Verfahren, das sie anwenden, hilfreich ist. Dieses Phänomen wird als Allegiance bezeichnet (Wampold et al., 2018). Nicht nur Erwartung des Therapeuten an das angewendete Verfahren, sondern auch an die Veränderungsmöglichkeiten des Patienten bestimmen den Verlauf. Die Erwartungen beeinflussen dabei den Einsatz des Therapeuten und können so Teil einer selbsterfüllenden Prophezeiung werden (Omer & London, 1989). Dies erinnert stark an den Pygmalion-Effekt. Pygmalion, eine Figur der griechischen Mythologie, wendet sich nach schlechten Erfahrungen von Frauen ab und lebt nur noch für die Bildhauerei. Unbewusst gestaltet er aus Elfenbein eine lebensechte Statue und beginnt sie allmählich zu behandeln wie ein echtes menschliches Wesen. Diese wird, nachdem er Venus, die Göttin der Liebe, darum anflehte, tatsächlich lebendig und er zeugt mit ihr ein Kind (Ovid, 1986). Dieses Phänomen der selbsterfüllenden Prophezeiung wiesen Rosenthal und Jacobson experimentell für die Leistungen von Schülern nach. Sie konnten zeigen, dass ein Lehrer, dem suggeriert wird, einige Schüler seien besonders begabt, diese unbewusst so fördert, dass sie am Ende auch tatsächlich ihre Leistungen steigern. Es geht folglich bei erfolgreicher Psychotherapie mehr um ein gewisses Selbstverständnis oder Bewusstsein, was das eigene Arbeitsfeld anbelangt, und weniger um Fertigkeiten oder Techniken, die sich trainieren lassen.

Die ersten Supershrinks begegneten mir schon Jahre bevor ich überhaupt darüber nachdachte Psychologie zu studieren. Sie befanden sich zwischen den Buchdeckeln, die sich bei uns zu Hause bis unter die Decke stapelten, und hießen Yoram Yovell, Fritz Riemann, Viktor Frankl, Erich Fromm und, natürlich, Irvin D. Yalom. Ich weiß noch, dass ich, während alle Freunde verreist waren oder einen Ferienjob angenommen hatten, die langen Sommerferien über nichts anderes machte, als auf der Terrasse zu liegen und von Sonnenaufgang bis zum Sonnenuntergang zu lesen. Hatte ich die letzte Seite umgeblättert, stand ich auf und zog das nächste Buch aus dem Regal. Die Fallgeschichten lasen sich damals genauso spannend wie die Krimis von Agatha Christie. Ich war beeindruckt von der Komplexität der menschlichen Psyche und der Weisheit der Psychotherapeuten. Mir war damals nicht klar, dass die Geschichten eben Geschichten waren und dass Langeweile und Frustration, Missverständnisse und Misserfolge aus einem Therapeutenalltag ausgelassen wurden. So entstand in meinem Kopf das Bild eines Supershrinks mal in Gestalt von Frankl, mal in Gestalt von Yalom. Um dann Jahre später zu erleben, dass im Gegensatz zu den erzählten Therapiesitzungen, in denen eine Erkenntnis auf die nächste folgte, der therapeutische Alltag oft unerwartet mühsam und verwirrend war. Es dauerte noch Jahre, bis ich verstand, dass es keine »Fälle zu lösen« gab und die Supershrinks in meinem Kopf gar nicht existierten. Der Begriff des Supershrinks kann leicht in die Irre führen. Ich bin von erfahrenen, fähigen und empathischen Psychotherapeuten umgeben. Bei jedem einzelnen würde ich ohne zu zögern eine Psychotherapie beginnen und doch habe ich noch nie einen Supershrink gesehen. Sicher, es gibt Therapeuten, die wirksamer sind als andere, aber die Figur des Supershrinks als Ideal eines omnipotenten Psychotherapeuten gibt es nur in der Literatur. Einem Ideal kann man sich nur nähern, es aber niemals erreichen. Das ist kein Grund zu verzagen, im Gegenteil. Es kann eine tiefe Befriedigung sein, Tag für Tag zu versuchen, die bestmögliche Therapie durchzuführen. Das Wissen darum, dass die eigenen Fähigkeiten begrenzt sind, ist kein Argument für Aufgabe und Umschulung, sondern vervollständigt die therapeutische Persönlichkeit. Denn zuvorderst sind wir vor allem eines: Menschen.

Fazit

Der Begriff Supershrink bezeichnet einen Psychotherapeuten, der im Vergleich zu Kollegen signifikant bessere Therapieergebnisse erzielt. Supershrinks zeichnen sich dadurch aus, dass sie regelmäßig Feedback von Patienten einholen und dabei auch offen gegenüber kritischen Reaktionen sind. Sie identifizieren sich in hohem Maße mit der therapeutischen Methode, die sie anwenden, sind überzeugt von den Veränderungsmöglichkeiten der Patienten und setzen sich aktiv damit auseinander, ihre therapeutischen Fähigkeiten zu verbessern. Der Begriff Supershrink steht nicht für einen idealen Therapeuten. Den idealen Therapeuten gibt es nicht.

1.3.3 Bruch und Reparatur

Im Japanischen gibt es das Kintsugi, eine Methode zerbrochenes Porzellan oder Keramik wieder zu flicken, indem Edelmetalle wie Gold, Silber oder Platin eingearbeitet werden. Die Bruchstelle soll dadurch nicht verdeckt werden. Ganz im Gegenteil, das Geschirr erhält dadurch eine eigene Qualität und eine neue Form von Schönheit. Oft ist der Gegenstand sogar nach der Reparatur kostbarer als zuvor. So wie nicht verhindert werden kann, dass die Lieblingstasse zu Bruch geht, so kann es nicht verhindert werden, dass es zu Spannungen, Konflikten oder Brüchen kommt, wenn Menschen aufeinandertreffen. Es wäre sinnlos dies in der Therapie verhindern zu wollen. Entscheidender als der Bruch ist die Reparatur. Safran und Muran (Safran & Muran, 1996), zwei Psychologen aus New York, die in Forschungsprogrammen eingebunden sind und eigene Praxen unterhalten, unterscheiden zwei Arten von Brüchen in der therapeutischen Beziehung: den Rückzugsbruch und den Konfrontationsbruch. Der Rückzugsbruch ist dadurch gekennzeichnet, dass sich der Patient zurückzieht und sich vom therapeutischen Geschehen abwendet. Eine meiner Patientinnen kam nach einem ersten Gespräch nicht zum Folgetermin, entschuldigte sich am Telefon, sie habe ihn vergessen. Auch den nächsten Termin sagte sie wegen einer schweren Erkrankung ihres Mannes ab und äußerte Skepsis, ob sie überhaupt die Therapie aufnehmen wolle. Ich äußerte Verständnis, nannte aber auch ein Ultimatum, zu dem ich den Platz freihalten würde. Als sie dann doch noch einmal in der Praxis erschien, gestand sie mir am Ende des Gesprächs, dass sie bei meiner Vorgängerin lange in Behandlungsgewesen sei und es ihr schwerfalle, sich auf jemand Neues einzulassen. Vermeidendes oder ausweichendes Verhalten kann sich auch zeigen, indem der Patient offensichtliche Gefühlszustände leugnet, die er vom Therapeuten zurückgemeldet bekommt oder kaum bis gar nicht auf therapeutische Impulse reagiert. Wenn er darauf eingeht, dann in einer eher rationalisierenden oder intellektualisierenden Weise. Andere Kennzeichen von Rückzugsbrüchen sind schnelle und nicht nachvollziehbare Themenwechsel und Ablenkungen. Einiges davon werde ich im Kapitel Interaktion aufgreifen. Außerdem kann sich der Patient dabei in übertriebener Selbstkritik oder Hoffnungslosigkeit (»Das hat hier doch alles überhaupt keinen Sinn.«) ergehen. Im Gegensatz zum Rückzugsbruch ist der Konfrontationsbruch gekennzeichnet durch offene Kritik und Feindseligkeit. Der Patient wendet sich gegen das therapeutische Geschehen, indem er die Person oder die Kompetenz des Therapeuten anzweifelt, therapeutische Hausaufgaben oder Einlassungen verweigert oder sich über das Vorgehen, die Rahmenbedingungen oder den Verlauf beschwert.

Fallbeispiel Herr S.

Es begann damit, dass Herr S. in einem falschen Raum auf mich gewartet und so die halbe Therapiesitzung verpasst hatte. Ich hatte die Situation als profanes Missverständnis aufgefasst und sie nicht weiter ernst genommen. In den darauffolgenden Sitzungen konfrontierte Herr S. mich immer wieder mit Vorwürfen und wurde von Woche zu Woche wütender auf mich. Er warf mir vor, ich sei unzuverlässig und würde mich als Therapeutin unverantwortlich gegenüber meinen Patienten verhalten. Schließlich meinte er, er komme nur noch zu den Sitzungen, weil er das seinem Neurologen versprochen habe, der schon länger versucht hatte, ihn in einer ambulanten Psychotherapie unterzubringen. Ich versuchte die Spannung mehrere Sitzungen auf der Sachebene zu lösen, bis klar wurde, dass die therapeutische Beziehung kurz davor stand irreparablen Schaden zu nehmen. Die Vorwürfe hatten mich nicht nur gekränkt, sondern mich mit der Zeit selbst aufgebracht, sodass es mir schwerfiel, einen Schritt zurückzutreten und zu erkennen, was eigentlich notwendig war, um den Konflikt zu beenden.

Nach Safran und Muran sollte beim Konfrontationsbruch ein Weg gefunden werden, es dem Patienten zu ermöglichen, die hinter der Feindseligkeit liegenden Gefühle von Verletzung zuzulassen. So fragte ich mich im oben beschriebenen Fallbeispiel nach dem Sinn der regelmäßig vorgebrachten Provokationen. Mir wurde klar, dass es ihm aufgrund früherer Erfahrungen mit wichtigen Bezugspersonen schwerfiel, Vertrauen zu seinen Mitmenschen aufzubauen und die Verwechslung des Behandlungsraums eine Bestätigung dieser Überzeugung bedeutete. In seiner Welt hatte ich ihn im Stich gelassen, weil ich nicht erreichbar war. Zum einen lastete er mir dieses Versäumnis an, zum anderen fühlte er sich durch das aufgrund des Konflikts drohende Therapieende als Versager. Erst als ich offen über meinen Anteil an dem Konflikt sprach, bereit war, seine Verletzungen zu würdigen, endeten die Provokationen und ein Arbeiten an den zugrundeliegenden Gefühlen und biographischen Zusammenhängen wurde möglich.

Es gibt Erkenntnisse, dass wirksame Therapeuten drohende Allianzbrüche, insbesondere Konfrontationsbrüche, frühzeitig erkennen und effektiv darauf reagieren. Wirksame Therapeuten greifen bei Rückzugsbrüchen eher darauf zurück, zugrundeliegende Missverständnisse zu klären, z. B. indem sie das therapeutische Vorgehen oder die Rahmenbedingungen noch einmal erklären, Therapieaufgaben und Ziele eher anpassen. Sie bleiben bei Rückzugsbrüchen also eher auf einer inhaltlichen Ebene. Bei Konfrontationsbrüchen sind wirksame Therapeuten grundsätzlich eher bereit, Verantwortung für die Spannungen zu übernehmen. Im Gegensatz zu weniger wirksamen Therapeuten kommen erfolgreiche Therapeuten erst bei offenen Konfrontationsbrüchen auf die Meta-Ebene und versuchen zu klären, was gerade im Rahmen der therapeutischen Beziehung passiert.

Fazit

Auf Rückzugsbrüche sollte auf der sachlichen Ebene, auf Konfrontationsbrüche auf der Beziehungsebene reagiert werden.

Taschensupervisor: Reflektion von Rückzugsbruch und Konfrontationsbruch

Rückzugsbrüche

Erinnern Sie sich an besonders eindrückliche Rückzugsbrüche in Ihren Therapien. Wie haben diese sich in Äußerungen und Verhalten Ihrer Patienten gezeigt?

Welche Gedanken, Gefühle, körperliche Reaktionen und Impulse lösen Rückzugsbrüche typischerweise in Ihnen aus?

Wodurch waren nicht erfolgreiche »Reparaturen« von Rückzugsbrüchen in der Vergangenheit gekennzeichnet?

Wodurch waren erfolgreiche »Reparaturen« von Rückzugsbrüchen in der Vergangenheit gekennzeichnet?

Konfrontationsbrüche

Erinnern Sie sich an besonders eindrückliche Konfrontationsbrüche in Ihren Therapien. Wie haben diese sich in Äußerungen und Verhalten Ihrer Patienten gezeigt?

Welche Gedanken, Gefühle, körperliche Reaktionen und Impulse lösen Konfrontationsbrüche typischerweise in Ihnen aus?

Wodurch waren nicht erfolgreiche »Reparaturen« von Konfrontationsbrüche in der Vergangenheit gekennzeichnet?

Wodurch waren erfolgreiche »Reparaturen« von Konfrontationsbrüchen in der Vergangenheit gekennzeichnet?

Taschensupervisor: Reflektion zur Konfliktfähigkeit

In Anlehnung an eine Fortbildung bei Britta Maurus, 2019

Wie gut kann ich Konflikte aushalten?

____

____

____

____

____

Kenne ich ein bestimmtes »Muster« von Patienten, das ich immer wieder als herausfordernd empfinde? (Im Hinblick auf das Störungsbild, Persönlichkeitsmerkmale oder zentrale Themen des Patienten?)

____

____

____

____

____

Wie bin ich bisher mit dieser Art von Patienten umgegangen?

____

____

____

____

____

Wie würde ich in Zukunft gerne stattdessen mit dieser Art von Patienten umgehen?

____

____

____

____

____

Was brauche ich, um zukünftig anders mit für mich herausfordernden Patienten umzugehen? (An persönlicher Haltung, Wissen oder therapeutischem Handwerkszeug?)

____

Wie könnte ich dahin gelangen? (Übungen, Intervision, Fortbildungen)

1.3.4 Auf den Patienten kommt es an

Seit meinen anfänglichen entmutigenden Erfahrungen sind nun einige Jahre, sehr viele Stunden an Einzel- und Gruppentherapie, Inter- und Supervisionssitzungen sowie informelle Gespräche auf dem Flur oder der Arbeitsküche vergangen. Nach all diesen persönlichen Erfahrungen und Beobachtungen ist es tatsächlich mit dem Training von Fertigkeiten, wie es der Ansatz der Deliberate Practice postuliert, nicht getan. Das würde sonst auch bedeuten, dass das Behandlungsergebnis allein vom Therapeuten abhängt, bzw. dass ein fähiger Therapeut mit sämtlichen Patienten ein gutes Therapieergebnis erzielen kann, wenn er nur ausreichend seine Fertigkeiten trainiert. Soviel ich von Psychotherapie und den Möglichkeiten wirksamer Therapeuten halte, erschiene mir das vermessen. Auch Psychotherapie hat Grenzen und als hochkomplexer Vorgang wirken neben dem Therapeuten noch viele andere Bedingungen auf den Verlauf ein. Um es noch einmal in Erinnerung zu rufen: Im Durchschnitt werden 14 % des Ergebnisses durch die Behandlung erklärt, maximal 7 % des Ergebnisses durch die Person des Therapeuten. Vor allem würde so die Person des Patienten massiv unterschätzt. Lassen Sie uns nun genauer auf den Patienten im Therapiegeschehen schauen. Studien zur Wirksamkeit von Psychotherapie zeigen, dass Eigenschaften, die im Patienten liegen, das höchste Maß an Varianz erklären, nämlich zwischen 40 % und 86 %. Dazu gehören beispielsweise Veränderungsmotivation oder Erwartungen an die Behandlung. Das erscheint auch nur logisch, handelt es sich doch bei Psychotherapie nicht um eine Form von Manipulation oder Gehirnwäsche, der der Patient passiv ausgesetzt ist. Der hohe Anteil von Patientenmerkmalen am Therapieergebnis schmälert nicht die Wichtigkeit der Qualität des Therapeuten oder der eingesetzten Technik, sondern nimmt ihn ernst als verantwortliches und handelndes Individuum.

In den letzten Berufsjahren ist mir ein Licht in der Stärke einer Operationssaalbeleuchtung aufgegangen: Schon vor Therapiebeginn geht es darum, die Weichen für einen optimalen Verlauf zu schaffen. Wirksamkeit beginnt noch vor der allerersten Intervention. Entscheidend dafür ist es, genau zu detektieren, welche Person von welcher Behandlung profitieren kann und inwiefern der Therapeut und sein Konzept mit den Erwartungen des Patienten übereinstimmen. Dies war entscheidender Teil meiner Aufgaben in der interdisziplinären Schmerztherapie: Der Aufnahme in das teilstationäre Behandlungsprogramm war ein Diagnostiktermin vorgeschaltet, in dem die Patienten jeweils von einem Psychotherapeuten, einem Physiotherapeuten und einem Arzt gesehen wurden. In einer danach folgenden Fallbesprechung tauschte sich das Behandlerteam aus und entschied, ob der Patient geeignet für das spezielle Therapiekonzept sei und ob er davon profitieren könne. Im Laufe der Jahre stellte sich heraus, dass man insbesondere von Patienten lernt, deren Behandlung abgebrochen werden musste, die nicht profitierten oder sich sogar im Verlauf verschlechterten, was glücklicherweise nur ein äußerst kleiner Teil war. Sehr häufig waren das Patienten, bei denen einer oder das gesamte Team bei der Aufnahme bereits »Bauchschmerzen« hatte und die Aufnahme trotz besseren Wissens erfolgte. Typische Faktoren, die einen Misserfolg voraussagten, waren schwere Formen von Chronifizierungen, die sich in einer Vielzahl an Beschwerden äußerten, die seit Jahrzehnten bestanden, eine Identifikation mit dem Leben als »Schmerzpatient«, Zielkonflikte in Form eines Rentenbegehrens, Arbeitsplatzkonflikts oder noch offenen Begutachtungen. Aber auch Überlagerungen durch Persönlichkeitsstile, die unter anderem ein sich Einfügen in eine Gruppe erschwerten, eine mangelnde Bereitschaft für ein aktiv geführtes Therapiekonzept oder weitere Komorbiditäten sowie ein geringes psychosoziales Funktionsniveau. Natürlich kann eingewendet werden, dass es sich Therapeuten damit leicht machen und Patienten logischerweise umso wahrscheinlicher profitieren, je weniger schwer die Störungen sind. Es geht mir aber eher darum, das eigene Behandlungskonzept gut zu kennen und realistisch dessen Grenzen und Möglichkeiten einzuschätzen. Die in der Regel sehr guten Erfolge und Bewertungen der Patienten bestätigten das.

Die Erwartungen des Patienten an die Behandlung sind also nicht zu unterschätzen und erklären für mich im Nachhinein auch das Ergebnis der im Kapitel Supershrinks geschilderten Evaluation unserer Arbeit durch Studierende des Gesundheitswesens. Patienten bewerteten vermutlich die Behandlung durch die Physiotherapeuten und Ärzte besser als die der Psychotherapeuten, weil diese am ehesten ihrem medizinischen Verständnis ihrer Schmerzsymptomatik entsprachen. Ohne den

Nutzen von Psychotherapie schmälern zu wollen, wird eine gewisse Anzahl von Patienten grundsätzlich in ihrer aktuellen Lebensphase nicht von Psychotherapie im Allgemeinen oder von einem spezifischen Verfahren oder Konzept profitieren. Das kann dem Verständnis ihres Problems und den dafür notwendigen Veränderungen und ihren Erwartungen an Psychotherapie geschuldet sein. Ein Nichtansprechen auf Psychotherapie hat meiner Ansicht nach nicht zwangsläufig damit zu tun, dass der Therapeut spezifische Skills vernachlässigt hat, wie man Rousmaniere und seinen Ansatz der Deliberate Practice verstehen könnte. Damit möchte ich die Therapeuten aber nicht aus der Verantwortung nehmen. Wenn ich meine Erfahrung mit Supervision und Intervision Revue passieren lasse, dann war es trotz der ganzen Bandbreite an Ausrichtungen und Persönlichkeiten, mit denen ich mich ausgetauscht habe, die bei weitem häufigste Rückmeldung bei stagnierenden Therapien: Der Patient ist nicht bereit oder geeignet für Psychotherapie, die Behandlung sollte beendet werden. Mir erscheint das zu einfach und gleichzeitig auch frustrierend. Denn sind es nicht genau die Therapieabschnitte, die hoch komplex sind und mit Stress einhergehen, anhand derer sich Psychotherapie bewähren muss, anhand derer die Person des Therapeuten lernen kann und in denen sich Experten von Novizen deutlich unterscheiden? Genau in solchen Momenten wäre es möglich als Therapeut einen wichtigen Entwicklungsschritt zu machen. Ein Manual anzuwenden bei einer isolierten Höhenangst ist das eine, aber eine Person mit einer emotional-instabilen Persönlichkeitsstörung, die sich selbst verletzt, zudem eine depressive Symptomatik aufweist und sozial weitestgehend isoliert ist, zu behandeln, ist etwas vollkommen anderes. Dafür braucht es Expertise.

Fazit

Der Patient ist der Motor der Therapie. Bereits vor Aufnahme der Behandlung muss daher ausreichend Zeit aufgewendet werden, um die Erwartungen des Patienten und die Passung zum Therapiekonzept beurteilen zu können. Hinweise auf eine schlechte Prognose sind schwere Formen von Chronifizierung, eine Identifikation mit der eigenen psychischen Störung, Zielkonflikte in Form eines Rentenbegehrens, Arbeitsplatzkonflikts oder noch offenen Begutachtungen, Überlagerungen durch Persönlichkeitsstörungen bei Gruppenprogrammen, mangelnde Bereitschaft für eine aktive Patientenrolle, Vielzahl an Komorbiditäten sowie ein geringes psychosoziales Funktionsniveau. Gleichzeitig sind das die Patienten, die Hilfe am dringendsten brauchen. Für sie braucht es ein hohes Maß an Expertise.

1.3.5 Erwartung und Placebo

Am ersten Tag der mehrwöchigen interdisziplinären Schmerztherapie saßen ich und die neuen Teilnehmer zusammen, um uns und das Programm kennenzulernen. Alle paar Wochen saß in dieser Runde mindestens eine Person, die berichtete wie erleichtert und dankbar sie in dem Moment gewesen sei, als sie den Anruf der Verwaltung erhalten hatte, mit der Nachricht, dass sie von uns eine Empfehlung für die Therapie erhalte und aufgenommen werde. Mit dem Telefonat hätten Beschwerden, die über Jahrzehnte angehalten hatten, schlagartig nachgelassen. Es ist eindrücklich, wie beständig von dieser Erfahrung berichtet wurde und sie zeigt den durchschlagenden Effekt, den Hoffnung auf Hilfe und Erwartung von Veränderung haben. Wie enorm dieser Placebo-Effekt auf das Therapieergebnis ist, zeigt auch eine Studie von Powers und Kollegen von 2008, die den Effekt einer Expositionsbehandlung bei Menschen mit Klaustrophobie untersuchten und in drei Bedingungen den Einsatz von Placebopillen variierten. In der ersten Gruppe erhielten die Teilnehmer die Information, die Pille unterstütze die Expositionsbehandlung, indem sie beruhigend wirke. In der zweiten Gruppe sollte das Placebo die Exposition erschweren, indem es die körperliche Erregung verstärke und in der dritten Bedingung sollte die Pille keinen Einfluss ausüben. In der Folge erlitt kein Patient der beiden letztgenannten Bedingungen einen Rückfall, jedoch 39 % der Patienten aus der ersten Gruppe. Dieses Ergebnis zeigt eindrucksvoll, dass die Erwartung des Patienten stärker wirkt als die eingesetzte Technik. Wenn die Erwartungen der Patienten dabei eine derart wichtige

Rolle spielen, ist zentraler Teil der Aufgabe von uns Therapeuten, diese Erwartungen systematisch zu erfassen und in konstruktiver Weise zu lenken. Dabei bleibt es eine besondere Gradwanderung zum einen Hoffnung zu induzieren, zum anderen aber unrealistische Versprechungen zu vermeiden, die im Verlauf zu Frustration und Demoralisierung führen. Ich kenne niemanden, der den Placebo-Effekt so grandios nutzte wie einer meiner ehemaligen ärztlichen Kollegen. Aufgrund seiner Größe und den dichten silbernen Haaren war er an sich bereits eine Erscheinung. In seinem weißen Arztkittel und den weißen Birkenstock baute er sich vor den Patienten auf und gab ihnen das Gefühl es gebe in seinem Leben gerade nichts Wichtigeres als die Visite. Er nahm sich ausreichend Zeit, erklärte Bilder und Befunde ausführlich und mit klaren Worten und strahlte mit jeder Pore aus, dass sie sich bei ihm in den besten Händen befanden. Gerne sagt er zum Start eines neuen Gruppenprogramms, dass die Patienten den »Mercedes« unter den Therapien erhielten, da die interdisziplinäre Behandlung beim chronischen Schmerz Goldstandard sei und sie großes Glück hätten, da die Behandlung zeitintensiv und teuer sei und deshalb nicht von allen Krankenkassen übernommen werde. Hinzu kommt, dass er sich nicht scheute die Patienten auf die Behandlungsbank zu legen und sie körperlich zu untersuchen oder manualtherapeutisch zu behandeln, was den Erwartungen der Patienten entgegenkam. All das in einer Praxis mit großzügigen Räumlichkeiten, neuestem Equipment und einem Aquarium im Wartebereich. Besser kann man den Placebo-Effekt nicht nutzen. Es ist alles dabei, was laut Frank (1971) hilft, positive Erwartungen aufzubauen: Ein institutionalisierter, sozial legitimierter Kontext, Bedingungen, die den Glauben an die Kompetenz des Therapeuten fördern, ein plausibles Erklärungsschema (»Mythos«) und eine aus dem Erklärungsmodell abgeleitete Vorgehensweise (»Ritual«).

1.3.6 Spezifische Interventionen

Das letzte Stück vom Kuchen der Wirkfaktoren von Psychotherapie nehmen dann doch endlich spezielle Interventionen ein. Tatsächlich erzielen Behandlungen, die therapeutische Maßnahmen beinhalten, bessere Ergebnisse als Behandlungen, die auf solche Maßnahmen verzichten (Wampold et al., 2018). Es gibt bisher jedoch keine Evidenz dafür, dass für bestimmte Störungen spezifische Behandlungsformen überlegen sind. Therapeutische Maßnahmen wirken als solche, da durch das Konzipieren, Vermitteln und strukturierte Durchführen eines Behandlungsrationals Erwartungen des Patienten an die Wirksamkeit der Therapie gefördert werden. Da sind wir wieder beim Placebo-Effekt. Ähnlich einem Geschenk zählt nicht nur der Inhalt, der ausgepackt werden kann, sondern die Geste als solche. Damit darf das Anwenden von Methoden aber nicht zur Beliebigkeit verkommen. Ein Behandlungsrational kann nur überzeugen, wenn es einen engen Bezug zur Symptomatik und den Therapiezielen aufweist. Ein wirksames Behandlungsrational muss anschlussfähig sein, damit es vom Patienten akzeptiert werden kann, und muss gleichzeitig neue, alternative und funktionale Verhaltens- und Erlebensweisen zum Verständnis des Patienten hinzufügen. Dies macht das wirksame Anwenden von therapeutischen Methoden alles andere als trivial. Um ein anderes Bild zu bemühen, führen mehrere Wege zum Ziel. Die Wege können unterschiedlich lang, anspruchsvoll oder beschaffen sein und sie können durch mehr oder weniger reizvolle Landschaften führen. Aber nicht alle Wege sind per se dafür geeignet, dem Zielort näherzukommen. Der Patient sollte durch die überzeugende Vermittlung des Therapeuten verstehen, in welchem Verhältnis der momentane Standort mit dem Zielort steht und wie der eingeschlagene Weg ihn voranbringen kann. Er muss sich außerdem in der Lage sehen, gemeinsam mit dem Therapeuten diesen Weg zu bewältigen. Kann das tatsächlich wahr sein? Wirken allein die Verpackung und Präsentation des Geschenks und auf den Inhalt kommt es nicht an? Gibt es tatsächlich mehrere Wege zum Ziel und nicht den einzig Richtigen? Aufbau positiver Aktivitäten bei Depression, Exposition mit Reaktionsverhinderung bei Angststörungen, Progressive Muskelentspannung bei anhaltenden Schmerzen, Schlafrestriktion bei primärer Insomnie oder Imagery Rescripting and Reprocessing bei Traumafolgestörungen. Sollen all diese spezifischen Techniken in der Behandlung keinen zusätzlichen Nutzen erbringen und unterschiedslos auf psychodynamische, humanistische, systemische Therapie oder kognitive Verhaltenstherapie ansprechen? Sollte etwa für Hunderte meiner Patienten mit anhaltenden Schmerzen eine psychodynamische Gruppentherapie mit Fokus auf Aufdecken und Verstehen unbewusster Motive und Interaktionsmuster ähnlich wirksam sein wie die neuen Erfahrungen mit dem eigenen Körper und Schmerzerleben im Rahmen einer aktiven Trainingstherapie? Im Rückblick ist das nur schwer vorstellbar, aber sind die persönliche Vorstellungskraft und Erfahrung auch gute Wegweiser? Möchte ich als Praktikerin mehr erfahren und über meinen eigenen begrenzten Tellerrand hinausblicken, bleibt wieder die Hinwendung zur Forschungsliteratur. Die gesammelten Studien aus der Wirksamkeitsforschung kommen seit Jahrzehnten tatsächlich immer wieder zu dem gleichen Schluss und doch hält die Debatte um das Dodo-Bird-Paradigma weiter an. Kritische Stimmen werfen ein, dass die Resultate nicht die Richtigkeit des Dodo-Paradigmas belegen, sondern auf Messfehler zurückzuführen sind (Budd & Hughes, 2009; De Felice et al., 2019; Gonzales-Blanch & Carral-Fernandez, 2017). Dazu müssen wir zurückkommen auf das Forschungsdesign, das sich in der Wirksamkeitsforschung durchgesetzt hat und als Goldstandard in der evidenzbasierten Psychologie gilt: randomisierte und kontrollierte Studien (RCT). Vereinfacht gesagt sollen mit den RCTs Aussagen über Ursache-Wirkungs-Zusammenhänge getroffen werden. Wirkt beispielsweise Kognitive Verhaltenstherapie bei einer depressiven Störung besser als Tiefenpsychologisch fundierte Psychotherapie oder keine Psychotherapie? Dabei wird der Effekt einer sogenannten unabhängigen Variable (UV) (das Therapieverfahren) auf eine abhängige Variable (AV) (depressive Symptomatik) untersucht. Dabei muss sichergestellt werden, dass ein Vergleich mit einer Kontrollgruppe möglich ist, die keine Psychotherapie erhält oder eine andere Art von Psychotherapie und dass die Zuordnung zu den verschiedenen Methoden zufällig erfolgt. Kritiker bringen ein, dass genau diese Voraussetzungen bei der Untersuchung von Psychotherapie nicht gegeben sind. Denn zum einen zeigt sich, dass beispielsweise die Zugehörigkeit zu einem bestimmten Therapieverfahren Kliniker verschiedener Therapieschulen nicht ausreichend trennscharf unterscheidet. Selbst bei der Anwendung von Manualen zeigen sich erhebliche Unterschiede im klinischen Verhalten innerhalb der Gruppe der Verhaltenstherapeuten und Psychodynamiker bzw. es zeigen sich zum Teil größere Unterschiede innerhalb der Therapieschulen als zwischen den Therapieschulen. Nicht nur die Therapeuten sind eine äußerst heterogene Gruppe, auch Patienten mit derselben Diagnose unterscheiden sich erheblich. Denn einzelne Diagnosekategorien, wie beispielsweise die Depression, bestehen aus einer Sammlung diverser Symptome und überlappen sich mit Symptomen anderer Diagnosen. Oft werden in Studien zur Psychotherapieforschung weitere Komorbiditäten ausgeschlossen, was nicht der klinischen Wirklichkeit entspricht, in der Komorbiditäten die Regel und nicht die Ausnahme darstellen und Persönlichkeits,- Bindungs- und Kommunikationsstile vernachlässigt werden. Damit gilt der Ausspruch von Sir William Osler, kanadischer Mediziner und Mitbegründer der modernen, weil psychosomatisch ausgerichteten, Medizin: *»It is much more important to know what sort of a patient has a disease than what sort of disease a patient has.«*

Diese transdiagnostischen Merkmale wiederum bestimmen erheblich die Interaktion zwischen dem Patienten und dem Therapeuten und damit sind wir beim nächsten Kritikpunkt. In der Psychotherapie wirkt der Therapeut nicht einseitig auf den Patienten ein, indem der Patient passiv therapeutische Interventionen empfängt, vielmehr handelt es sich um eine komplexe Interaktion mit Rückkopplungen und Wechselwirkungen, die nicht kontrolliert werden können. Zusammengefasst bleibt der Zweifel, ob RTCs in der Lage sind, der Komplexität von Psychotherapie gerecht zu werden, auch wenn sie das fortschrittlichste Design sind, das die Forschung zu bieten hat. Woran soll man sich als Praktiker nun orientieren? Soll jahrzehntelange Forschung ignorieren werden? Ist die Erforschung von Psychotherapieeffekten per se unmöglich? Schwierige und komplexe Fragen, die an dieser Stelle nicht umfänglich und abschließend beantwortet werden können. Es bleibt festzuhalten, dass die Lücke zwischen Wissenschaft und Praxis weiter besteht. Die Herausforderung der Wissenschaft besteht darin, die Vielschichtigkeit der täglichen Therapierealität so gut wie möglich abzubilden und die Ergebnisse so zu übersetzen, dass sie mit all ihren Begrenzungen für Praktiker verständlich bleiben. Als Praktiker mit zeitlichem Abstand zum Studium sowie zu Seminaren zu Messmethoden und Statistik fällt es schwer, die Aussagekraft von Studien zu beurteilen. Dies ist vielleicht einer der vielen Gründe, weshalb die Kluft zwischen Forschungslabor und Therapiepraxis immer noch so groß ist. Dennoch halte ich es auch als Klinikerin für notwendig, aktuelle Entwicklungen in der Wirksamkeitsforschung zu verfolgen, denn der Anspruch im Sinne der Patientenversorgung muss es bleiben, die bestmögliche Behandlung anzubieten. Gleichzeitig darf man dabei nicht blind sein für die Grenzen und Einschränkungen der Aussagekraft von Forschungsergebnissen. Es hilft dabei weitere Informationsquellen miteinzubeziehen wie die eigene Erfahrung, der Austausch mit Kollegen und letztlich die Rückmeldung von Patienten. Eine enge Verknüpfung zwischen Wissenschaft und Praxis, der Einsatz verschiedener Erhebungsmethoden, die Weiterentwicklung von Forschungsparadigmen und ein offener und breiter Diskurs müssen weiterhin bemüht werden.

Auf der einen Seite stehen nun die Vertreter der allgemeinen Wirkfaktoren, auf der anderen Seite immer noch Verfechter spezifischer Therapietechniken. Schlüssig empfinde ich das Argument von Pfammatter und Tschacher (2016), die beide Positionen zu verbinden suchen. Sie postulieren, dass die Gegenüberstellung von unspezifischen Wirkfaktoren und Therapietechniken letztlich künstlich sei, da sämtliche allgemeine Wirkfaktoren in der einzelnen Therapiesitzung in konkrete Vorgehensweisen heruntergebrochen werden müssen. Beispielsweise kann der allgemeine Wirkfaktor »Problembewältigung« umgesetzt werden durch Exposition mit Reaktionsverhinderung, Rollenspiele oder Problemlösetraining. Der Aufbau der therapeutischen Beziehung kann in Form positiver Verstärkung oder Verbalisieren von Erlebnisinhalten stattfinden. Damit wären allgemeine Wirkfaktoren und konkrete Techniken zwei Seiten derselben Medaille.

1.3.7 Von Experten und Novizen

Wie wird man zum Experten? Beim Rudern kann man Zeiten verbessern, indem man an seiner Technik feilt, Widerstand im Wasser reduziert und Kraft und Kondition aufbaut. Man verbringt im Winter Stunden auf dem Ruderergometer, im Sommer Stunden auf dem Wasser, neben sich einen Trainer auf dem Motorboot, der per Lautsprecher Kommandos ruft. In einer Psychotherapie sitzen sich zwei Menschen gegenüber, niemand drittes ist dabei, stoppt das Gespräch und lässt einen die letzten Minuten wiederholen. Psychotherapie ist hochkomplex. Sämtliche Handlungen des Therapeuten stehen in Wechselwirkung mit der Persönlichkeit des Patienten. Auf den Patienten wiederum wirken neben dem Therapeuten noch eine Vielzahl an Menschen, Ereignissen und Lebensumständen ein, da er die restlichen 167 Stunden der Woche bei der Arbeit und seiner Familie verbringt. Die Komplexität von Psychotherapie wird nach Sachse (2022) außerdem dadurch erhöht, dass Therapeuten in der Sitzung Informationen auf mindestens drei verschiedenen Ebenen gleichzeitig und zügig verarbeiten müssen: die Inhalts-, Beziehungs- und Bearbeitungsebene.

Schildert meine Patientin einen aktuellen Konflikt mit ihrem Partner, der kurz vor unserem Termin eskalierte, und endet mit der Aufforderung »Sagen Sie mir doch, was ich jetzt tun soll!«, muss ich in der Lage sein, Informationen aus diesen verschiedenen Ebenen herauszuhören, mühelos zwischen ihnen zu wechseln und gleichzeitig die passende Reaktion auszuwählen und auszuführen. Auf der Informationsebene sagt mir diese Patientin, dass es einen Konflikt gibt, der sie belastet und den sie lösen möchte, sie aber nicht weiß, wie das gehen soll. Auf der Beziehungsebene signalisiert sie mir, dass sie mich braucht, abhängig von meinem Rat ist. Und auf der Bearbeitungsebene, dass sie mit dieser Art von Problem überfordert ist, ihr die nötigen Fertigkeiten fehlen und sie auch nicht darauf zugreifen kann, was wir bereits erarbeitet haben. All das und noch mehr kann ich aus diesem einen Satz heraushören, während die Patientin schon weiterspricht. Mir muss klar sein, welche Ebene gerade im Vordergrund steht und gleichzeitig entscheiden, wie ich in Anbetracht der therapeutischen Ziele und der Stabilität unserer therapeutischen Beziehung am sinnvollsten agiere. Dafür muss ich meine Patientin, ihre Vorgeschichte, aktuelle soziale Situation sowie Persönlichkeitsaspekte gut kennen und mit der jetzigen Situation verbinden. Laut Sachse sind Experten genau dazu in der Lage. Sie können komplexe Informationen schnell verarbeiten und ihr Verhalten flexibel anpassen. Experten können wichtige von unwichtigen Informationen schneller und treffender unterscheiden. Sie haben Wissen, das relevant ist und das sie direkt in Handlung übersetzen können. Sie nehmen Informationen stärker in Mustern, sogenannten Chunks, wahr. Welche Informationen Experten miteinander verbinden und welche Handlungen sich bewähren, das hängt unter anderem von der spezifischen Domäne ab, in der der Therapeut tätig ist. Dies konnte zum Beispiel für das Setting der Paartherapie gezeigt werden, in der die Erfahrung des Therapeuten 25% der Varianz am Therapieergebnis erklärt (Duncan, 2014). Es erscheint logisch, dass je nachdem, ob ich als Therapeut in einer Akutpsychiatrie arbeite oder in einer Beratungsstelle für Familien, sich relevantes Wissen und das therapeutische Vorgehen unterscheiden. Verschiedene Symptome, Diagnosen, Persönlichkeitsmerkmale, Interaktionen und hilfreiche Interventionen begegnen dem Therapeuten wiederholt und bilden sich zu Mustern aus. Ich bin davon überzeugt, dass unabhängig von den Diagnosen und Settings, in denen ich mich aufhalte, es auch übergreifende Muster gibt, wenn ich mit Menschen psychotherapeutisch arbeite.

Darauf, was das für Muster sind und welche Informationen grundsätzlich relevant sind, gibt es in der Literatur zum Expertentum wenig Antworten. Zwar ist die Antwort auf die Frage, was geübt werden muss und kann, offen, dafür gibt es konkrete Aussagen darüber, wieviel geübt werden muss, um zu den Besten eines Fachs zu gehören. In der Literatur stößt man dazu immer wieder auf die Zahl 10 000. 10 000 Stunden bzw. zehn Jahre Übung brauche es, um außergewöhnliche Leistungen in einem Bereich zu erzielen. Bekannt wurde diese Zahl durch Max Gladwell, einem kanadischen Wissenschaftsjournalisten und seinem 2009 erschienen Buch »Outliers«. Er griff darin einen der einflussreichsten und meistzitierten Artikel aus dem Bereich der Sozialpsychologie auf. 1993 ließen Ericsson und Kollegen für ihre Studie Violinisten aus der Musikhochschule Westberlins durch Verantwortliche des Fachbereichs in drei Gruppen einteilen: Jene, die das Potenzial für eine internationale Karriere hatten, wurden als »sehr gut« bezeichnet, eine weitere Gruppe als »gut« und aus denjenigen, die in der Hochschule einen Ausbildungsgang zum Musiklehrer belegten und geringere Aufnahmestandards erfüllen mussten, wurden als »weniger kompetent« eingeordnet. Diese drei Gruppen sollten retrospektiv angeben, wieviel Zeit sie bis zum 18. Lebensjahr mit Üben verbracht hatten. Es zeigte sich ein signifikanter Zusammenhang zwischen der Zeit, die am Instrument verbracht worden war und dem musikalischen Niveau. Sehr gute Violinisten hatten 7410 Stunden, die guten 5301 und die weniger guten 3420 Stunden Geige gespielt. Damit konnte 48 % der Varianz am Ergebnis durch die Dauer des Übens erklärt werden und die Schlussfolgerung lautete, dass zum Erlangen von Expertise nicht angeborenes Talent, sondern erworbene Fertigkeiten entscheidend sind. Gladwell rundete die Zahl 7410 großzügig auf 10 000 auf. Den Weg zum Expertentum belegten Ericsson und Kollegen mit dem Begriff der »Deliberate Practice«, der am ehesten übersetzt werden kann als gezieltes Training oder gezielte Übungspraxis. Tony Rousmaniere, klinischer Psychologe aus Washington, und Kollegen haben den Ansatz der Deliberate Practice auf das Feld der Psychotherapie übertragen. Ihre Schlussfolgerung, wie effektives Lernen in der Psychotherapie gelingt, lehnten sie an die Definition von Ericsson an: Sich direktes Feedback von anderen Experten einholen, konkrete Lernziele, die über den aktuellen Möglichkeiten liegen, setzen, diese Fähigkeiten regelmäßig in der Praxis trainieren und das Ergebnis erfassen. Dieses Vorgehen klingt für Bereiche wie Autorennen fahren oder Violine spielen schlüssig. Doch lässt sich das tatsächlich auf Psychotherapie übertragen? Dazu müsste klar sein, welche Fähigkeiten für einen Psychotherapeuten entscheidend sind oder welche Ziele es lohnt, weiterzuverfolgen. Auch müsste klar sein, wer im Bereich Psychotherapie als Experte gelten kann. Diese Frage bleibt durch den Ansatz der Deliberate Practice noch unbeantwortet. Wie oben beschrieben, besteht Konsens darin, dass wirksame Psychotherapeuten eine tragfähige Beziehung zu verschiedenen Patienten aufbauen können. Entscheidend dafür ist das Maß an Empathie und Echtheit, das Therapeuten aufbringen, der Ausdruck von Wertschätzung, Flexibilität, die Fähigkeit Konflikte zu klären sowie Ziele zu identifizieren und sich zusammen mit dem Patienten auf ein therapeutisches Vorgehen zu einigen. Berufserfahrung allein reicht dafür nicht aus, erzielen doch berufserfahrene Kollegen nicht automatisch bessere Ergebnisse. Die Frage ist, ob Empfindungen wie Empathie oder Echtheit überhaupt trainiert werden können. Sicher ist es jedoch möglich, sowohl die Reaktion auf Konflikte zu üben als auch wie diese geklärt und wie Ziele erarbeitet werden.

Was kann nun aus all diesen Befunden geschlussfolgert werden? Es gibt ernstzunehmende Hinweise, dass auf komplexen Gebieten investierte Übung und Zeit relevante Fähigkeiten signifikant verbessern. Wie hoch der Einfluss von Übungspraxis tatsächlich ist, dazu gibt es noch widersprüchliche Befunde. Die Übertragung auf das Gebiet der Psychotherapie ist zwiespältig. Manche Attribute, die einen wirksamen Therapeuten ausmachen, sind nur schwer vorstellbar zu trainieren, andere Fähigkeiten hingegen eignen sich gut dafür, sie gezielt zu üben. In den nachfolgenden Taschensupervisoren finden Sie dazu verschiedene Anregungen.

Taschensupervisor: Reflektion von Feedback

In welcher Form hole ich bisher Feedback von Patienten ein?

Weshalb vermeide ich es, systematisch Feedback einzuholen?

Welches Feedback habe ich bisher von Patienten und Patientinnen erhalten?

Welches Feedback habe ich bisher von Kollegen und Kolleginnen erhalten?

In welcher Hinsicht sind die zurückgemeldeten Verhaltensweisen oder Persönlichkeitsmerkmale hilfreich für den therapeutischen Prozess?

In welcher Hinsicht sind die zurückgemeldeten Verhaltensweisen oder Persönlichkeitsmerkmale hinderlich für den therapeutischen Prozess?

Zu welcher Gruppe von Patienten und Patientinnen »passen« die Merkmale meiner therapeutischen Persönlichkeit? (Persönlichkeitsstil/Störungsbild)

Taschensupervisor: Übung zum Entwickeln von Expertise

Angelehnt an Sachse, 2022

Erarbeiten Sie im Rahmen der Therapieplanung für den jeweiligen Patienten, welche »Chunks« sich auf der jeweiligen Ebene identifizieren lassen. Bereiten Sie sich auf eine kommende Therapiesitzung vor, indem Sie überlegen, auf welche Informationsebene Sie sich vorrangig konzentrieren möchten.

Inhaltsebene

Beziehungsebene

Bearbeitungsebene

Spickzettel Supershrinks

Psychotherapeuten sind dann besonders effektiv, wenn sie ...

- ihr Vorgehen flexibel an die Eigenheiten der Patienten anpassen.
- Manuale nicht dogmatisch und gegen Widerstände anwenden.
- geduldig für Veränderungen sind und dafür Zeit einplanen.
- von ihrem eigenen Vorgehen überzeugt sind.
- interessiert sind am Erfolg des Patienten.
- eine tragfähige Allianz mit dem Patienten aufbauen können.
- ein gemeinsames Verständnis mit dem Patienten von Therapiezielen und Aufgaben entwickeln können.
- Erwartungen induzieren, sodass der Patient an die Wirksamkeit des Verfahrens glauben kann und sich aktiv beteiligt.
- sie den Placebo-Effekt nutzen.
- Fortschritte des Patienten systematisch erfassen.
- komplexe Informationen schnell auffassen und auf sie reagieren können.
- relevante von weniger relevanten Informationen unterscheiden können.
- auf Brüche in der therapeutischen Beziehung flexibel reagieren können.
- aufmerksam sind für frühe und bedeutsame Veränderungen im Therapieverlauf und zügig darauf reagieren.
- Zielkonflikte früh erkennen und aktiv klären.

KAPITEL 2

Die therapeutische Haltung

Für die Psychotherapie muss man davon ausgehen, dass die Grundhaltung des Therapeuten das Therapiegeschehen bestimmt und jede einzelne therapeutische Reaktion einrahmt. In ihr drückt sich aus, was für die Person des Therapeuten Psychotherapie bedeutet. Noch viel grundsätzlicher ist sie geprägt vom Bild, das der Therapeut vom Wesen des Menschen und den Bedingungen hat, denen er unterworfen ist. Damit ist die therapeutische Haltung Teil von überdauernden Überzeugungen, Normen und Werten, die sich aus der Lebensgeschichte heraus entwickelt haben. Wenn man bedenkt, dass die Person des Psychotherapeuten einen entscheidenden Einfluss auf das Behandlungsergebnis hat, kann man davon ausgehen, dass das auch mit ebenjener Haltung zum Menschen, zum Leben und zur eigenen Tätigkeit zu tun hat. Tatsächlich gibt es aber zu diesem Thema wenig empirisch belastbare Erkenntnisse. Deshalb versuche ich mich diesem Thema zunächst über persönliche Erfahrungen zu nähern, bevor ich einen kurzen Abriss über vorhandene Studienergebnisse gebe. Ich möchte im Folgenden auf Aspekte der therapeutischen Haltung eingehen und gebe zu, dass die Auswahl und meine Reflexionen dazu vollkommen willkürlich sind und kein Anspruch auf Vollständigkeit erheben. Sie ergeben sich aus einmaligen eindrücklichen Begegnungen mit Patienten und Kollegen und aus Mustern in der therapeutischen Interaktion, die sich im Laufe der Zeit herausgebildet haben. Wo fängt Gesundheit an, wo hört sie auf? Was kann Psychotherapie leisten? Was bedeutet es konkret in Wort und Tat empathisch zu sein? In welchem Kontext ist Empathie angebracht und hilfreich und wann ist sie hinderlich? Auf diese und andere Fragen versuche ich hier zumindest vorläufige Antworten zu finden.

2.1 Psychotherapie zurück zum Wesentlichen bringen

Was kann Psychotherapie leisten? Wie ich diese Frage als Psychotherapeut beantworte, bestimmt meine Art zu behandeln. Sie bestimmt, wen ich als Patient aufnehme, ob und welche Diagnose ich vergebe, welchen Auftrag ich als realistisch einschätze und wann für mich der Abschluss einer Behandlung gekommen ist. Der offiziellen Definition und meiner Überzeugung nach dient die Klinische Psychologie dem Verständnis psychischer Störungen und die Psychotherapie einer Reduktion von psychopathologischen Symptomen mit psychologischen Mitteln. Paul Watzlawick sagt dazu:

> »Die Aufgabe des Heilers ist daher die bestmögliche restitution ad integrum. Banaler ausgedrückt: Von Aspirin erwartet man sich eine Besserung des Kopfwehs, nicht aber außerdem geniale Ideen oder auch nur die Verhinderung künftiger Kopfschmerzen.«
>
> Watzlawick in Köhler-Ludescher & Simon, 2014

Dazu gibt es auch andere Standpunkte: Nach Jonathan Shedler, US-amerikanischer Psychoanalytiker, geht es in der Psychotherapie um mehr als eine Linderung psychopathologischer Symptome: »Psychische Gesundheit ist nicht die bloße Abwesenheit von Symptomen, sie ist das Vorhandensein von Fähigkeiten und Ressourcen« (Shedler, 2011). Shedler führt dazu eine Sammlung von Anhaltspunkten auf psychische Gesundheit an, die durch Psychotherapie gefördert werden sollen. Die Sammlung beinhaltet unter anderem Humor, ein befriedigendes Sexualleben, hohe moralische Standards und eine differenzierte, verbale Ausdrucksfähigkeit. In dieser Aufzählung drückt sich ein Menschenbild aus, das überdefiniert ist und Gesundheit an einem Ideal festmacht, das schwer erreicht werden und leicht in eine lebensbegleitende Dauertherapie münden kann. Vielleicht scheinen dabei die Aussagen von Watzlawick und Shedler aber nur als Gegenpole, die sie nicht sind. Denn lassen Krankheitssymptome nach, kommen zwangsläufig mehr gesunde Anteile zurück. In Watzlawicks Worten: Beginnt das Aspirin zu wirken und mein Kopfschmerz lässt nach, bin ich eher in der Lage, Vergnügen an Gesellschaft zu empfinden oder über den Witz meines Partners zu lachen, der mich zuvor unter hämmernden Kopfschmerzen hat aggressiv werden lassen.

Letztlich führen beide Zitate zurück auf die große Frage, wo Gesundheit aufhört und Krankheit anfängt. Dazu muss gesagt werden, dass tatsächlich ebenjene Grenzen zwischen psychischer Gesundheit und Krankheit verwischen. Diese Entwicklung lässt sich beispielhaft festmachen an den diagnostischen Kriterien einer depressiven Störung. Eine klinische Depression wird nach dem Diagnostic Statistical Manual (DSM) inzwischen diagnostiziert, wenn Symptome wie Niedergeschlagenheit und Antriebsminderung zwei Wochen andauern. Dabei interessiert es nicht, ob die Person im Vorfeld eine schwere Trennung durchgemacht, ihren Arbeitsplatz verloren oder erfahren hat, dass sie in fortgeschrittenem Stadium Krebs hat. In den 1970er Jahren war für die Vergabe der Diagnose einer Depression noch erforderlich, dass sie mindestens vier Wochen anhielt. Geht man in der Zeit noch weiter zurück und schaut sich die ersten beiden Ausgaben des DSM aus den 1950er und 1960er Jahren an, durfte eine depressive Störung nur dann diagnostiziert werden, wenn ein entsprechender Kontext fehlte, der die Symptome erklären konnte oder die Symptomatik unangemessen stark und andauernd im Verhältnis zu einem vorhandenen äußeren Auslöser war. Mit der zunehmenden Notwendigkeit das Fach der Psychiatrie und Psychotherapie zu rechtfertigen und sie empirisch auszurichten, wurde die Diagnose einer depressiven Störung rein beschreibend, also nach Anzahl und Dauer von Symptomen, ausgerichtet und die Umstände vernachlässigt. Im Laufe der Zeit ist es dementsprechend immer schwieriger geworden, eine psychopathologische Form von Traurigkeit von »normaler« Traurigkeit wie z. B. nach dem Verlust eines geliebten Menschen zu unterscheiden. Im aktuellen DSM-5 wurde das Ausschlusskriterium einer Trauerreaktion für eine »Major Depression«, die im DSM-IV noch bestand, sogar ganz entfernt. Auch die Kategorie einer Anpassungsstörung ändert nichts an dem Problem der mangelnden Validität, da sie zwar einschneidende Lebensumstände berücksichtigt, die Reaktion darauf aber immer noch eine »Störung« sein soll. Ausführlich und sehr gut beschrieben wird dieses Thema in »The Loss of Sadness« von Horwitz und Wakefield (2012). Das Herabsetzen der erforderlichen Kriterien geht einher mit steigenden Zahlen von betroffenen Personen. Epidemiologische Studien zeigen, dass jedes Jahr 6,2 Millionen Deutsche von einer depressiven Episode betroffen sind und dass jeder Fünfte einmal im Leben mindestens eine depressive Episode durchlebt (S3-Leitlinie, 2017). Das bedeutet, dass es in jeder Familie mindestens einen Fall von Depression gibt oder geben wird. Im Jahr 2030 soll die Depression laut Weltgesundheitsorganisation sogar weltweit die höchste Krankheitslast ausmachen (Schwarz, 2016).

Wenn man im DSM das Kapitel der affektiven Störungen verlässt und weiterblättert, dann stellt man fest, dass die Anzahl der dort aufgeführten Diagnosen von der ersten bis zur jetzigen Ausgabe von 106 auf 374 zugenommen hat (Davies, 2014). Man könnte jetzt anfangen darüber zu diskutieren, was Henne und was Ei ist. Bildet der DSM tatsächlich Störungen ab, die in der Bevölkerung neu entstehen oder werden mit den Diagnosen entsprechende Störungen erst geschaffen? Mich interessiert aber vor allem, was dieser Trend mit den Patienten und den Therapeuten und ihrem Verständnis von Psychotherapie macht. Wenn die Hürde zur Vergabe einer psychischen Störung, legitimiert durch die diagnostischen Manuale, immer niedriger wird, wird es wahrscheinlicher, Menschen mit normalen Reaktionen als krank und behandlungsbedürftig zu erklären. Weicht die Grenze zwischen krank und gesund weiter auf, gibt es immer mehr Kranke und es braucht immer mehr Therapeuten, die diese Kranken behandeln. Der Psychotherapie kommt in dieser Entwicklung einen immer größer werdenden Stellenwert zu. Dies kann zu einer Erwartungshaltung an Psychotherapie durch die Gesellschaft und den einzelnen Patienten, aber auch durch die Psychotherapeuten selbst führen, die nicht zu erfüllen sind. Der Person des Psychotherapeuten kommt dabei nicht mehr nur die Rolle zu, Menschen mit psychischen Störungen zu behandeln, sondern Ratgeber in allen möglichen und unmöglichen Lebenslagen zu werden. Wenn ich als Therapeut immer mehr mit Menschen zu tun haben, die eine »angemessene« oder normale Form von Deprimiertheit erleben, dann wird versucht etwas »wegzutherapieren«, was nicht zu therapieren ist. Auf der Seite des Patienten kann diese Entwicklung dazu führen, dass er Reaktionen auf Krisen weniger gut tolerieren kann und erwartet diese nur mithilfe eines Experten durchstehen zu können. Das erinnert mich an eine ganze Bandbreite von Themen und Anliegen, mit denen mich

Patienten in den vergangenen Jahren aufgesucht haben: Da gab es einen Immobilienmakler, der zwar gut verdiente, aber frustriert war, dass das Gehalt nicht reichte, um seiner Frau eine Rolex-Uhr zu schenken. Psychisch krank und behandlungsbedürftig? Die Bankerin, die mit dem technischen Fortschritt in ihrer Branche nicht mehr mithalten konnte und ein neues Tätigkeitsfeld suchte. Psychisch krank und behandlungsbedürftig? Die gepflegte Pensionärin aus einem noblen Vorort, die ihr Haus verkaufen wollte, um in eine altersgerechte Eigentumswohnung zu ziehen und darüber in Konflikt mit ihrem Partner geriet. Psychisch krank und behandlungsbedürftig? Die Krankenpflegerin mit Diabetes, die neben ihrem Vollzeitjob noch ihren Mann pflegte und völlig erschöpft war. Psychisch krank und behandlungsbedürftig? Der Bewährungshelfer, der sich nach mehreren halbherzigen Beziehungen wünscht, die »Eine« zu finden. Psychisch krank und behandlungsbedürftig? Die aufreizend gekleidete Osteuropäerin, die sich von mehreren Männerbekanntschaften aushalten ließ und das als zunehmend anstrengend empfand. Psychisch krank und behandlungsbedürftig? Die Mutter zweier Kleinkinder mit chronischen Erkrankungen, die sich Orientierung bei der Erziehung wünschte. Psychisch krank und behandlungsbedürftig? Auch wenn diese Darstellungen äußerst verkürzt sind, waren das alles Konstellationen, in denen Psychotherapie gar nicht oder nur begrenzt hilfreich sein konnte. Offensichtlich hatten all diese Menschen den Eindruck, dass ihre empfundene Belastung ein pathologisches Ausmaß angenommen hatte, bzw. dass sie einen Psychotherapeuten brauchten, um eine Klärung herbeiführen zu können. Allen gemein ist, dass sie von mir als Therapeutin einen Ratschlag für Ihre Lebensführung erwarteten. Als Psychotherapeut ist man regelmäßig mit dem Wunsch nach einem »Tipp« konfrontiert. Wir Therapeuten können unseren Patienten nicht sagen, welche Entscheidungen sie am besten treffen sollen. Wir wissen höchstens – und oft auch das nicht –, welche Entscheidungen für uns selbst vor dem Hintergrund unserer einzigartigen Lebensumstände sinnvoll sind. Meistens tappen wir nur einmal in die Falle, doch einen Ratschlag zu erteilen. In der Regel zählen Patienten dann einen Grund nach dem anderen auf, warum sie den Rat unter keinen Umständen umsetzen können. Denn auch, wenn sie es noch so sehr beteuern, wollen Menschen keine Ratschläge.

Psychotherapeuten werden inzwischen in vielen Lebenslagen als zuständig angesehen und haben damit eine gewichtige Position innerhalb der Gesellschaft erlangt. Was für den Berufsstand günstig ist, kann auch der einzelne Therapeut als Bestätigung empfinden, aber auch in Überforderung münden. Ist es an dieser Stelle ein Zufall, dass die häufigste Schwierigkeit, die Psychotherapeuten in ihrer Arbeit angeben, nicht herausfordernde Patienten oder schwierige Rahmenbedingungen sind, sondern Zweifel an der eigenen Kompetenz (Orlinsky & Ronnestad, 2005)? Es wäre zumindest eine besondere Ironie, wenn Therapeuten an ihrer Fähigkeit zweifeln, obwohl sie insbesondere in der ambulanten Praxis nicht mit schweren Pathologien, sondern allzu oft mit alltäglichen Problemen und Lebensthemen konfrontiert sind. Ich möchte damit nicht den hilfesuchenden Personen ihren Leidensdruck absprechen, sondern hinterfragen, ob er Ausdruck einer psychischen Störung ist und ob Psychotherapie das geeignete Mittel ist. Psychotherapie wieder darauf zurückzuführen, Menschen mit psychischen Erkrankungen zu behandeln, aber keineswegs Paarkonflikte zu lösen oder die berufliche Entwicklung voranzutreiben, stellt für mich eine sinnvolle Begrenzung von Psychotherapie dar.

Fazit

Die Zahl psychischer Störungen in den Klassifikationssystemen hat in den vergangenen Jahrzehnten stetig zugenommen und die Kriterien für die Vergabe einer einzelnen Diagnose sind von Ausgabe zu Ausgabe des DSM/ICD weniger strikt. Parallel dazu nimmt die psychische Belastung in der Bevölkerung und die Inanspruchnahme psychotherapeutischer Leistung zu. Diese Entwicklung bringt einen hohen Stellenwert des Berufs des Psychotherapeuten mit sich. Es ist gut, dass eine psychotherapeutische Behandlung leichter zugänglich ist und weniger stigmatisiert wird. Gleichzeitig kann diese Tendenz auch kritisch betrachtet werden, denn es besteht das Risiko, aus begründeten Belastungen Erkrankungen zu machen. Es ist fraglich, ob Psychotherapie geeignet ist, dafür Lösungen anzubieten. Auf Seiten der Psychotherapeuten selbst können überhöhte

Erwartungen an den Berufsstand Überforderung und Erschöpfung bedingen.

2.2 Fachgeschäft statt Kaufhaus

Als Psychotherapeut wird man in einem spezifischen Therapieverfahren ausgebildet. Auch wenn ich in der Ausbildung zum Verhaltenstherapeuten alle Störungsbilder kennenlerne, spezialisiere ich mich zwangsläufig im Laufe der Zeit auf bestimmte Personengruppen mit bestimmten Störungsbildern. Wenn ich seit acht Jahren in einer Einrichtung für Menschen mit anhaltenden Schmerzen arbeite, dann kenne ich mich in diesem Spektrum der psychosomatischen Beschwerden aus, auch noch mit häufigen Komorbiditäten wie Angst und Depression. Aber andere Störungsbilder wie sexuelle Funktionsstörungen oder Psychosen sind mir fern. Hinzukommt, dass ich als Teil der Einrichtung ein bestimmtes Konzept vertrete. Im Fall der aktuellen leitliniengerechten Schmerztherapie eines, das aktiv und konservativ ausgerichtet ist. Das heißt, Patienten werden angeleitet sich zu bewegen, anstatt sich bewegen zu lassen, passive Maßnahmen wie Massagen, Spritzen oder gar operative Eingriffe sind nicht hilfreich. Wenn das jeweilige Verfahren und die jeweilige Spezialisierung nicht zur Symptomatik oder den Erwartungen des Patienten passt, ist das völlig in Ordnung. Das ist eine normale Grenze. Man kann als Therapeut nicht alle Diagnosen, die im Diagnostischen Manual aufgeführt sind, behandeln und nicht allen Erwartungen entsprechen.

> »You are a boutique, not a departement store.«
>
> Greenberg, 2016

Dass ich als Verhaltenstherapeutin in einer Tagesklinik für Schmerztherapie einem Fachgeschäft und keinem Kaufhaus entspreche, musste ich erst lernen. Zu Beginn meiner beruflichen Laufbahn habe ich fast wahllos Patienten angenommen. Vor allem weil mir selbst nicht klar war, was ich kann, was ich nicht kann und mit wem ich arbeiten möchte. Mit der Zeit habe ich angefangen, gerade in der Anfangsphase einer Behandlung, genauer hinzuschauen, wer da eigentlich vor mir sitzt und nicht sofort jeden Auftrag anzunehmen. Dazu gehörte auch, es mir zu erlauben, nicht sofort in der ersten Sitzung eine Entscheidung zu treffen, sondern noch einmal in Ruhe darüber nachzudenken oder sich mit Kollegen auszutauschen, ob und unter welchen Umständen die Übernahme eines Auftrags sinnvoll ist. Leider sind die nötige Ruhe und Zeit, um ein Gespräch auf sich wirken zu lassen, im beruflichen Alltag nicht immer vorhanden. In der Regel sind die Tage mit Terminen verplant und die zehn Minuten zwischen den einzelnen Patienten verfliegen mit Dokumentation und der Vorbereitung auf den nächsten Patienten. Letztlich geht es darum, herauszufinden, ob Patient und Therapeut zusammenpassen. Das ist eine zentrale Aufgabe in der Anfangsphase der Behandlung und entscheidet über den weiteren Verlauf. Ich muss mir also darüber im Klaren sein, was ich in meinem Fachgeschäft anbiete und herausfinden, was der Patient sucht. Biete ich ausschließlich feine italienische Herrenschuhe an und mein Gegenüber braucht Wanderschuhe für den nächsten Urlaub in den Alpen, dann muss ich ihn wohl weiterschicken. Ich kann ihn auch davon überzeugen, dass das neueste Modell ihm steht wie keinem Zweiten, aber spätestens auf der Tour werden wir beide feststellen, dass das ein Fehlkauf war. Wenn wir feststellen, dass wir einen Auftrag angenommen haben, dem wir nicht gerecht werden können, gilt es das offenzulegen, ob das nun in der ersten, der dritten oder zehnten Sitzung passiert. Um zu prüfen, ob es passt, ist es essenziell, in den ersten Sitzungen genauer nachzufragen. Was erhofft sich der Patient? Wie sieht er meine Rolle dabei? Ich muss mir also nicht nur über meine eigene Grundhaltung klar werden, sondern auch über die des Gegenübers. Für viele der Patienten ist es sehr schwierig darüber Auskunft zu geben. In der Regel haben sie sich dazu noch keine Gedanken gemacht. Manchmal kann es auch statt der Voraussetzung das eigentliche Ziel der Behandlung sein, zusammen mit dem Patienten herauszufinden, was er braucht und was er möchte. Insbesondere, wenn es Menschen betrifft, die nie gelernt haben, Erwartungen zu haben und diese auch noch auszusprechen. Dennoch geht es nicht ohne Klärung der Therapieziele und des Auftrags. Stockt es in meinen Behandlungen und bin ich ratlos, schaue ich oft in meiner Dokumentation nach, was wir zu Anfang als Auftrag festgelegt haben und nicht selten stelle ich fest, dass gerade bei Behandlungen, die stagnieren, kein Auftrag festgelegt oder dieser sehr schwammig formuliert wurde. Oft merke ich dann auch, dass wir uns in der Zwischenzeit weit weg vom ursprünglichen Auftrag bewegt haben. In der Systemischen Therapie hat die Auftragsklärung einen höheren Stellenwert als in der Verhaltenstherapie. Schwing und Fryszer (2015) unterscheiden in »Systemisches Handwerk« drei Arten von Aufträgen:

- Patienten, die in Behandlung kommen, um etwas zu verändern und bereit sind zu investieren.
- Patienten, die kommen, weil sie ein offenes Ohr suchen und lamentieren.
- Patienten, die geschickt werden und der Auftrag damit von außen kommt.

Diese Kategorien können helfen, Klarheit über das Anliegen zu bekommen. Es ergibt Sinn, sich bei jedem einzelnen Patienten explizit zu fragen, ob er geschickt wurde und welche Parteien Interesse daran haben, dass eine Psychotherapie erfolgt. Ob der Patient sich eigen- oder fremdmotiviert vorstellt, entscheidet wesentlich, wieviel Zeit und Energie er für die Behandlung aufbringen wird. All diese Fragen zu klären, kostet zwar am Anfang mehr Zeit, führt aber für beide Seiten zu einem befriedigenderen Verlauf. In der Regel sind Patienten ungeduldig, wollen schnell Entlastung erfahren und mit der Therapie sofort anfangen. Ich erkläre dann, dass es sich mit der Therapie wie mit dem Hausbau verhält. Ich kann die vier Wände schnell hochziehen und Fertigteile verwenden und dadurch zügig einziehen. Aber vielleicht lebe ich dann in einem Haus, das nicht nach meinen individuellen Bedürfnissen ausgerichtet ist und bei dem man immer wieder nachbessern muss. Oder es droht sogar, nach einigen Monaten einzustürzen. Stattdessen ergibt es langfristig mehr Sinn, anfänglich etwas mehr Zeit zu investieren, um ein gutes und stabiles Fundament zu legen.

Folgende Fragen helfen das Fundament zu gießen und festzustellen, ob »es passt«:

»Wer hatte die Idee zur Psychotherapie?«(Partner, Krankenkasse, Hausarzt, Patient selbst)

Leid lässt Menschen nicht wie ferngesteuert in eine psychotherapeutische Praxis marschieren. Studien zeigen, dass Betroffene im Durchschnitt erst nach Jahren seit Symptombeginn sich für eine Behandlung entscheiden. Es muss also, abgesehen vom Leid, noch etwas anderes passiert sein, was die Betroffenen zum Handeln bringt.

»Sie leiden bereits seit Jahren unter diesen Beschwerden. Warum haben Sie sich gerade jetzt dazu entschieden psychotherapeutische Hilfe zu suchen?«

Christian Dogs (2019), Psychiater und Klinikleiter, sagt, leiden sei leichter als handeln. Das zu behaupten liegt nahe, ist aber vielleicht etwas vereinfacht. Vielmehr ist das Leid ein Zustand, der gezeichnet ist durch Gefühle von Hilfs- und Hoffnungslosigkeit. Handeln erscheint sinnlos oder unmöglich. Leid wird demnach erst dadurch zum Leid, indem es ausschließt aktiv zu werden. Leid und Handeln als Gegenpole. Mit dem Schritt in die Praxis ist bereits im Vorfeld etwas Entscheidendes passiert. Darüber mehr zu erfahren, gibt eine wichtige Einsicht in die Motivationslage des Patienten. Vielleicht hat die Ehefrau gedroht sich zu trennen, vielleicht besteht die Gefahr vom Studium ausgeschlossen zu werden, wenn auch die Nachholprüfung nicht bestanden wird.

»Was sind Ihrer Meinung nach die Ursachen für Ihre Beschwerden?«

Diese Frage wird meiner Erfahrung nach zu Beginn der Therapie oft beantwortet mit einer Variation folgender Antworten: Mein mieser Chef, mein mieser Partner, meine miese Krankheit. Schuld sind die Umstände, die Anderen, das Außen.

»Sie haben bereits einiges ausprobiert, um Ihre Situation zu verändern. Warum sind die Beschwerden Ihrer Meinung nach immer noch da?«

Es ergibt Sinn zu wissen, was der Patient bereits selbst ausprobiert hat, um seine Lage zu verbessern oder welche Hilfsangebote er bereits in Anspruch genommen hat, um nichts anzubieten, was bereits fehlgeschlagen ist.

»Was muss sich verändern, damit es Ihnen wieder besser gehen kann?«
»Was ist meine Rolle dabei?«
»Was ist Ihre Rolle dabei?«
»Inwiefern kann ich Sie dabei unterstützen?«

Alle vier Fragen werden in der Regel beantwortet mit »Das müssen Sie doch wissen. Sie sind der Therapeut!«

»Was könnten Sie tun, damit es Ihnen wieder besser geht?«

Wird in der Regel beantwortet mit »Wenn ich das wüsste, wäre ich dann hier?«

»Sind Sie bereit, Zeit und Anstrengung in Psychotherapie zu investieren?«

Wird in der Regel mit Schweigen beantwortet.

All die aufgeführten Fragen sind herausfordernd und schwer zu beantworten. Sie fordern dazu auf, sich selbst kritisch zu reflektieren. Zu Anfang drehen sich alle Gedanken um »das Problem« und nicht um die eigene Rolle dabei. Das ist normal, zeichnet menschliche Probleme wahrscheinlich sogar wesentlich aus und sagt noch nichts darüber aus, wie die Therapie weiter verläuft. Die Fragen sind wie Samen, die man in die Erde gibt und die Zeit brauchen, um ihre Wirkung zu entfalten. Wichtig dabei ist, deren Beantwortung nicht schnell abzuhaken, sondern dranzubleiben, bis man eine befriedigende Antwort bekommt oder spürbar wird, dass ein Prozess angestoßen wurde. Manchmal ergibt es auch Sinn, diese Fragen dem Patienten mit nach Hause zu geben, damit er mehr Zeit hat sie zu reflektieren und in der nächsten Sitzung daran anzuknüpfen.

Wenn ich vom Patienten höre: »Sie sind doch der Therapeut. Sie müssen mir doch sagen, was in einer Psychotherapie passiert.«, dann nutze ich gerne folgende Metapher:

»Stellen Sie sich vor, wir unternehmen gemeinsam eine Wanderung. Ich kenne mich gut aus im Gelände, ich weiß, welche Ausrüstung Sie brauchen, ich kenne die ein oder andere Abkürzung und weiß, wo man sich unterstellen kann, wenn es mal gewittert. Ich als Ihr Guide weiß aber nicht, wohin Sie genau gehen möchten. Möchten Sie zum Gipfelkreuz, zu einem einsam gelegenen Bergsee oder runter ins Tal? Wenn ich das von Ihnen weiß, dann kann ich unsere Tour planen und Sie leiten. Ich kann Sie aber nicht huckepack nehmen. Sie müssen selbst gehen.«

Wenn ich frei übersetzt höre: »Die anderen sind schuld!«, kann man entgegnen:

»Auch wenn das so sein mag, so sitzen nur wir beide hier, nicht Ihr Vorgesetzter (beliebig einsetzen Mutter, Partner etc.). Vielleicht haben die anderen Ihnen die Suppe eingebrockt, Sie müssen sie aber auslöffeln. Wir können hier also gemeinsam besprechen, was Sie für sich tun können. Ihren Chef können wir hier nicht ändern.«

Meiner Erfahrung nach ist die Klärung all dieser Fragen maßgeblich. Diese sind für die Entscheidung über den Beginn einer Behandlung sogar wichtiger als die Erfassung der biographischen oder sozialen Anamnese. Ich plädiere also dafür, sich am Anfang ausreichend Zeit zu lassen. Ich selbst war am Anfang oft zu schnell und aktionistisch unterwegs. Ich habe, anstatt darüber nachzudenken, ob eine Behandlung überhaupt Sinn ergibt, überlegt, welche Interventionen ich als erstes durchführen kann und dadurch den Grundsatz »Vor der Therapie kommt die Diagnostik« nicht befolgt. Die Fragen verweisen auf Voraussetzungen für eine erfolgreiche Therapie und damit auch auf die Grenzen von Psychotherapie. Ich plädiere dafür, diese Grenzen von Psychotherapie und der eigenen Kompetenz nicht als Versagen, sondern vielmehr als Chance für erfolgreiches und erfüllendes Arbeiten zu begreifen.

2.3 Sich selbst erfahren

Als Psychotherapeut wirksam zu sein, setzt voraus, die Möglichkeiten und Begrenzungen der eigenen Person und des Fachs der Psychotherapie gut zu kennen und diese zu akzeptieren. Es folgen nun mit den Taschensupervisoren einige Angebote zur Reflexion der eigenen therapeutischen Identität. Sie eignen sich sowohl für Psychotherapeuten am Anfang ihres Berufslebens als auch für erfahrene Kollegen, da sich das therapeutische Profil und die therapeutische Persönlichkeit im Lauf der Jahre weiterentwickelt.

Taschensupervisor: Mein Fachgeschäft

Was kann und möchte ich anbieten?

Was kann und möchte ich nicht anbieten?

Taschensupervisor: Impulse zur Reflektion der eigenen psychotherapeutischen Identität

Idee stammt aus einem Selbsterfahrungsseminar mit Almut Lippert und Robert Schmidtner

Nehmen Sie sich etwas Zeit und denken Sie darüber nach, welche der genannten Anteile Ihre Identität als Psychotherapeut ausmachen. Welche Anteile würden Kollegen, die Sie gut kennen Ihnen zuschreiben und weshalb?

Der Leuchtturm	Der Lotse	Der Trainer
Der Analytiker	Die Freundin	Der Fels
Der Motivator	Der Entertainer	?

Taschensupervisor: Therapeutische Kontaktanzeige

Beispiel

Ich, Verhaltenstherapeutin mit Zusatzqualifikation in spezieller Schmerzpsychotherapie und langjähriger Berufserfahrung in der interdisziplinären Behandlung anhaltender Schmerzen sowie fundierten Kenntnissen im Bereich Schlafstörungen, suche Patienten mit körperlichen Beschwerden mit oder ohne medizinischem Korrelat und Begleitsymptomen wie Ängsten und depressiver Stimmung zum besseren Verständnis biopsychosozialer Zusammenhänge und Erreichung einer aktiven und erfüllenden Lebensführung. Meine persönliche Arbeitsweise würde ich als strukturiert, transparent und engagiert beschreiben. Es profitieren insbesondere Personen mit einem hohen Bedürfnis nach Klarheit und Kontrolle. Bezüglich des Persönlichkeitsstils eher sachlich und ruhig, mit viel beruflicher Erfahrung, gelingt es mir insbesondere extrovertierte und emotional labile Personen zu begleiten und in akuten Krisensituationen zu stabilisieren.

Verfassen Sie selbst eine »therapeutische Kontaktanzeige« unter Berücksichtigung der fachlichen Spezialisierung, Berufserfahrung, der persönlichen Arbeitsweise und des eigenen Persönlichkeitsstils.

Taschensupervisor: An mein früheres Ich. Was ich als Psychotherapeutin gerne früher gewusst hätte

Baue dir ein Netz aus Kollegen aus dem sozialen und medizinischen Bereich auf.

Sammle Erfahrung in verschiedenen Arbeitsbereichen.

Arbeite so lange wie möglich in einem interdisziplinären Team.

Du kannst nicht jedem helfen, es ist aber gut zu wissen, wer sonst diese Unterstützung bieten kann.

Frage bei Kollegen und Patienten aktiv nach Feedback.

In der Psychotherapie ist lachen erlaubt.

Akzeptiere dich selbst als die Therapeutin, die du bist – du kannst nicht für jeden die passende Therapeutin sein.

Gestehe Fehler offen ein.

Schaue weniger in Bücher und mehr dabei zu wie »echte« Psychotherapeuten arbeiten.

Höre zu und frage nach, bis du verstanden hast.

Psychotherapie ist »einzigartig«, aber letztlich nur ein Beruf wie jeder andere auch.

Taschensupervisor: Was ich als Psychotherapeutin gern früher gewusst hätte:

Hier haben Sie die Gelegenheit zu notieren, was Sie im Laufe Ihrer praktischen Arbeit mit Patienten gelernt haben und gerne früher gewusst hätten.

- ___
- ___
- ___
- ___
- ___
- ___
- ___
- ___
- ___
- ___
- ___
- ___
- ___
- ___
- ___
- ___
- ___
- ___
- ___
- ___
- ___
- ___
- ___
- ___
- ___
- ___
- ___
- ___

2.4 Und jetzt: Stimmung

»Wie geht es Ihnen?« Das ist der Einstieg schlechthin in eine Therapiesitzung. Inzwischen bin ich mir nicht mehr so sicher, was diese Frage eigentlich bringt, bzw. was ich mit der Antwort anfangen möchte. Denn uns allen geht es mal gut und mal schlecht, die Stimmung unterliegt Schwankungen. Auch Menschen, die psychisch stabil sind, haben schlechte Tage oder Wochen. Oder wer behauptet von sich immer zufrieden zu sein? Die Orientierung des Behandlungserfolgs an der Stimmung scheint mir mehr und mehr fraglich. Ist es realistisch erreichbar in einer andauernd guten Stimmung zu sein? Und sollte eine Psychotherapie danach ausgerichtet sein? Die nächsten Sätze zeigen auf, weshalb das nicht hilfreich sein könnte: *Unser Gehirn ist so konstruiert, dass es uns beschützt, indem es Probleme löst. Es ist nicht dafür konstruiert, dass wir ein glückliches Leben führen.* Wenn wir uns bewusst machen, woher wir Menschen kommen, aus der Olduvai-Schlucht in Tansania, dann wird deutlich, dass es damals, und dort vor allem, darum gehen musste, sich Nahrung zu beschaffen und Schutz zu suchen, schlicht sich anzupassen an die Natur, um zu überleben. Lassen Sie uns folgendes klar machen: Die (Über)-Lebensweise als Jäger und Sammler begann vor 300 000 Jahren und machte 120 000 Generationen vor uns aus. Sesshaftigkeit und Landwirtschaft entwickelte sich vor 11 500 Jahren und prägte damit ca. 3000 Generationen vor uns. Der moderne Mensch, der mit der industriellen Revolution vor 140 Jahren Elektrisierung und Mobilität erfuhr, macht gerade einmal 30 Generationen aus. Damit wird deutlich, dass unser biologisches Skript nach wie vor danach ausgerichtet ist, unser Verhalten an eine Umgebung anzupassen, die karg und unwirtlich ist und in der man sich alles selbst mit den eigenen Händen erarbeiten muss (Adli, 2019). Die Evolution bevorzugt demnach Verhaltensweisen und Merkmale, die das Überleben sichern. Es heißt nicht umsonst »Survival of the fittest« und nicht »Survival of the happiest«.

Schon im allerersten Satz einer Therapiesitzung, diesem »Wie geht es Ihnen?«, steckt eine Menge Gehalt. Und er steckt für Therapeut und Patient den Rahmen ab, für das, was man in einer Behandlung erwarten kann. Der moderne Mensch muss – und das ist ein Segen – in großen Teilen der Erde sich nicht mehr darum sorgen, satt zu werden oder einen sicheren Schlafplatz zu finden. Der Kampf ums Überleben findet zumindest in den westlichen, industrialisierten Gesellschaften nicht mehr statt und so richtet sich der Fokus auf das Glück. In der amerikanischen Unabhängigkeitserklärung wird das Streben nach Glück als unveräußerliches Menschenrecht verankert, Bhutan hat das Glück der Bevölkerung zum Staatsziel ausgerufen und Werbung suggeriert uns tagtäglich, dass das Glück mit dem nächsten Klick des Kaufbuttons zu haben ist. Westliche Gesellschaften sind nicht nur geprägt vom Anspruch auf Glück, sondern auch darauf, dass es einfach, schnell und ohne Anstrengung zu haben ist. Die Psychotherapie sollte sich nicht daran beteiligen.

> »Der Anspruch glücklich zu sein untergräbt unser Leben.«
>
> Phillips, 2011

Spickzettel Einstiege

Hier einige Eingangsfragen in eine Therapiesitzung, die sich nicht an Stimmung oder Glück orientieren, sondern an Erfahrungen und Werten:

- »Was gibt es aus Ihrer letzten Woche zu berichten, was für unsere gemeinsame Arbeit wichtig ist?«
- »Mit welchen Gedanken kommen Sie heute zu mir?«
- »Welche Erfahrung haben Sie mit dem therapeutischen Auftrag gemacht?«
- »Was für einen Nutzen hatte die letzte Sitzung in Ihrem Alltag?«
- »Was haben Sie in der vergangenen Woche getan, was Ihnen wichtig ist?«
- »Was brauchen Sie heute?«
- »Wie kann ich Sie heute unterstützen?«
- »Wie müsste die heutige Sitzung verlaufen, dass Sie am Ende sagen können, es war gut, dass ich hergekommen bin?«
- »Ist aus der letzten Sitzung noch etwas offen?«
- »Was ist aus der letzten Sitzung im Gedächtnis geblieben?«

2.5 Echtheit

Ein befreundeter Psychoanalytiker behauptete einmal im Gespräch, die Mehrzahl von uns Psychotherapeuten sei »aggressionsgehemmt«. Und nach längerem Nachdenken musste ich ihm recht geben. Das Phänomen der Aggressionshemmung speist sich vermutlich aus verschiedenen Quellen: Als Berufseinsteiger ist man per se überfordert von der Vielfalt und Komplexität menschlichen Erlebens und menschlicher Interaktion und ist damit beschäftigt, seinen Weg durch einen noch nicht durchdrungenen Dschungel zu schlagen. Gesellschaftlich verlagern sich Affekte wie Ärger, Wut und Aggression in den anonymen Raum des Internets. Im Alltag und direkten Kontakt werden Ärger und Wut dagegen immer seltener gezeigt. Dazu kommt, dass die Mehrzahl der Therapeuten Frauen sind, die immer noch im Rahmen der Erziehung und Sozialisation lernen, angepasst und nett zu sein, da sie sonst schnell als zickig oder bossy gelten. Im therapeutischen Raum wird aber plötzlich klar, dass man damit nicht weit kommt. Es kommen dadurch sogar essenzielle Themen nicht zur Sprache und man verpasst als Therapeut die Chance, Modell für die Patienten zu sein.

> »... wovon erwartest du, soll er (der Patient) in der Beziehung lernen ein Risiko mit dir oder anderen zu übernehmen, wenn du ständig in den Gesprächen mit ihm das Spiel spielst: Nichts riskieren, nichts verlieren?«
>
> Farelly & Brandsma, 2009

Fallbeispiel Student

Ich erinnere mich an dieser Stelle an einen jungen Studenten der Sozialpädagogik, Anfang 20, der aufgrund einer depressiven Episode und eines pathologischen Cannabis-Konsums in Behandlung kam. Ich war damals noch in der Ausbildungsambulanz tätig und er war einer meiner ersten regulären Patienten. Wir hatten bereits knapp ein Jahr miteinander gearbeitet und ich hatte den Eindruck, eine stabile Beziehung aufgebaut und Fortschritte erzielt zu haben, als er mir, für mich aus heiterem Himmel, sagte, er wolle die Therapie abbrechen. Ich würde ihm ständig alles wie ein Papagei »nachplappern«, er bräuchte jemanden, der ihm einen »Arschtritt« verpasse. Das habe ihm zwei Jahre zuvor in der Suchtklinik sehr geholfen.

Auch wenn das ein Einzelfall war, zeigt es doch sehr gut, dass Menschen nicht nur nach Verständnis und Einfühlung suchen, sondern auch nach einer »authentischen« Reaktion. Ganz sicher war ich damals in den ersten Behandlungen nicht in der Lage »echt« zu sein. Vielmehr versuchte ich vor allem »professionell« zu sein, was bedeutete, mich gründlich auf die Sitzungen vorzubereiten, einen Therapieplan im Kopf zu haben und diesen »abzuarbeiten«. Ich weiß noch, dass ich zu der Zeit ein Seminar zur Motivierenden Gesprächsführung besucht hatte und mich darin übte, was nach diesem Ansatz tunlichst vermieden werden sollte (und jener Patient vielleicht doch erwartet hätte): weder etwas anzuordnen noch zu warnen, zu belehren, zu urteilen, zu kritisieren oder zu widersprechen. Diese Gesprächstechnik war für mich im Therapie-Dschungel eine wichtige Wegmarkierung sowie Erfordernis im Rahmen der Ausbildung. Für natürliche, echte und damit »spontane« Reaktionen hatte ich keine Kapazitäten und vom Therapie-Rational abzuweichen keinen Mut. Heute weiß ich:

> »Was die besten Freunde des Patienten nicht sagen würden, muss der Therapeut geben, d.h. eine genaue und unmittelbare Rückkopplung, sowohl positiv wie negativ. Wir haben gefunden, dass eine echte Zurückweisung letztlich therapeutischer ist als nur eine unaufdringliche Annahme oder nichtengagierte Indifferenz.«
>
> Farrelly & Brandsma, 2009

Tatsächlich ist eine meine Erfahrungen die, dass eine direkte und echte Rückmeldung in der Behandlung beim Patienten lange nachwirkt. Einer meiner Patienten hatte eine lange und eindrucksvolle Karriere bei einer Behörde gemacht. Seine Arbeit wurde jahrelang dadurch erschwert, dass Personal aus seiner Abteilung immer wieder abgefordert wurde und er mit einem chronisch unterbesetzten Team zurechtkommen musste. Er hatte lange versucht diesen Missstand zu kompensieren, indem er länger blieb und auf seine Pausen verzichtete. Inzwischen war er völlig erschöpft und ausgelaugt. Er stand kurz vor ihrer

Berentung, genoss vom Team eine hohe Wertschätzung und hatte aufgrund eines Erbes finanziell ausgesorgt. Er hätte auf eine entspannte Zeit als Rentner blicken können. Stattdessen hielt er in jeder Sitzung Wutreden über seine Arbeitsumstände und direkten Vorgesetzten und das in einem Sprechtempo, von dem mir nicht klar war, dass die menschliche Spezies dazu fähig ist. Nach den Sitzungen fühlte ich mich, als sei ein ICE an mir vorbeigerauscht. Ich musste also irgendwie dazwischenkommen und den ICE zum Stoppen bringen. Ich schilderte den Fall in einer unserer Intervisionssitzungen und meldete dann den Eindruck einer Kollegin zurück: »Sie haben ein Luxusproblem.« Es kam zu einer Vollbremsung. Es war zugegeben riskant. Er hätte sich von mir missverstanden fühlen und mir diese Aussage übelnehmen können. Stattdessen kam er auch nach einer längeren Therapiepause, in der er sich in einer stationären Therapie befand, in fast jeder unserer Sitzungen schmunzelnd darauf zurück. Der ICE hatte auf das Tempo eines Regionalzugs heruntergebremst. Ich bin mir sicher, wenn man ihn heute, Jahre danach, fragen würde, was aus der Behandlung hängen geblieben sei, es wären weder eine meiner ausgeklügelten Interventionen noch eine empathische Reflektion meinerseits, sondern genau dieser eine provokante Satz »Sie haben ein Luxusproblem«. Und das, obwohl es in der Therapie entscheidender ist, was man tut, als das, was man sagt. *»Es ist der therapeutische Akt, der zählt, nicht das therapeutische Wort.«* (Gottlieb, 2022). Dies gilt nicht nur für die therapeutische, sondern für jede Art von Beziehung. Als ich mit einer meiner Patientinnen das Störungsmodell erarbeitete, war sie verwirrt: Sie verstand nicht, wie sie unerbittliche Leistungsansprüche an sich selbst hatte entwickeln können. Ihre Eltern hatten ihr doch immer wieder versichert, dass die Noten in der Schule nicht alles seien. Gleichzeitig waren Vater und Mutter aber kaum zu Hause, weil sie für das Familienunternehmen tagtäglich Überstunden machten und auch am Wochenende arbeiteten. Menschen reagieren also vielmehr auf das, was getan, als das, was gesagt wird. Und wir reagieren mehr darauf, wie etwas gesagt wird, als was gesagt wird. Der Patient wird es als Bruch wahrnehmen, wenn ich auf der einen Seite sein dysfunktionales Verhalten validiere und auf der anderen Seite aber davon genervt bin. Eine authentische Reaktion ist in diesem Fall klüger als das Vorgeben eines nicht vorhandenen Verständnisses. Alles andere untergräbt das Vertrauen in die therapeutische Reaktion, die die Basis für die gesamte Therapie ist. Dazu passt, dass sich viele Patienten zu Beginn einer Behandlung einen Sparringspartner wünschen. Für diesen Text recherchiere ich das erste Mal, was mit Sparring eigentlich gemeint sein soll. »To spar with someone« = sich mit jemanden auseinandersetzen. Ein Begriff, der im Kampfsport, insbesondere im Boxen, verwendet wird. Das Sparring ist eine Form des Trainings, in dem andere Regeln gelten als im Wettkampf selbst. So tragen Sparringspartner Polsterungen zum Schutz. Anscheinend suchen viele Patienten einen Therapeuten, mit dem sie sich auseinandersetzen können. Ihnen geht es also nicht nur um eine warme, verständnisvolle Aufnahme und Atmosphäre. Sie signalisieren, dass sie auch eine Form von Reibung und Kampf suchen. Dieser Kampf soll aber nicht zu Schaden führen, sondern spielerisch ausfallen und in einem geschützten Raum stattfinden.

Sollte ich die Charts der häufigsten Therapieanliegen aus den letzten Jahren aufstellen, dann stünde an Nummer 1 »Ich möchte lernen, Grenzen zu setzen.«, oder in leichter Variation »Ich möchte Nein sagen lernen.« Patienten wünschen sich nicht nur vom Therapeuten eine echte Reaktion, sondern möchten dies auch selbst lernen. Es gibt offensichtlich die weit verbreitete Ansicht, sich zu viel gefallen zu lassen. Woher kommt dieses Bedürfnis in einer Zeit, die von Abgrenzung gekennzeichnet ist? Menschen leben in immer kleineren Gemeinschaften, es dominiert nicht mehr das Modell der Groß- sondern der Kleinfamilie. Man arbeitet im Homeoffice, statt ins Büro zu gehen, das Großraumbüro hat ausgedient. Institutionen wie Kirche, Vereine oder Parteien verlieren an Mitgliedern. Zeit und Kontakte verlagern sich ins Internet in soziale Netzwerke, die man beliebig aufrufen und wieder verlassen kann. Die Anzahl an Menschen, die uns täglich begegnen, wird immer geringer, der physische Abstand größer, damit auch die soziale Kontrolle. Menschen zieht es in die anonymen Großstädte, in denen sich zwar Menschen ballen, die soziale Kontrolle aber weniger ausgeprägt ist. Freiheiten für individuelle Lebensmodelle, auch für Minderheiten, werden größer. Soziale Normen verlieren an Gewicht und trotzdem besteht offensichtlich das Bedürfnis nach Abgrenzung. Vielleicht verlieren Menschen mit abnehmender Nähe die Fähigkeit, sich in sozialen

Kontexten so zu bewegen, dass es ihnen dabei gut geht. Eventuell fällt es mit der gewonnenen Freiheit schwer, sich mit dem Schritt in den Kontakt, z.B. ins Büro, Regeln unterzuordnen. Je mehr Freiheiten da sind, desto weniger ist man darauf angewiesen, welche durchzusetzen und dafür zu kämpfen. Im Internet gibt es keinen Raum für Zwischentöne. Man wählt zwischen Herzchen- und Teufel-Emoticons. Ein Satz kommt nicht mehr ohne drei Ausrufezeichen am Ende aus. Es gibt die große Anhängerschaft mit vielen Millionen Followern und Likes oder der Shitstorm. Eine authentische Meinungsäußerung wird verlernt. Interessanterweise nennen gerade Menschen den Wunsch zur Abgrenzung, die ich als Therapeutin bereits als durchaus meinungsstark und durchsetzungsfähig erlebe. Warum erzähle ich das? In dem Wunsch einen Sparrings-Partner zu haben oder Grenzen zu setzen, lese ich das Bedürfnis nach einer echten Reaktion heraus, auch wenn sie kritisch ist. Ein undifferenziertes Annehmen des Gegenübers wie er ist, ist oft nicht gewollt. Nur jene Therapeuten, die dazu in der Lage sind, können außerdem diese Fähigkeit glaubhaft weitergeben. Diese Erfahrungen ermutigen in der therapeutischen Interaktion mehr zu wagen. Patienten können eine offene, auch kritische Rückmeldung nicht nur aushalten, sondern auch willkommen heißen und es kann sie ein gutes Stück voranbringen.

2.6 Konfrontation

> »Je glatter ein Prozess/eine Sitzung abläuft, desto geringer die Nachhaltigkeit.«
>
> Grawe, 2004

> »Aber es wurde mir auch klar, dass ich viel, um nicht zu sagen sehr viel mehr von den Menschen lernte, die nicht mit mir übereinstimmten, weil sie mich provozierten und mein Denken stimulierten«
>
> Farrelly & Brandsma, 2009

Ein weiterer Aspekt von Echtheit: Ein ausschließlicher Ausdruck von Wertschätzung führt nicht zu einem nachhaltigen Lernprozess. Je mehr sich ein Gespräch in gewohnten Bahnen bewegt, umso leichter kann der Patient dem Therapeuten oder sich selbst überall hin folgen (Grawe, 2004). Während sich Therapeut und Patient gemeinsam in diesen Bahnen bewegen, kann es allerdings nicht zu langfristigen Veränderung kommen. Das gilt natürlich nicht ausschließlich für Patienten, sondern auch für uns Therapeuten. Halten Sie einmal kurz inne und gehen Sie in Gedanken Patienten und Sitzungen durch, an die Sie sich gut erinnern können oder die Sie in Ihrer Arbeit ein großes Stück weitergebracht haben. Vermutlich waren das Therapien, die Sie besonders herausgefordert haben. Tatsächlich ist es so, dass ich mich vor allem an Patienten erinnere, in denen ich nicht mit ihnen übereinstimmte, an Sitzungen, in denen eine Spannung oder Konflikt auftrat. Im Nachhinein habe ich aus Behandlungen, die fehlschlugen, weit mehr gelernt als von »glatten« Verläufen. Konfrontatives Vorgehen ist vor allem dann gefragt, wenn sogenannte »Störungen« auftreten. Welcher Therapeut kennt nicht den Satz »Störungen haben Vorrang«.

Typische Störungen:

- zu spät kommen
- therapeutische Aufgaben nicht bearbeiten
- Termine immer wieder absagen
- unangemessene Selbsteinschätzung
- unangemessene Interaktion mit dem Behandlerteam oder Mitpatienten
- fehlendes Engagement
- Vermeidung in sämtlichen Variationen
  - Augenkontakt meiden
  - das Thema wechseln
  - so tun, als habe man die Frage nicht gehört
  - eine Antwort geben, die nicht zur Frage passt
  - vage bleiben, wenn eine konkrete Frage gestellt wurde
  - Verallgemeinerungen

Wichtig bei einer Konfrontation im Rahmen von Psychotherapie ist nach Erkenntnissen der Lerntheorie bekanntermaßen die zeitnahe Rückmeldung. Zurecht wird sich jeder Patient fragen, warum der Therapeut plötzlich das Zuspätkommen anspricht, wenn man im letzten halben Jahr ständig spät dran war. Die Rückmeldung sollte sich auch auf das sichtbare Verhalten selbst beziehen und nicht auf vermutete Motive. »Mir fällt auf, dass sie heute zehn Minuten später kommen, als verabredet«, anstatt »Ich habe den Eindruck sie sind wenig motiviert, was die Behandlung angeht.« Das mag banal klingen, tatsächlich habe ich aber an mir selbst und Kollegen immer wieder beobachtet, dass grundlegende Feedbackregeln nicht beachtet werden. Dazu gehört auch, dass das Feedback von der betroffenen Person gegeben wird. Kommt der Patient also im Rahmen der stationären Behandlung bei der Ergotherapie zu spät, dann sollte das auch von dem Ergotherapeuten selbst und nicht vom Psychotherapeuten thematisiert werden. In manchen interdisziplinären Teams werden »unangenehme Gespräche« gerne an den Psychologen delegiert. Wenn man im Rahmen eines multiprofessionellen Teams arbeitet, sollte diese Beobachtung und die Rückmeldung direkt an das Team weitergeleitet werden, damit alle den gleichen Wissensstand haben. Einhergehen mit der Rückmeldung zum beobachteten Verhalten sollte auch eine Erwartung für die kommende Zeit formuliert werden: »Ich möchte, dass Sie zu den nächsten Sitzungen pünktlich kommen.« Es kann, sinnvoll sein, direkt zu Beginn der Behandlung die »Erlaubnis« einzuholen, heikle Themen anzusprechen:

»Als ihre Behandlerin möchte ich Ihnen direkt sagen, was mir auffällt. Wir haben im Rahmen der Tagesklinik vier Wochen Zeit, um gemeinsam Fortschritte zu erzielen, da kann ich nicht lange um den heißen Brei herumreden. Ich möchte Ihnen besonders dann eine Rückmeldung geben, wenn ich glaube, dass die Behandlung durch bestimmtes Verhalten gefährdet ist. Ist das für Sie in Ordnung?«

Bisher habe ich es noch nicht erlebt, dass Patienten etwas dagegen hatten. Gibt es bestimmte Regeln, dann sollte auch über die entsprechenden Konsequenzen bei Nichteinhaltung gesprochen werden. Ist z. B. eine der Regeln in der Behandlung, dass diese beim dritten Zuspätkommen oder bei unentschuldigtem Fernbleiben abgebrochen wird, sollten die Patienten zu Beginn darüber informiert werden.

Spickzettel Feedback-Hilfen

- Störung nicht als Angriff auf die eigene Person wahrnehmen.
- Konfliktentwicklung rechtzeitig erkennen und zeitnah rückmelden.
- Das sichtbare Verhalten thematisieren, nur das ist änderbar.
- Beschreiben, nicht werten.
- Erwartungen formulieren.
- Das Team informieren.
- Mögliche Konsequenzen besprechen.
- Klar sein (auf sprachliche »Weichmacher« wie ein bisschen, eigentlich, vielleicht, ein Stück weit, Konjunktive wie »Ich würde mir wünschen, dass ... und Fragen »Könnten Sie ...?« verzichten)
- Nach Lösungen und nicht nach Ursachen forschen.

Teilnehmer aus Therapiegruppen kamen, wenn ich sie mit deren Zuspätkommen konfrontierte, gerne auf die Gründe dafür zurück: Die Bahn war zu spät / ist ganz ausgefallen; sie standen im Stau / die Strecke war gesperrt etc. Wir im Team verständigten uns schnell darauf, dass es nicht praktikabel war, zwischen »berechtigten« und »unberechtigten« Gründen für Störungen zu unterscheiden. Dafür war keine Zeit und vor allem war es nicht relevant. Denn von uns allen wird, ob am Arbeitsplatz oder der Schule, zurecht erwartet, dass man pünktlich ist. Nicht selten wurde argumentiert, dass wir aus dem Therapeutenteam gelegentlich auch zu spät kommen würden. Doch wir als Behandler haben Teambesprechungen oder Sitzungen, die länger dauern können, wohingegen unsere Gruppe sich voll und ganz auf das Programm konzentrieren kann.

Fallbeispiel Frau T.

Frau T. kam zu mir, weil es ihr nicht gelang Aufgaben, die im Haushalt oder für ihre Selbständigkeit anfielen, rechtzeitig zu erledigen. Ihre Tochter war meistens das einzige Kind, das zum Kindergeburtstag ohne Geschenk oder in der KITA ohne Frühstück erschien. Ihre Yoga-Kurse, die sie seit einiger Zeit anbot, waren sehr gefragt, doch die Teilnehmerinnen sprangen ab, wenn sie wiederholt zu spät kam oder den Beginn des Kurses immer weiter nach hinten verschob. Der Zustand ihrer Wohnung führte in ihrer Beziehung zu Auseinandersetzungen, die das Paar nicht lösen konnte und ihre Beziehung ernsthaft gefährdete. Es dauerte auch nicht lange, bis Frau T. zu unseren Sitzungen ständig zu spät kam. Die Analyse der möglichen Gründe für ihr Zuspätkommen unter Berücksichtigung biographischer Lernerfahrungen und das Entwickeln von verhaltenstherapeutischen Strategien, wie Priorisieren oder den Wecker stellen, führte zu nichts, außer, dass sie weiter zu spät kam. Sie litt sogar noch mehr darunter, das scheinbar Einfachste der Welt nicht tun zu können: pünktlich zu sein. Schließlich griff ich zu einer drastischen Maßnahme. Ich teilte ihr mit, ich würde die Sitzung nicht beginnen, wenn sie zu spät kam, und sei es auch nur um eine Minute. Ich würde sie in diesem Fall wieder nach Hause schicken und ihr das Honorar dennoch in Rechnung stellen. Ich konnte es selbst kaum fassen, doch ab sofort erschien sie sogar immer fünf Minuten vor Terminbeginn und kam nie wieder zu spät. Sie erfuhr, dass sie ihr Verhalten ändern konnte – wenn sie sich dafür entschied.

Für den einen oder anderen mag das vielleicht nach Schule und Lehrer-Schüler Verhältnis klingen. Meiner Erfahrung nach ist es jedoch wichtig, dass es einen Rahmen gibt, wenn Menschen und insbesondere Gruppen zusammenarbeiten. Der Rahmen bietet eine gewisse Sicherheit und Orientierung für alle Beteiligten und signalisiert dem Patienten oder der Gruppe, dass die Behandler sich kümmern und an einem Behandlungserfolg interessiert sind. Damit all das funktionieren kann, ist es aber unerlässlich, dass ich mir als Therapeut über Folgendes bewusst bin:

- Was sind meine persönlichen Grenzen im Rahmen der Behandlung?
- Was ist mir wichtig?
- Was geht für mich auf gar keinen Fall?
- Was kann ich verhandeln?

An persönlicher Haltung erfordert der adäquate Umgang mit Störungen eine Bereitschaft zur Konfrontation, die Fähigkeit, Spannungen und unterschiedliche Meinungen auszuhalten, Angstfreiheit, Beharrlichkeit und Klarheit. Beim Patienten sollte außerdem rüberkommen, dass man das störende Verhalten bzw. dessen Hintergründe zwar versteht, aber nicht damit einverstanden ist. Anders ausgedrückt: *»Akzeptiere die Person, nicht ihr Verhalten.«* (Farrelly & Brandsma, 2009).

Tatsächlich gibt es inzwischen auch empirische Evidenz zur Rolle von Konfrontation im Rahmen einer Psychotherapie. So berichtet Patrick Figlioli in seiner Studie aus dem Jahr 2016 »Wie nett soll Psychotherapie sein?«, dass ein konfrontatives Vorgehen einen hohen Stellenwert für den Behandlungserfolg einnimmt. Zu Beginn meiner beruflichen Tätigkeit habe ich eine Zeit lang immer wieder von meiner Mentorin die Rückmeldung erhalten, ich sollte gegenüber meinen Patienten selbstsicherer und konfrontativer auftreten. Ich hatte zwar das Gefühl, dass daran etwas dran sein könnte, mir war aber völlig schleierhaft, in welchen Situationen und wie dieses konfrontative Vorgehen aussehen sollte, sodass es auch nützlich ist. Figlioli gibt dazu konkret Auskunft: Konfrontationen sind essenziell und sollten in der mittleren Phase einer Therapie und nach dem ersten Drittel einer Sitzung erfolgen. Wenn konfrontiert wird, dann ist ein kurzes Ansprechen und ein schneller Themenwechsel kontraproduktiv. Der Therapeut sollte sich über die Absicht der Konfrontation im Klaren sein und ein unsicheres Verhalten während der Konfrontation, wie das Suchen nach Worten, Vermeiden von Blickkontakt sowie Pausen machen, vermeiden. Konfrontationen müssen entsprechend gut vorbereitet sein. Jede Sitzung, sollte sie noch so konfrontativen gewesen sein, sollte mit Komplementarität enden. Konfrontation funktioniert grundsätzlich nur im Zusammenspiel mit Komplementarität. Das bedeutet die therapeutische Beziehung sollte dafür tragfähig und belastbar sein. Meiner Erfahrung nach bedarf das nicht zwangsläufig eines langen Vorlaufs und einer bereits langdauernden Therapeut-Patienten-Beziehung. Der Grundstein für eine sichere Therapiebeziehung kann bereits im Rahmen der ersten Gespräche gelegt werden.

Konfrontation in Gruppen

Festgefahrene Sitzungen in Gruppen entstanden in meinem Berufsalltag mit Menschen mit anhaltenden Schmerzen häufig dann, wenn einer der Teilnehmer anfing, über einen seiner Vorbehandler zu klagen, der ihn nicht ernst genommen hatte. Das Aussprechen von Frustration und Enttäuschung sowie das Erleben von Verständnis innerhalb der Gruppe ist wichtig und entlastend. Doch häufig kam es dazu, dass die Patienten sich mit Horrorgeschichten aus dem Gesundheitswesen gegenseitig regelrecht übertrumpften, bis hin zu einer allgemeinen Verdammung des medizinischen Personals und des Gesundheitssystems an sich. Es gilt den Punkt, an dem der Austausch unproduktiv wird, zu erkennen und sich dann zum Beispiel mit folgenden Fragen einzuschalten:

- Was passiert gerade?
- Worum geht es eigentlich?
- Bringt uns dieses Gespräch weiter?
- Welches Thema wird gerade ausgeblendet?
- Welches Muster wird durch diese Art von Sitzung deutlich?
- Woran hindert uns diese Art von Sitzung?

Anstatt diese Fragen an die Gruppe weiterzugeben, besteht auch die Möglichkeit, sich selbst auf eine dieser Fragen zu besinnen, die Dynamik weiterzuverfolgen und das, was man beobachtet, zu spiegeln. In der Regel ist es aber sinnvoller, diese Beobachtungen durch die Teilnehmer selbst aussprechen zu lassen, anstatt sie durch die Rolle des Therapeuten wiederzugeben.

- »Was passiert hier gerade?«
  »Ich habe den Eindruck, dass viele von Ihnen in der Vergangenheit schon verdammt viel getan haben, um die Beschwerden zu verringern. Sie haben sich beim Orthopäden, Neurochirurgen, Osteopathen und Physiotherapeuten vorgestellt. Dennoch haben Sie immer noch die bekannten Rückenschmerzen. Viele scheinen außerdem die Erfahrung gemacht zu haben, dass Behandler nicht helfen konnten, und darüber hat sich Frustration und Enttäuschung aufgebaut.«

- »Worum geht es eigentlich?«
  »Ich nehme bei vielen aus der Gruppe gerade viel Ärger und Wut wahr über mangelnde Empathie Ihrer vorigen Behandler. Gleichzeitig, auch wenn es bisher nicht offen ausgesprochen wird, schwingt meines Erachtens auch Angst mit. Wenn mir bisher keiner helfen konnte, kann es dann das Team hier? Und wird es überhaupt je anders werden? Und vielleicht schwingt auch Trauer mit über all die Jahre, in denen Sie sich vergebens um eine Verbesserung Ihres Befindens bemüht haben.«
- »Welches Muster wird in dieser Sitzung deutlich?«
  »Es ist nicht das erste Mal, dass wir diese Art von Gespräch führen. Ich habe den Eindruck, dass inzwischen nichts Neues hinzukommt und wir auf der Stelle treten. Wie geht es Ihnen dabei? Das Gespräch ist geprägt durch Zurückblicken in die Vergangenheit und die Frustration über andere Menschen. Was könnten diese Erfahrungen für Sie, für die Gegenwart und Zukunft bedeuten? Und für Ihre Behandlung bei uns?«

Eine Methode, die sich als hilfreich erwiesen hat, wenn ein hohes Maß an Skepsis der Gruppe gegenüber dem Behandlungsprogramm spürbar ist, ist folgende: Zeichnen Sie eine Linie an die Tafel oder auf den Boden. Definieren Sie die Enden mit: »Die Behandlung hier ist für mich völlig angemessen« bzw. »Ich lehne das Behandlungsprogramm ab«. Die Patienten sollen sich selbst auf der Linie verorten, indem sie ein Kreuz einzeichnen bzw. sich selbst an der Linie aufstellen.

Abb. 5: Konfrontation in Gruppen. Methode zur Besprechung von Skepsis gegenüber dem Therapiekonzept.

Interessanterweise schätzen sich Patienten, die das Team und man selbst als sehr skeptisch bis ablehnend wahrnimmt, dem Behandlungsprogramm gegenüber als offen ein. Das gibt die Gelegenheit, die Wahrnehmung des Teams zu spiegeln. Wichtig dabei ist, es als Wahrnehmung und nicht als Tatsache auszudrücken: »Das ist ja spannend, wie Sie sich selbst einschätzen. Das hätte ich so gar nicht erwartet. In der letzten Teamsitzung haben wir uns ausgetauscht und festgestellt, dass wir Sie übereinstimmend als ablehnend gegenüber dem Behandlungsprogramm empfinden.« An der Stelle ist es wichtig, konkrete Handlungen anzuführen, wie der Eindruck entstanden ist. »Z.B. beteiligen Sie sich kaum an den Sitzungen, wenn aber doch, stellen Sie unsere Äußerungen infrage.« Das kann der Anfang sein, sich in der Gruppe über die Einstellung gegenüber der Behandlung auszutauschen. Man kann dann gemeinsam mit der Gruppe die Endpunkte genauer definieren. Woran erkennt man verbale / nonverbale Ablehnung und Offenheit gegenüber dem Behandlungskonzept? Entscheidend ist es als Behandler Offenheit sowohl gegenüber möglicher Skepsis und Kritik zu signalisieren, gleichzeitig klar zu zeigen, an welcher Stelle man Kritik als angemessen und wo als unangemessen wahrnimmt, als auch über die Auswirkungen auf den Effekt der Behandlung zu sprechen: »Inwieweit beeinflusst Ihre Einstellung möglicherweise den Verlauf oder das Ergebnis der Behandlung?« Oder inwiefern sich die Einstellung einzelner Patienten auf die Gruppe auswirkt: »Was, glauben Sie, macht das mit den übrigen Gruppenmitgliedern?« »Was können wir als Team tun, damit Sie sich mehr öffnen können und was können Sie selbst dazu beitragen?« Bei einem stark ausgeprägten Ausmaß an Ablehnung, das vom Patienten auch nicht reflektiert werden kann, ergibt es Sinn direkt zu fragen: »Das ist ja interessant. Auf der einen Seite glauben Sie nicht, dass wir Ihnen hier helfen können, gleichzeitig haben Sie immer noch nicht das Handtuch geworfen und kommen tagtäglich zu uns. Wie kommt das?« Oder noch direkter: »Möchten Sie die Behandlung abbrechen?«. Eine andere Herangehensweise besser zu verstehen, wo eine sogenannte Störung im Prozess liegt, bietet das folgende Zitat, das Konrad Lorenz zugeschrieben wird (Wehner & Hödl 2012):

Gedacht ist noch nicht gesagt
Gesagt ist noch nicht gehört
Gehört ist noch nicht verstanden
Verstanden ist noch nicht einverstanden
Einverstanden ist noch nicht angewendet
Angewendet ist noch nicht beibehalten

Lorenz

Habe ich als Therapeut etwas, was für den Therapiefortschritt wesentlich sein könnte, noch nicht ausgesprochen? Vielleicht habe ich bestimmte Erwartungen, Deutungen, die bereits fester Bestandteil meiner Sicht des Patienten sind, noch nicht ausgesprochen. Vielleicht habe ich es schon einmal am Rand erwähnt, vielleicht ohne ausreichend Nachdruck, Betonung der Wichtigkeit, vielleicht ist mir aber auch entgangen, dass der Patient noch nicht bereit war das zu hören, weil er in eigenen Gedanken verstrickt ist, überladen mit Emotionen oder nicht in der Lage sich zu konzentrieren. Vielleicht hat er zwar gehört, was ich gesagt habe, hat aber nicht verstanden, wie ich das gemeint habe oder hat eine andere Interpretation davon. Dann könnte ich ihn erstmal wortwörtlich wiederholen lassen, was ich gesagt habe und ihn dann mit eigenen Worten aussprechen lassen, was das für ihn bedeutet. Vielleicht hat er genau das verstanden, was ich sagen wollte, er hat aber eine andere Überzeugung. Vielleich hat er es verstanden, setzte es aber nicht im Alltag um oder kann es nicht aufrechterhalten. Missverständnisse können an vielen Punkten der Kommunikation entstehen. Selbst wenn die Konfrontation nicht hilft, die Störung zu klären, sie vielleicht sogar zu einer Eskalation führt, kann dies wertvoll für den therapeutischen Prozess sein. Oft ist es dann sinnvoll, etwas Zeit verstreichen zu lassen und anzuknüpfen, wenn die Gefühle erkaltet sind. Yalom nennt das das Eisen schmieden, wenn es kalt ist. Ich habe es schon mehrfach gesagt: Entscheidend ist nicht der Bruch in der therapeutischen Beziehung, vielmehr die Reparatur. Für die meisten Patienten ist es eine neue essenzielle Erfahrung, dass das Band der Beziehung gehalten wird, auch wenn es Spannungen gibt.

2.7 Update aus der Forschung

Was gibt es aus der Forschung zur therapeutischen Haltung zu vermelden? Press (2013) versucht diesen weiten Begriff auf den Punkt zu bringen und fasst dafür bereits vorhandene Definitionen so zusammen:

> »Die therapeutische Haltung kann definiert werden als die Gesamtheit der therapiebezogenen Werte, Einstellungen, Selbstbeschreibungen und Überzeugungen von Psychotherapeuten.«
>
> Press, 2013

Verwandt mit der »therapeutischen Haltung« ist der Begriff der »therapeutischen Identität«. Für die schwedische Forschungsgruppe um Sandell und Carlsson setzt sich die therapeutische Identität aus den Merkmalen Anpassung, Einsicht, Freundlichkeit, Neutralität, Unterstützung, Selbstzweifel, Irrationalität, Kunstfertigkeit und Pessimismus zusammen. Beispielsweise bedeutet eine hohe Ausprägung des Merkmals Anpassung, dass Therapeuten davon ausgehen, dass es für Patienten hilfreich sei, wenn Therapeuten initiativ wären, indem sie konkrete Hilfestellung zur Symptombewältigung geben. Einsicht hingegen umfasst die Annahme, dass es wirksam sei, vergangene und aktuelle interaktive Muster zu reflektieren sowie schmerzhafte Gefühle auszuagieren. Vergleicht man tiefenpsychologisch mit verhaltenstherapeutisch orientierte Psychotherapeuten, zeigen sich signifikante Unterschiede in ihrer Haltung, was nicht überraschen dürfte. Gleichzeitig zeigt sich innerhalb der Therapieschulen ein hohes Maß an Variabilität. Es gibt folglich tiefenpsychologisch fundierte Kollegen, die von der Wirksamkeit eines aktiveren und strukturierten Vorgehens überzeugt sind und verhaltenstherapeutisch geprägte Kollegen, die hingegen stark auf Einsicht und Reflektion setzen. Studien legen nahe, dass etwas mehr als die Hälfte von Psychotherapeuten bzgl. ihrer Haltung nicht eindeutig zuzuordnen, sondern eklektisch ausgerichtet sind. Das bedeutet, sie teilen Werte und Überzeugungen aus verschiedenen theoretischen Ausrichtungen. Zu Beginn des psychotherapeutischen beruflichen Wegs scheint die therapeutische Haltung relativ starr und unbeweglich zu sein. Sie beginnt sich erst nach Abschluss der Ausbildung zu verändern. Die Tendenz geht dahin, dass mit zunehmender Berufserfahrung der Bezug zum theoretischen Verfahren abnimmt und sich damit die therapeutische Haltung der Therapeuten unterschiedlicher Richtungen mit ansteigenden Berufsjahren angleicht. Macht die Haltung des Therapeuten einen Unterschied im Therapieergebnis? Sandell und Kollegen sagen ja. In ihrer Studie von 2006 verliefen Therapien von Psychotherapeuten gleicher Orientierung äußerst unterschiedlich und diese unterschiedlichen Verläufe waren unter anderem mit Unterschieden in den therapeutischen Einstellungen assoziiert. Insbesondere die Merkmale Anpassung, Freundlichkeit, Neutralität, Kunstfertigkeit und Pessimismus korrelierten mit dem Therapieergebnis. Therapeuten mit hohen Werten bei Freundlichkeit, Neutralität und Kunstfertigkeit erzielten gute bis sehr gute Ergebnisse, erfasst mit dem SCL-90-R. Die SCL-90-R misst die subjektiv empfundene Beeinträchtigung durch körperliche und psychische Symptome einer Person innerhalb eines Zeitraumes von sieben Tagen. Eine Gruppe von Therapeuten, deren Patienten sich im Verlauf verschlechterten, zeigte hohe Werte auf den Skalen Anpassung und Pessimismus. Die Betrachtung einzelner Aspekte der therapeutischen Haltung helfen nicht weiter, sie lassen nur im Kontext verschiedener Einstellungen und Werte Rückschlüsse auf den Therapieverlauf zu: Greift man beispielsweise nur die Skalen Pessimismus und Irrationalität heraus, können diese Skalen sowohl gute als auch sehr schlechte Ergebnisse voraussagen. Die Hinzunahme der Skalen Freundlichkeit oder Neutralität erklären erst den Unterschied. Gleiches gilt für die Aspekte Irrationalität oder Pessimismus. Allein genommen können sie sowohl in hoher als auch niedriger Ausprägung gute bis sehr gute Ergebnisse erklären. Der Aspekt Kunstfertigkeit macht den Unterschied. Zusammenfassend scheinen folglich Freundlichkeit, Neutralität und Kunstfertigkeit als Teil der therapeutischen Haltung günstig für den Therapieausgang zu sein. Neutralität beschreibt, wie stark Therapeuten ihre persönliche Meinung aus dem Therapiegeschehen heraushalten, Kunstfertigkeit inwiefern Therapeuten Psychotherapie als Kunst oder Handwerk betrachten. Die Haltung wenig wirksamer Therapeuten scheint eher durch Resignation gekennzeichnet zu sein. Auch niedrige Werte in den Bereichen Neutralität und Kunstfertigkeit sollten Therapeuten dazu veranlassen, ihre Haltung zu überprüfen. Einschränkend ist zu erwähnen, dass in der berichteten Studie die therapeutische Haltung mit einem Fragebogen zur Selbsteinschätzung erfasst wurde. Ob die Therapeuten, die sich als eher neutral einschätzten, sich in den Sitzungen entsprechend verhielten, bleibt offen.

Fazit

Die therapeutische Haltung oder Identität ist die Summe aller therapiebezogenen Überzeugungen der Person des Therapeuten. Sie verändert sich im Laufe des Berufslebens und unterscheidet sich nicht nur zwischen den Therapeuten verschiedener Therapieschulen, sondern auch innerhalb der Verfahren erheblich. Die Haltung des Therapeuten hat einen immensen Einfluss auf das Therapieergebnis. Besonders günstig scheinen ein hohes Maß an Freundlichkeit, Neutralität und ein Verständnis, das Psychotherapie als Kunstfertigkeit begreift.

Taschensupervisor: Weiter denken

Hilfreiche Fragen zur Reflektion der eigenen Grundhaltung:

Was, glaube ich, kann Psychotherapie grundsätzlich erreichen?

Wo liegen meiner Einschätzung nach die Grenzen von Psychotherapie?

Wie wirksam schätze ich mich selbst als Psychotherapeut ein?

Was sind meiner Meinung nach Wirkfaktoren einer Psychotherapie?

Wodurch werden Menschen unglücklich oder wie machen sich Menschen unglücklich?

Sind Menschen Opfer ihrer Umstände oder aktiv Handelnde?

Können sich Menschen unbegrenzt entwickeln?

Was macht psychische Gesundheit aus?

Was ist meine Rolle / Aufgabe als Psychotherapeut?

Kann wirksame Psychotherapie wie ein Handwerk erlernt werden?

Sollte ich mich in der Therapie offen auch mit persönlichen Meinungen zeigen?

KAPITEL 3

Veränderung

3.1 Das Wesen von Veränderung

Wir Menschen sind Gewohnheitstiere. Wir halten fest an dem, was wir kennen, selbst wenn es uns schadet. Nichts fällt uns dermaßen schwer, wie eingespielte Verhaltensmuster aufzugeben. Wir können zum Mond fliegen, einen neuen Impfstoff entwickeln, aber Vorsätze zum Jahreswechsel umsetzen, wie mehr Sport machen oder das Smartphone bei den Mahlzeiten beiseitelegen, fällt ungleich schwerer. Dieses menschliche Beharrungsvermögen gilt es sich als Therapeut immer wieder in Erinnerung zu rufen und hilft geduldig zu bleiben. Motivation zur Verhaltensänderung ist nichts Feststehendes, sondern ändert sich von Tag zu Tag, von Sitzung zu Sitzung. In Sachen Motivation gibt es kein Schwarz oder Weiß. Es hat keinen Sinn in den Kategorien zu denken, Patienten seien motiviert oder nicht. Entscheidend ist vielmehr, wozu Patienten motiviert sind. Erleben wir Desinteresse, haben wir als Therapeut einfach noch nicht verstanden, worin die Motivation der Patienten liegt. Auch dann gilt es, sich wieder direkt an die Patienten zu wenden:

- »Was ist Ihnen in der heutigen Sitzung wichtig?«
- »Was möchten Sie heute besprechen.?«
- »Haben Sie den Eindruck, dass wir in der Therapie über für Sie bedeutsame Themen sprechen?«

Wir können davon ausgehen, dass die Veränderungsmotivation dann hoch ist, wenn Symptome stark ausgeprägt sind und den Betroffenen stark beeinträchtigen.

> Menschen verändern sich nicht, weil sie wollen, sondern weil sie müssen. Sie müssen dann, wenn die bislang aktivierten Lösungsmuster nicht mehr ausreichen und die Kosten den Nutzen übersteigen. Entwicklung ist also mit der Wahrnehmung einer Gefahr verbunden, was auch bedeutet, dass Leidensdruck ein wesentlicher Prozesstreiber ist.
>
> frei nach Clement, 2014

Das kann die Angst sein, den Partner zu verlieren, wenn man nicht endlich zum Psychotherapeuten geht, oder den Arbeitsplatz zu verlieren, wenn man nicht aufhört zu trinken. Ein hoher Leidensdruck reicht aber nicht aus. Die anstehende Änderung darf nicht nur als zwingend erlebt werden, sie muss auch bewältigbar ein. Wenn Leidensdruck und Selbstwirksamkeitserwartung zusammenkommen, ergibt sich eine günstige Prognose. Umgekehrt ist die Veränderungsmotivation dann gering, wenn Symptome nicht stark ausgeprägt sind, es im Alltag keine spürbare Beeinträchtigung gibt, die Kosten für eine Veränderung hoch sind, sie langfristig aufrechterhalten werden muss oder die Gründe für das vorliegende Problem im Außen gesehen werden.

Fragen zur Einschätzung der Veränderungsmotivation

- »Wie wichtig ist für Sie eine Symptomreduktion auf einer Skala von 0 bis 10? Wobei eine 0 bedeutet, es ist Ihnen völlig egal, ob Sie weiterhin diese Symptome haben, und eine 10, dass Sie nicht weiterleben möchten, wenn die Symptomatik bestehen bleibt.«
- »Falls sich die Beschwerden nicht mehr verändern, was würde das für Ihr Leben bedeuten?«
- »Wie sehr sind Sie davon überzeugt, dass Sie es allein schaffen können Ihre Symptome zu lindern auf einer Skala von 0 bis 10?«
- »Wie sehr sind Sie davon überzeugt, dass Sie es mithilfe des Therapeutenteams schaffen können Ihre Symptome zu lindern auf einer Skala von 0 bis 10?«
- »Glauben Sie, dass die Therapie Ihnen helfen wird?«

3.2 Stufen der Veränderung

Das Transtheoretische Modell der Verhaltensänderung von Prochaska und DiClemente (1986) ermöglicht eine Einschätzung der Bereitschaft für eine Verhaltensänderung in Bezug auf ein konkretes Problemverhalten. Mit ihm wurde das dichotome Verständnis von Motivation überwunden, denn es unterscheidet nicht zwischen motivierten und unmotivierten Patienten, sondern postuliert sechs verschiedene Stadien der Veränderungsmotivation. Seitdem es das erste Mal vor über 30 Jahren veröffentlicht wurde – es wurde ursprünglich eingesetzt, um den Prozess der Raucherentwöhnung besser zu verstehen – ist es zu einem der meist-zitierten Modelle in der Psychologie avanciert und hat inzwischen auch einen festen Platz in der Klinischen Psychologie. Dies liegt sicher auch daran, dass es nicht nur eine diagnostische Einschätzung bietet, sondern darüber hinaus zehn Strategien um als Therapeut bestmöglich zu reagieren, um die Veränderungsmotivation zu erhöhen. Da diese Strategien aus verschiedenen Therapieschulen stammen, hat der Begriff »transtheoretisch« Eingang in die Modellbezeichnung gefunden. Das Modell impliziert, dass Motivation eine komplexe Angelegenheit ist und dass es Aufgabe des Therapeuten ist, die motivationale Lage des Patienten zu erfassen und sie zu fördern. Es ermöglicht ihm auch, den Patienten dort »abzuholen, wo er gerade steht«.

Tab. 2 Stufen der Veränderung nach dem Transtheoretischen Modell (Prochaska & DiClemente, 1986)

Stufen der Veränderung		Veränderungsstrategien
Absichts-losigkeit	Menschen in dieser Phase sehen keine Veranlassung ihr Verhalten zu ändern und sind sich in vielen Fällen der Problematik ihres Verhaltens nicht bewusst	Kognitiv-affektive Strategien ■ Steigern des Problembewusstseins/Wahrnehmung von Risiken des eigenen Verhaltens erhöhen ■ Intensivierung emotionalen Erlebens Kosten/Nutzen-Analysen ■ Selbstneubewertung: das neue Verhalten als wünschenswerter Bestandteil der eigenen Personen betrachten lernen ■ Wahrnehmung auf Umweltbedingungen richten, die bei der Veränderung helfen
Absichts-bildung	Menschen erwägen eine Verhaltensänderung in der Zukunft, wägen Vor- und Nachteile ab, haben aber noch keine Entscheidung getroffen	
Vorbereitung	Es besteht die Intention zur Verhaltensänderung. Menschen in dieser Phase versuchen sich ihrem Zielverhalten anzunähern.	
Handlung	Menschen verhalten sich gemäß ihrer Absicht.	Verhaltensorientierte Strategien ■ Selbstverpflichtung eingehen das eigene Verhalten zu ändern ■ dysfunktionale Verhaltensweisen durch funktionale Verhaltensweisen ersetzen ■ konkrete Veränderungsschritte vereinbaren ■ Verstärkung: sich für Verhaltensänderung belohnen ■ Umgebung so gestalten, dass Hinweisreize für dysfunktionales Verhalten entfernt werden ■ hilfreiche Beziehungen nutzen ■ Rückfallprophylaxe ■ Rückfall entkatastrophisieren, Klient darin bestärken, Veränderungsprozess wieder aufzunehmen
Aufrecht-erhaltung	Menschen führen seit mindestens einem halben Jahr neues Verhalten aus und es kostet sie immer weniger Anstrengung. Sie haben Rückfälle bereits aktiv verhindert.	

3.3 Motivation, Salienz und Zitronenfalter

Nach Grawe sollte alles, was in einer Therapie neu gelernt werden soll, für den Patienten eine hohe »motivationale Salienz« haben (2004). Salienz beschreibt das Hervortreten eines Reizes aus seiner Umgebung und damit sein Potenzial, wahrgenommen zu werden. So hat die mattgrüne Raupe des Zitronenfalters auf einem Baumblatt eine geringe, die ausgebreiteten gelben Flügel des fertigen Falters vor dem Hintergrund des blauen Himmels hingegen eine hohe Salienz. Zu den wichtigsten Aufgaben eines Therapeuten gehört es, die Sitzungen so zu gestalten, dass sie für den Patienten eine hohe motivationale Bedeutsamkeit haben. Diese Bedeutsamkeit braucht es, denn niemand kann abstinent werden oder sich seiner Angst stellen, wenn es kein Ziel gibt, das es lohnend macht. Die zentrale Frage lautet also: »Wofür lohnt es sich alte Verhaltensmuster aufzugeben?« Was für den Einzelnen motivational bedeutsam ist, sollte nicht nur zu Therapiebeginn erfasst und dann Beiseite gelegt, sondern in jeder Sitzung neu aktiviert werden. Zu Beginn meiner Tätigkeit habe ich die Abklärung der Motivation eher pflichtschuldig und oberflächlich abgehandelt und den Behandlungsplan vor allem an einer Reduktion der geschilderten Symptomatik ausgerichtet. Ich glaubte bereits zu wissen, was mein Gegenüber wollte. Erscheint es nicht selbstverständlich, dass Menschen, die mit einer Depression in die Therapie kommen, weniger depressiv sein wollten? Studien und unzählige Gespräche, die noch folgen sollten, zeigen jedoch, dass allein eine signifikante Symptomlinderung nicht den Erwartungen von Patienten entspricht oder zu Zufriedenheit mit der Behandlung führt, also motivational salient ist.

> Eine Verbesserung der Symptomatik führt nicht zwangsläufig zu Zufriedenheit mit der Behandlung.
>
> nach Cuijpers, 2020

Dazu passt, dass gerade die Diagnose einer depressiven Episode keine klar abgrenzbare Einheit mit entsprechenden Markern und Grenzwerten ist. Es handelt sich um eine höchst heterogene Störung und was sich Patienten von einer Behandlung wünschen, ist stark abhängig von ihrer jeweiligen Lebenssituation. Laut Cuijpers (2020) sind für Patienten wichtige Kategorien für die Bemessung des Erfolgs einer Psychotherapie folgende:

- Lernen, Beziehungen anders zu gestalten
- Änderung von Verhaltensmustern
- Besseres Verständnis von und Einsicht in die eigene Person
- Akzeptanz und Wertschätzung der eigenen Person

Ein rätselhaftes Phänomen, das ich häufig erlebt habe, ist, dass Patienten am Ende der mehrwöchigen Schmerztherapie steif und fest behaupteten, nicht oder kaum von dem Therapieprogramm profitiert zu haben. Und das, nachdem unser fünfköpfiges Team aus Arzt, Physio-, Sporttherapeuten und Psychologen in der vorhergegangenen Teamsitzung begeistert von den Fortschritten des Patienten war und die Behandlung als Erfolg verbucht hatte. Wie konnte unsere und die Wahrnehmung des Patienten so auseinanderklaffen? Wir hatten doch mit eigenen Augen gesehen, wie der Patient neun Kilometer um die Alster gewandert und 452 Stufen des Michels erklommen hatte, nachdem er Jahre vorrangig auf der Couch oder im Krankenbett verbracht hatte. Ganz offensichtlich waren das aber Bereiche des Lebens, die für den Patienten eine geringe motivationale Salienz hatten. Wir Therapeuten machten den Therapieerfolg an anderen Dingen fest als der Patient selbst. Es wird klar, Therapeut und Patient empfinden oft unterschiedliche Themen als bedeutsam. Lohnende und bedeutsame Themen müssen erst verstanden und sich dann darauf verständigt werden. Ist das getan,

> »ist es die Aufgabe des Therapeuten diese neue Erlebnis- und Verhaltensweise in Gang zu bringen und sie aktiv zu unterstützen. Das erfordert eine gezielte Lenkung des Therapiegeschehens durch den Therapeuten. Um das Therapiegeschehen gezielt lenken zu können, muss der Therapeut eine klare Vorstellung davon haben, was er bahnen will. Eine Therapiesitzung mit der Haltung ›mal sehen, was der Patient heute bringt‹ und es so laufen zu lassen, wie es sich ergibt, ist für die langfristige Bahnung neu-

er neuronaler Erregungsbereitschaften eine verlorene Therapiesitzung.«

Grawe, 2004

Wesentlicher Bestandteil der Therapieplanung ist es, sich klarzumachen, was wichtige Annäherungsziele des Patienten sind und welche konkreten Schritte in der kommenden Sitzung dahin unternommen werden sollen. In jeder einzelnen Sitzung selbst sollte dann vom Therapeuten explizit angesprochen werden, welches übergeordnete Thema mit welchen Mitteln bearbeitet wird. Therapeut und Patient sollten den Zitronenfalter in jeder Sitzung deutlich sehen.

3.4 Therapieziele

Psychotherapien, die die Ziele des Patienten in den Mittelpunkt stellen, führen zu einer stärkeren Beteiligung der Patienten. Was macht gute Therapieziele aus? Gute Ziele sind Ziele, die konkret sind. Zu Beginn der teilstationären Gruppenbehandlung bei anhaltendem Schmerz fragte ich »Vor Ihnen liegen vier Wochen intensiver Behandlung. Stellen Sie sich vor, heute sei der letzte Tag, unsere letzte gemeinsame Einheit. Was genau soll dann am Ende der Behandlung anders sein als zu Beginn, damit Sie sagen können, die Teilnahme hat sich gelohnt?«, oder kürzer »Woran merken Sie, dass die Therapie wirkt?« Gute Ziele orientieren sich am sichtbaren Verhalten. Wenn Patienten sagen, sie möchten sich nach der Behandlung besser fühlen, selbstbewusster sein oder sich konsequenter abgrenzen können, dann ist es immer sinnvoll, das zu operationalisieren: »Was würden Sie tun, wenn Sie sich besser fühlen, selbstbewusster wären oder wie würden Sie das machen, sich konsequenter abgrenzen?« Gute Ziele sind Ziele, die positiv formuliert sind: »Wie wäre Ihre Beziehung denn, wenn Sie aufhören würden zu streiten«? oder »Was würden Sie tun, wenn Sie nicht mehr den ganzen Tag im Bett verbringen?« Gute Ziele sind Ziele, die für den Patienten einen hohen Wert haben, für die er bereit ist, sich anzustrengen und Rückschläge in Kauf zu nehmen, denn diese wird es geben. Ziele des Partners, der Krankenkasse oder des Arbeitgebers sollen nicht berücksichtigt werden. Auch unbewusst oder bewusst für richtig befundene Ziele des Therapeuten sollten nicht einfließen. Gute Ziele sind Ziele, die realistisch erreichbar sind. War der Patient nie jemand, der regelmäßig joggen gegangen ist, ist es unwahrscheinlich, dass er nach vier Wochen Schmerztherapie einen Halbmarathon läuft. Gute Ziele sind Ziele, die in der Hand des Patienten liegen und nicht abhängig sind vom Verhalten anderer. Eine Verringerung von Schmerzen kann nicht direkt vom Betroffenen erzielt werden. Er kann aber sehr wohl anfangen, physiotherapeutische Übungen durchzuführen, die den Schmerz beeinflussen. Zur Rettung einer Beziehung braucht es zwei. Wo ein Ziel ist, da sind auch Hindernisse. Diese Hindernisse zu antizipieren, nennt Elinor Greenberg (2003) »Realitätscheck«: »Welche inneren und äußeren Hindernisse könnten Ihnen im Weg stehen?«, und »Wie könnten Sie mit den auftretenden Hindernissen umgehen?« Eine Patientin aus der Schmerzbewältigungsgruppe gab zu Beginn des Behandlungsprogramms im Halbkreis mit den anderen Teilnehmern und mir sitzend zu, dass sie Sport eigentlich hasse und bisher nach dem Motto gelebt habe »Sport ist Mord.« Sie war sich nicht sicher, ob sie das Programm bis zum Schluss durchhalten würde. Angesichts der Tatsache, dass sie weder die anderen Teilnehmer noch mich kannte und klar war, dass sie jeden Tag Stunden im Fitnessraum verbringen würde, eine mutige Aussage. Aber nur dadurch war es möglich zu antizipieren, was ihr helfen konnte, bis zum letzten Tag zu bleiben. Es war schließlich der starke Zusammenhalt der Gruppe und Humor, wenn die anderen ihr zuriefen, dass sie doch noch sehr lebendig aussehe.

Zu Beginn der Behandlung zeichne ich manchmal auf der Flipchart einen Weg auf und sage dazu:

»Wir werden gemeinsam ein Stück des Weges gehen. Wie bei jedem Weg wird es Passagen geben, die leicht oder vielleicht sogar atemberaubend sind. Es geht eine Weile entlang auf ebenem Gelände bei angenehm warmem Wetter oder man hat einen spektakulären Ausblick, wenn der Weg an der Küste entlangführt. Es werden aber auch Abschnitte kommen, die einem alles abverlangen. Es wird stundenlang steil bergauf gehen, es regnet in Strömen oder man hat sich eine Blase gelaufen. Ich habe Sie erst vor wenigen Stunden kennengelernt. Sie selbst kennen sich

ein Leben lang und wissen am besten: Welche Herausforderungen könnte es in Ihrem Fall in der Behandlung geben? Was könnte dazu führen, dass Sie nicht voll von der Behandlung profitieren oder sie vielleicht sogar frühzeitig beenden wollen?«

Ein anderes bekanntes Bild ist das der Tür, die wir Therapeuten öffnen können, durch die die Patienten aber selbst gehen müssen.

»Ich als Ihre Therapeutin und das gesamte Team stellen Ihnen in den nächsten Wochen all unser Wissen, unsere Erfahrung und unsere Fertigkeiten zur Verfügung, damit Sie optimal von dem Behandlungsprogramm profitieren können. Wir investieren sehr gerne unsere Zeit, Energie und Vorbereitung in die Therapie, weil wir wissen, dass sie Ihnen helfen kann. Wir, Ihre Behandler, können aber nichts ausrichten, wenn Sie nicht mitziehen. Im Gegenzug lautet also die Frage: Wie kann Ihr Beitrag zu einem erfolgreichen Therapieverlauf aussehen?«

Eines dieser Hindernisse kann die Bereitschaft zur Anstrengung sein, das Ziel zu erreichen. Im »Motivationscheck« wird das direkt angesprochen: »Sind Sie bereit zu tun, was nötig ist?« Daran, wie der Patient antwortet, z.B. ob er zögert oder anfängt leiser zu werden, lassen sich Ambivalenzen erkennen, die im Rahmen der Behandlung genutzt werden können. Wenn es dem Patienten sofort gelänge, die erarbeiteten Ziele in die Tat umzusetzen, wäre die Therapie vermutlich gar nicht nötig. Natürlicher Bestandteil von Veränderung sind folglich Rückschläge und das »Vergessen« von Zielen. Dann gilt es Verständnis zu zeigen, das ursprüngliche Ziel in Erinnerung zu rufen und darüber zu reflektieren, inwiefern das Verhalten des Patienten zu seinen langfristigen Zielen passt.

Warum ist es so schwer, die eigenen Ziele zu erreichen? Warum tun wir so häufig einfach nicht das, was uns guttut? Warum sabotieren wir uns selbst dabei, unsere Ziele zu verfolgen? Man kann dafür evolutionäre Gründe anführen: Unsere Vorfahren waren evolutionär dann im Vorteil, wenn sie viel Energie aufnahmen und wenig Energie verbrannten. Insofern ist Trägheit eine der größten Widerstände, wenn es darum geht, das eigene Leben zu gestalten und wir verfügen neben einem Aktivitätssystem auch ein Energiesparprogramm. Eine meiner Patientinnen berichtete, ihr Psychiater habe bei ihr eine »Lageorientierung« diagnostiziert. Eine Bezeichnung aus der Volitionspsychologie, die beschreibt, dass Menschen so sehr an Gedanken oder Gefühlen haften, dass sie nicht ins Handeln kommen. Man kann neben der Evolution auch die Naturgesetze heranziehen. Wie in der Physik gilt auch in der Psychotherapie das Gesetz der Trägheit:

> »Ein ruhender Körper fährt fort, zu ruhen, wenn nicht eine Ursache ihn bewegt. Ein bewegter Körper fährt fort, wenn nicht eine Ursache diese Richtung oder Geschwindigkeit ändert oder aufhebt.«
>
> Isaac Newton

Demnach gab es im Leben der Patientin bisher keine Ursache für Bewegung oder eine Richtungsänderung und die Aufgabe der Psychotherapie besteht darin, gemeinsam mit dem Patienten eine solche Ursache zu finden. Dafür braucht es nur einen kleinen Anstoß, denn sobald der Patient in Bewegung gekommen ist, wird diese Veränderung von ihm allein aufrechterhalten. Als Verhaltenstherapeutin weiß ich außerdem, dass es für Antriebslosigkeit lerngeschichtliche Gründe gibt: Unter Umständen hat eine Person in einer prägenden Phase des Lebens gelernt, dass sie wertlos sei und darüber ein geringes Selbstwert- und Selbstwirksamkeitserleben entwickelt. Dass Patienten therapeutische Aufgaben nicht umsetzen, sollte dementsprechend nicht als Hindernis, sondern als natürlicher Bestandteil der Behandlung gesehen werden. Wenn therapeutischen Empfehlungen nicht umgesetzt werden, könnte das folgendermaßen angesprochen werden:

Ich möchte Sie nicht kontrollieren, schließlich sind wir hier nicht in der Schule und die therapeutischen Aufgaben sollen Ihnen nutzen und nicht mir. Mich interessiert jedoch, was Sie daran gehindert hat, sie umzusetzen, damit wir mögliche Hindernisse in der Therapie berücksichtigen und die therapeutischen Aufgaben bei Bedarf anpassen können. Ich bitte Sie offen zu sein und auch zu sagen, wenn Sie skeptisch sind, ob Sie diese therapeutische Aufgabe grundsätzlich voranbringt.

Auf die Fragen nach dem Therapieziel habe ich in der Vergangenheit schon die spannendsten Antworten erhalten:

Therapeut: »Was müsste passieren, damit es Ihnen wieder besser geht?«

Patient: »Im Lotto eine Million Euro zu gewinnen würde helfen.« / »Meine Chefin müsste endlich versetzt werden.« / »Mein Mann müsste wieder gesund werden.« / »Die sechs Jahre bis zur Rente müssten vorbei sein.«

Dies sind im Einzelfall verständliche Wünsche, jedoch Wünsche, die nicht durch Psychotherapie zu erfüllen sind. Bei unreifen, unrealistischen oder schlicht nicht direkt einflussbaren Zielen oder Wünschen wäre eine Möglichkeit zu reagieren:

»Ich kann Ihnen nicht helfen das Arbeitsamt zu verklagen und kann Ihnen auch keine Million Euro schenken. Ich kann Ihren Wunsch danach verstehen. Ich arbeite viel und würde mir auch ein höheres Gehalt wünschen. Außerdem hätte ich gerne, dass jeden Tag die Sonne scheint und es 25 °C Grad warm ist. Das ist leider unmöglich. Kein Therapeut kann für Sie die Welt verändern. Kennen Sie die alten Wundertüten? In Ihnen waren immer schöne, aber auch unbrauchbare Dinge. So ist es auch im Leben.«

Die Checkliste: Fragen zur Bestimmung von Therapiezielen

Zu Therapiebeginn:

- **Ziel-Check**
  »Woran werden Sie merken, dass Sie Ihre Ziele erreicht haben?«
  »Woran merken Sie, dass die Therapie wirkt?«
  »Was möchten Sie in Ihrem Leben ändern?«
  (Ziel immer an sichtbarem Verhalten festmachen)
- **Auftrags-Check**
  »Was ist mein Job dabei?«
  »Wofür brauchen Sie mich?«
- **Zeit-Check**
  »In welchem Zeitraum soll das Ziel erreicht werden?«

- **Realitätscheck**
  »Welche inneren und äußeren Hindernisse könnten im Weg stehen?«
  »Kann das Ziel mithilfe von Psychotherapie erreicht werden?«
- **Hindernischeck**
  »Welche Hindernisse könnten im Lauf der Psychotherapie auftreten?«
  »Wie wollen Sie mit auftretenden Hindernissen umgehen?«
- **Motivationscheck**
  »Was möchten Sie tun für die Erreichung Ihrer Ziele?«
  »Sind Sie bereit zu tun, was nötig ist?«
- **Verantwortungscheck**
  »Was passiert, wenn Sie an diesen (unrealistischen) Wünschen festhalten?«
  »Sind Sie bereit Ihr eigenes Verhalten zu verändern?«

Im Therapieverlauf:

- **Wenn-Dann-Check**
  »Wann und wie werden Sie das Vorhaben angehen?«
- **Realisierungs-Check**
  »Was müssen Sie tun, um in diese Richtung zu kommen?«
  »Was können Sie in der nächsten Woche tun, um Ihrem Ziel ein Stück näher zu kommen?«

3.5 Die Intentions-Verhaltens-Lücke

Menschen tun oft nicht das, was Ihnen guttut. Selbst wenn wir einsehen, dass wir z. B. mehr Obst und Gemüse essen sollten und wir uns das fest vorgenommen haben, greifen wir in der Mittagspause doch wieder zum Schokoriegel. Dieses Phänomen hat einen Namen: Die Intentions-Verhaltens-Lücke (Orbell & Sheeran, 1998). Die Intention, also meine Absicht etwas zu ändern, wird in der Regel als wichtigster Prädiktor für eine tatsächliche Verhaltensänderung angesehen, ganz nach dem Motto »Man muss nur wollen ...«. Forschungsergebnisse zeigen aber, dass das Wollen allein nicht ausreicht. Intention kann meist nur 20 bis 30 % der Varianz im Verhalten erklären, damit bleiben bis zu 80 % von Verhaltensänderung ungeklärt. Zwischen der Absicht und ihrer Umsetzung liegt demnach nicht nur eine Lücke, sondern vielmehr ein Graben. In der Gesundheitspsychologie wird dieses Phänomen aufgegriffen und Ideen geliefert, wie dieser Graben überwunden werden kann. Dazu wird zwischen einer Ziel- und einer Ausführungsintention unterschieden. Um mein Verhalten tatsächlich ändern zu können, benötige ich nicht nur eine vage Idee von meinem Ziel, das ich erreichen möchte, sondern auch eine möglichst konkrete Vorstellung davon, wie ich es genau ausführen werde: »Ich habe die Absicht, wieder mit öffentlichen Verkehrsmitteln fahren zu können.«, entspricht einer Zielintention. »Ich habe den Vorsatz täglich die U3 von Kellinghusenstraße bis zum Rathausmarkt zu nehmen, um morgens zur Arbeit zu kommen.«, entspräche einer Ausführungsintention. Aus grundsätzlichen Zielen sollen konkrete Handlungen entstehen. Dabei muss herausgearbeitet werden, wann, wo und wie ich handeln werde. Die Ausführungsintention verknüpft ein bestimmtes Verhalten mit einer Situation. Dadurch entstehen mentale Repräsentationen der Verknüpfung von Situation und Verhalten. Bei der Übersetzung einer Absicht in eine Handlung spielt ein Faktor eine herausragende Rolle: Die Selbstwirksamkeit. Das Ausmaß der erlebten Selbstwirksamkeit kann Intention und Planung sowie das Verhalten direkt vorhersagen. Die Selbstwirksamkeitserwartung ist die Einschätzung der eigenen Kompetenz, ein Verhalten auch in schwierigen Situationen ausführen zu können. Personen mit hoher Selbstwirksamkeitserwartung setzen sich höhere Ziele, initiieren Handlungen schneller, strengen sich mehr an und geben nicht so schnell auf als wenig selbstwirksame Personen (Bandura, 1997). Selbst wenn jemand mit einer Binge-Eating-Störung nur Vorteile von regelmäßigen Mahlzeiten sehen würde, so kann es sein, dass er sich selbst nicht zutraut, tatsächlich langfristig regelmäßige Mahlzeiten einzunehmen. Die Selbstwirksamkeit wird am stärksten gefördert, indem der Betroffene eine erwünschte Handlung erfolgreich ausführt und den Erfolg internal attribuiert. Es reicht aber nicht, dass der Patient sich in der Lage sieht, regelmäßige Mahlzeiten einzunehmen. Er muss auch davon überzeugt sein, dass das zu einem erwünschten Ergebnis führt (Handlungsergebniserwartung). Der Patient sieht sich vielleicht in der Lage, regelmäßige Mahlzeiten einzunehmen, glaubt aber nicht, dass dies sein Befinden verbessert.

Fazit

Für eine Verhaltensänderung braucht es nicht nur Motivation, sondern eine Absicht, die konkret an Handlungen geknüpft ist. Es braucht die Überzeugung, ausreichend kompetent zu sein, diese Handlung auszuführen, und die Erwartung, dass diese Handlung erwünschte Konsequenzen hat.

Formel der Verhaltensänderung:
Zielintention + Ausführungsintention + Selbstwirksamkeit + Handlungsergebniserwartung
=
Verhaltensänderung

3.6 Ambivalenz

Menschen, die sich in Psychotherapie begeben, sind ambivalent. Diese Ambivalenz ist erst einmal nicht pathologisch und kann genutzt werden, wenn man sich ihr genauer zuwendet.

Fallbeispiel Frau J.

Frau J. war eine auffällige Erscheinung. Zumeist kam sie zur Sitzung mit einem gefilzten Hut und bunten, weiten Kleidern. Frau J. fühlte sich im Alltag überfordert. Der Haushalt, die Körperpflege, Arztbesuche, der Gang zu Ämtern – alles war ihr zu viel. Sie musste sich regelrecht zwingen ihre Wohnung zu verlassen. Seit Jahren bezog sie Hartz IV, da sie eine geplante Selbständigkeit aufgrund von Hüftschmerzen nicht hatte umsetzen können. Vom Arbeitsamt fühlte sie sich gegängelt und gedemütigt, da sie sich regelmäßig melden und an Maßnahmen teilnehmen musste. Auch mir gegenüber teilte sie gleich beim Erstkontakt offen mit, dass sie mit Druck nicht klarkomme und die Therapie ihrem Tempo folgen müsse. »Ich werde Ihnen an den Hals springen und ich kann ganz schön manipulativ sein.«, versprach sie mir für den Fall, dass ich ihr in der

Therapie zu viele Vorgaben machen würde. Therapeutische Aufgaben setzte sie entsprechend nur sporadisch um, aufschreiben wollte sie grundsätzlich nichts. Stattdessen brachte sie Tarotkarten mit, die sie für mich lege wollte, und fragte nach meinem Sternzeichen und Aszendent. Im Therapieverlauf wurde oben bereits beschriebenes Dilemma deutlich: Frau J. betonte immer wieder, wie wichtig ihr die Psychotherapie war. Sie litt unter dem Gefühl im Leben versagt zu haben und unter dem sozialen Abstieg. Sie hatte Angst vor den kommenden Jahren, fühlte sich nutzlos und berichtete immer wieder von lebensmüden Gedanken. Gleichzeitig unterlief sie alle therapeutischen Empfehlungen und Maßnahmen, die zu einer Veränderung hätten beitragen können. Ich schaute mir das ein paar Sitzungen an und besprach mit ihr dann offen die Vor- und Nachteile einer Veränderung. Dazu nutzte ich, wie oft in solchen Fällen, ein Vier-Felder-Schema für Pro und Contra (Tabelle 3).

Tab. 3 Pro & Contra von Veränderung einer Patientin mit depressiver Symptomatik

	Pro	Contra
sich zurückziehen	2. Schritt ■ bedeutet keine Konflikte ■ keine Angst vor Ablehnung ■ ist bequem ■ bedeutet frei sein von äußerem Druck	3. Schritt ■ Freudlosigkeit besteht weiter ■ Keine Erfolgserlebnisse ■ Ängste vor der Zukunft bleiben bestehen
aktiv werden	4. Schritt ■ wieder Freude empfinden ■ Interessen verfolgen ■ beruflich aktiv werden und sich selbst versorgen können ■ weniger Zukunftsängste	1. Schritt ■ es ist anstrengend ■ es besteht die Möglichkeit zu scheitern ■ ich müsste mir eine Erwerbsarbeit suchen ■ Beschränkung meiner Freiheit

Zuerst werden alle Punkte gesammelt, die gegen eine Veränderung sprechen (1. Schritt), dann diejenigen für die Beibehaltung des Status Quo (2. Schritt). Erst danach werden Nachteile des Status Quo (3. Schritt) und zum Schluss erst die Vorteile einer Veränderung besprochen (4. Schritt). Diese Reihenfolge ist wichtig, da die Patienten dadurch mit den Gründen aus der Sitzung gehen, für die sich eine Anstrengung lohnen könnte. Für Frau J. überwogen trotz oder gerade auch wegen der großen psychischen Belastung, die Argumente sich nicht zu verändern. Sie entschloss sich die Rente einzureichen und gegen eine Behandlung, in der sie eine aktive Rolle einnehmen sollte.

In einer stärker emotionsfokussierten Ausrichtung dieser Übung können zwei Stühle im Raum aufgestellt werden, die für den Status-Quo und für eine gewünschte Veränderung stehen. Der Patient wird gebeten zuerst auf dem Stuhl des Status-Quo Platz zu nehmen, die Augen zu schließen und sich auf Gedanken und Gefühle zu konzentrieren, die mit der Vorstellung einhergehen, die jetzige Lebenssituation bliebe die kommenden Jahre unverändert bestehen und diese zu verbalisieren. Entsprechend soll er sich danach auf den zweiten Stuhl setzen, der für Veränderung steht und dann gleichermaßen vorgehen.

Für einen selbst in der Rolle des Therapeuten hilft es ungemein sich klarzumachen, dass der Patient das Recht hat sich nicht zu verändern und alles so zu belassen, wie es ist.

Auf keinen Fall sollte man versuchen, den Patienten von der Wichtigkeit einer Veränderung zu überzeugen. Es bleibt eine legitime Entscheidung alles so zu belassen, wie es ist. Niemand muss sich verändern, wenn er das nicht möchte. Nur diese Einstellung bewahrt uns Therapeuten davor mehr zu arbeiten als der Patient.

»Arbeite nicht mehr als dein Patient.«

Wir Psychotherapeuten gehen häufig selbstverständlich davon aus, dass Patienten, die sich bei uns in Behandlung begeben, etwas verändern wollen. Dabei übersehen wir, dass es manchmal dabei um den Wunsch der Betroffenen geht, dass sich die Umstände oder ihr Befinden ändern, ohne selbst etwas dazu beitragen zu müssen. Ich zumindest habe zu Beginn implizit angenommen, dass meine Patienten zu mir kommen, weil sie sich nichts sehnlicher wünschen als hart an sich selbst zu arbeiten. Ich ging dabei ungefähr so vor, als würde ich einen Tramper am Straßenrand in mein Auto zerren, losfahren, ohne zu fragen, wo er eigentlich hinmöchte und ohne zu fragen, ob er mit mir in diesem Auto auf dieser Route seinen Zielort erreichen möchte.

»Unterscheide die Motivation sich psychotherapeutisch behandeln zu lassen von der Motivation sich zu verändern.«

In Anlehnung an Berking & Kowalsky, 2012

Taschensupervisor: Pro und Contra von Veränderung

	Pro	Contra
Status-Quo	2.	3.
Veränderung	4.	1.

Marlatt & Gordon, 1985

3.7 Eigenverantwortung oder wer möchte hier eigentlich was?

Welche Ziele auch immer mithilfe einer Psychotherapie erreicht werden soll, ob es nun die Reduktion von depressiven Symptomen wie Antriebslosigkeit oder Schlafstörungen sind oder das Erlangen von mehr Selbstwertgefühl, es wird sich nur dann etwas bewegen, wenn der Patient bereit ist sich zu bewegen.

> »Wir nehmen an, dass Patienten sich nicht geändert haben, weil sie es nicht wollten und dass sie sich ändern können, wenn sie sich dazu entscheiden es zu wollen. Individuen sind verantwortlich für ihre Verhaltensweisen.«
>
> Brandsma & Farelly, 2009

Wenn Patienten im Rahmen einer Behandlung nichts verändern, war ich oft hin- und hergerissen zwischen den Gedanken »Kann er nicht?« oder »Möchte er nicht?« Wenn der Patient und ich beispielsweise als eine typische verhaltenstherapeutische Hausaufgabe im Rahmen einer Depressionsbehandlung verabredet hatten, einmal am Tag im Park eine Runde spazieren zu gehen, und er beim nächsten Termin sagte, »Frau Dörner, gleich vorneweg, ich habe es nicht geschafft.«, dann könnte man das begründen mit der massiven Antriebslosigkeit, die nun einmal Teil der depressiven Symptomatik ist. Man kann es formulieren als ein »nicht können« oder aber als ein »sich nicht entscheiden« aufgrund der Antriebslosigkeit, nicht rauszugehen. Dieses Nachdenken über »kann der Mensch nicht oder möchte er nicht«, führt einen schnell zu philosophischen Grundsatzfragen, ist aber wenig praktikabel für die therapeutische Praxis. Geht man davon aus, dass Menschen sich nicht ändern können, dann ist jede therapeutische Bemühung zum Scheitern verurteilt. Die Bereitschaft des Patienten, Verantwortung für sich selbst und das eigene Leben zu übernehmen, muss zumindest in Ansätzen vorhanden sein. Dies beschreibt auch die Sängerin Adele in einem Interview zu ihrer Lebenskrise und was ihr dabei geholfen hat sie zu überwinden:

> »In früheren Therapien hatte ich manchmal den Eindruck, dass ich immer dieselbe ›Du-kommst-aus-dem-Gefängnis-frei-Karte‹ ziehen konnte, um eine Situation zu erklären. Es reichte, wenn ich sagte: Ich habe nur deshalb Mist gebaut, weil mir früher das und das in meinem Leben passiert ist. Aber mit dieser Art Selbstentschuldigung kommt man auf Dauer nicht weiter. Die Therapie diesmal war anders, rationaler, es ging darum Verantwortung zu übernehmen.«
>
> Adele, 2021

Es ist Teil der Behandlung und Aufgabe des Therapeuten diese Bereitschaft zur Übernahme von Verantwortung zu thematisieren und zu fördern. Mit folgenden Übungen kann ich demonstrieren, dass ich etwas tun kann, auch wenn ich anderes denke oder fühle:

Übung I

Fordern Sie den Patienten dazu auf seinen rechten Arm zu heben und gleichzeitig zu sagen:
»Ich kann meinen rechten Arm nicht heben.«
Oder alternativ
»Ich habe keine Lust meinen rechten Arm zu heben.«

Im Rahmen dieser Übung lässt sich gut besprechen, dass man Dinge tun kann, zu denen man keine Lust hat: »Das schöne ist, Sie können aktiv werden, auch wenn Sie keine Lust dazu haben. Und Sie tun das bereits, wenn Sie täglich Ihre Zähne putzen oder einmal im Jahr Ihre Steuererklärung machen.«

Übung II

In Anlehnung an Drexler, 2014

- Schreiben Sie sieben Sätze auf, die beginnen mit
  »Ich kann nicht ...
  Ersetzen Sie dann »Ich kann nicht« durch »Ich möchte nicht«

- Schreiben Sie sieben Sätze auf, die beginnen mit »Ich muss …«
  Ersetzen Sie den Satzanfang durch »Ich entscheide mich dafür …«

Ich hatte in Sitzungen oft das Gefühl, dass ich als Therapeut mehr möchte als der Patient oder etwas anderes für richtig halte. Diese Sitzungen empfand ich oft als besonders anstrengend, ohne zu wissen weshalb. Mit der Zeit habe ich verstanden, dass erst, wenn ich aufhöre mehr zu wollen als mein Gegenüber, sich mein Gegenüber anfangen muss zu fragen, was es möchte. Ein therapeutischer Prozess kann also erst in Gang kommen, wenn ich das Wollen nicht für meinen Patienten übernehme. Dazu Ulrich Clement:

> »Je weniger ich therapeutisch verändern möchte, desto spannender wird die Therapie. Und desto besser wird sie auch.«
>
> Clement, 2014

Dieser Gedanke eignet sich als Ausgangspunkt, um sich im therapeutischen Prozess immer wieder zu fragen: Wer möchte gerade, dass sich etwas verändert? Möchte ich das oder möchte das der Patient? Wie verhalte ich mich, wenn ich möchte, dass sich etwas verändert, und wie fühlt sich das in meinem Körper an? Wie klingt meine Stimme und was sage ich dann typischerweise? Was macht das mit meiner Beziehung zu meinem Patienten und mit dem Prozess der Psychotherapie? Was passiert mit all dem, wenn sich die Dynamik umkehrt und der Patient beginnt mehr zu wollen als ich? Dazu eine Handlungsempfehlung eines ehemaligen Supervisors, der mir einmal riet, mich ganz bewusst in der kommenden Sitzung in meinem Stuhl zurückzulehnen. Ich versuchte das in den nächsten Sitzungen und fand es erstaunlich, wie schwierig es sein kann, sich sprichwörtlich zurückzulehnen. Hilfreich dazu ist auch die Rückmeldung von Kollegen, die einen live im Patientenkontakt erleben. Im Verlauf der interdisziplinären Schmerztherapie nahm ich als Psychologin regelmäßig an der Arztvisite teil. Nach einem besonders anstrengenden Dreiergespräch lachte mich der Arzt aus, mit dem ich zusammenarbeitete, weil ich wohl so unruhig auf meinem Stuhl herumgerutscht sei, als wollte ich gleich aufspringen und den

Teilnehmer durchschütteln. Ich selbst hatte das bzw. meinen Körper überhaupt nicht registriert.

Wer was möchte, zeigt sich schon vor dem ersten Termin. Normalerweise rufen die Patienten an, um einen Termin zu vereinbaren. Sie müssen die Initiative ergreifen, damit ein Termin stattfindet, wir fangen unsere Patienten ja nicht auf der Straße ab. Sind Patienten schon da, weil sie stationär oder teilstationär behandelt werden, gibt es zwei Wege zum Einzelgespräch: Ein Teil meiner Kollegen plante Patienten je nach Ergebnis des Diagnostik-Termins für die begleitenden Einzelterminen ein, der andere Teil überließ es den Patienten je nach Bedarf sich selbst zum Einzeltermin anzumelden. Ich habe beide Vorgehensweisen ausprobiert und festgestellt, dass letztere Termine in der Regel deutlich produktiver ausfielen, da in diesem Fall die Teilnehmer aktiv eine Entscheidung treffen und ein Thema in die Sitzung mitbringen mussten. Sie wollten in diesem Fall etwas von mir als Therapeutin und nicht umgekehrt. Dies erinnert mich an den Ritus für die Aufnahme in ein Zen-Kloster: Die Postulanten müssen drei Tage vor der Pforte des Klosters verbringen und wiederholt um Aufnahme bitten. Die Zeit als Mönch soll so durch eine bewusste Entscheidung und Anstrengung begonnen werden. Mir ist bewusst, dass das bezüglich Psychotherapie eine extreme Position und nicht für alle Patienten geeignet ist. Es besteht die Gefahr, dass Patienten, die sozial ängstlich oder geprägt sind vom Grundsatz stark sein zu müssen und alle Schwierigkeiten allein zu meistern, bei solch einem Vorgehen durchs Raster fallen. Durchs Raster fallen könnten auch Patienten, die nur ein bedingtes Problembewusstsein haben, die Auseinandersetzung mit sich selbst vermeiden oder so schwer belastet sind, dass sie nicht die Kapazitäten haben, sich um eine Behandlung zu bemühen, und sei es auch nur mich um einen Termin zu bitten. Es gilt also als Therapeut genau im Blick zu haben, wer diese Form von Selbstverantwortung übernehmen kann und muss, um zu profitieren und wem man die Hand ausstrecken sollte. Zu diesem Thema passt ein weiterer Satz, den ich von einer engen Freundin und Kollegin habe, die ihn wiederum von ihrer Supervisorin hat: *»Gras wächst nicht schneller, wenn man daran zieht.«* In den meisten Berufsfeldern führt mehr Einsatz und Anstrengung zu besseren Ergebnissen. Wenn ich länger im Büro bleibe, dann schaffe ich es mehr Arbeitsvorgänge abzuarbeiten. Wenn ich auf Pausen verzichte, dann kann ich in kürzerer Zeit mehr Solarzellen aufs Dach montieren. Wenn ich mich an meinen Schreibtisch setze und lerne, anstatt auf die WG-Party zu gehen, dann erziele ich bessere Noten in meinem Studium. Dies funktioniert nicht in Sachen Psychotherapie.

Sehr beliebt ist auch unter uns Menschen, die Verantwortlichkeit für ein vermeintliches Problem statt bei sich selbst bei anderen zu suchen. Zum Beispiel beim Partner, der einfach nicht genügend im Haushalt und bei der Betreuung der Kinder mithilft. Oder bei den ganzen Menschen, die ausgerechnet um die gleiche Zeit zur Arbeit fahren und dafür sorgen, dass ich im Verkehr nicht vorankomme. So muss ich mich nicht selbst fragen, was ich zum Problem beitrage und mich auch nicht verändern. An dieser Stelle ergibt es oft Sinn, sich oder dem Gegenüber klarzumachen, dass nicht das System, die Gesellschaft oder der Stau schuld ist, sondern dass wir alle zusammen das System, wir alle zusammen die Gesellschaft und wir selbst der Stau sind.

An der Stelle sind die folgenden Fragen nützlich:

- *»Wie lange machen Sie schon die Erfahrung, dass ... z.B. ihr Partner ständig seine Socken liegen lässt?«*
- *»Was haben Sie bereits alles versucht, um Ihren Partner zu einer Änderung seines Verhaltens zu bewegen?«*
- *»Nach all Ihrer Erfahrung mit Ihrem Partner und so wie Sie ihn kennengelernt haben, wie wahrscheinlich ist es, dass er sich ändern wird?«*

In der Regel ist die Zeit auf der Seite von uns Therapeuten. Denn mit fortschreitender Zeit wird für den Betroffenen immer deutlicher, dass sich eine Veränderung bei den anderen nicht einstellen wird. Mit der Zeit wird sich vielleicht eine gewisse Resignation beim Patienten breitmachen. Und in diesem Zusammenhang ist Resignation nicht immer schlecht. Denn:

> »Resignation eröffnet Veränderungsperspektive. Resignation bedeutet Hoffnung aufgeben, dass der Partner zur Lösung beiträgt. Mit dem Schritt in die Resignation gebe ich meine Position als

Lösungsopfer auf, also die Position, in der ich darauf warte, dass die Lösung auf mich zukommt.«

Clement, 2014

Im Umkehrschluss ist die Hoffnung häufig ein Hemmnis für Veränderung. Die Hoffnung darauf, dass der Ex-Freund irgendwann zurückkehrt, die Hoffnung, dass die Panikattacken irgendwann von allein weggehen, die Hoffnung, dass sich der Konflikt mit der Vorgesetzten in Luft auflöst, wenn ich mich weiter krankschreiben lasse. Was kann ich als Therapeut grundsätzlich tun, um die Verantwortung beim Patienten zu lassen? Folgende Fragen können dabei hilfreich sein:

- »Was haben Sie in der vergangenen Woche selbst dazu beigetragen, Ihre Ziele zu erreichen?«
- »Wie hoch schätzen Sie Ihren aktiven Beitrag zur Behandlung ein?«
- »Was nehmen Sie sich für die nächste Woche vor?«
- »Was wäre der kleinstmögliche Schritt in diese Richtung?«

Folgendes Verhalten dient dazu Verantwortlichkeiten klarzumachen:

- Lehnen Sie sich sprichwörtlich in Ihrem Stuhl zurück.
- Versuchen Sie Gesprächspausen und Stille zu ertragen.
- Bieten Sie nicht sofort eine Empfehlung an.

Folgende Fragen helfen besser zu verstehen, wie die Verantwortlichkeit verteilt ist:

- Beobachten Sie sich selbst in den Sitzungen.
  - Wie ist Ihre Körperhaltung? (Angelehnt, aufrecht, nach vorne gebeugt?)
  - Wie stark ist Ihre muskuläre Grundspannung?
  - Wer treibt das Gespräch voran?
  - Wie sind die Gesprächsanteile verteilt?
  - Wer spricht Handlungsmöglichkeiten aus?

Man kann auch einfach einen Witz erzählen:

Ein Mann betet immer wieder zu Gott: »Lass mich doch im Lotto gewinnen.« Irgendwann wird es Gott zu bunt und er donnert zurück: »Dann fang halt mal an Lotto zu spielen.«

Fehlende Übernahme von Verantwortung ist oft Teil der Störung. So haben manche Menschen in ihrem Leben die Erfahrung gemacht, dass ihr Handeln ohne Wirkung bleibt. Wenn Bedürfnisse und Wünsche in Kindheit und Jugend ignoriert werden, kann sich daraus die Annahme entwickeln, hilflos zu sein. Nicht umsonst ist die erlernte Hilflosigkeit ein Modell zur Depressions-Entstehung. In einem experimentellen Design von Seligman erhielten Hunde in einer Box Stromstöße, ohne ihnen ausweichen zu können. Im weiteren Verlauf ließen sie die Stromstöße selbst dann weiter über sich ergehen, wenn sie in eine angrenzende Box hätten flüchten können (Seligman & Maier, 1967). So verweist fehlende Verantwortungsübernahme immer über die einzelne Sitzung hinaus und erzählt etwas über die Person des Patienten und seine Geschichte. Fehlende Verantwortungsübernahme ist die Vorderseite von erlernter Hilflosigkeit. Mit folgender Geschichte kann das zum Thema gemacht werden:

> »Bereits als Baby wurde der Elefant entweder im Zirkus oder als Arbeitstier angebunden. Als kleiner, schwacher Elefant hat er pausenlos erfolglos versucht, sich zu befreien. Es blieben jedoch nur schmerzhafte Erinnerungen an die Kette, die sich tief in die Haut bohrte. Dem jungen Dickhäuter blieb also nichts anderes übrig, als weiter kleine Kreise um den Pfahl zu drehen. Einige Jahre später ist der Dickhäuter nun zu einem wahren Giganten herangewachsen, der sich aufgrund seiner immensen Kraft problemlos aus der Gefangenschaft befreien könnte. Leider hindern ihn seine schmerzhaften Erinnerungen und die vielen fehlgeschlagenen Versuche daran, es erneut zu probieren. Er gibt sich also seinem Schicksal hin und führt weiterhin sein trauriges Dasein, angekettet an einen vermeintlich unüberwindbaren Pfahl.«
>
> Bucay, 2008

3.8 Weniger ist mehr

Zu Beginn der therapeutischen Tätigkeit brauchen die meisten ein Geländer, an dem sie sich in der Behandlung entlanghangeln können. Und diese Geländer sind oft störungsspezifische Manuale, die einem genau vorgeben, welche Intervention zu welchem Zeitpunkt an der Reihe ist. Gleichzeitig sind Interventionen praktisch, weil man als Therapeut etwas tun und sich dadurch sicherer fühlen kann. Bedauerlicherweise gab es tatsächlich Patienten, die auf gar keine meiner Interventionen irgendeine Form von gewünschter Reaktion zeigten. Ich stellte eine dieser Patientinnen bei einem Supervisor vor und beschrieb all mein Bemühen, ohne dass mir klar war, dass genau dieses Bemühen und das Abbrennen eines Feuerwerks an Methoden das Problem sein könnte. Nach Grawe (2004), und das las ich erst viel später, verschlechtert das das Therapieergebnis:

> »Häufiger Ziel- und Methodenwechsel in den Therapiesitzungen seitens des Therapeuten gehe mit einem schlechten Therapie-Outcome einher.«

Und mein Supervisor hatte eine bestechende Hypothese, warum das der Fall sein kann: *»Eine Vielzahl an Interventionen können beim Patienten zu Leistungsdruck oder Versagensempfinden führen, wenn er es derart auffasst, bei den vorigen Interventionen nicht ausreichend geleistet zu haben.«* Psychotherapeuten, um jetzt alle über einen Kamm zu scheren, sind oft Menschen, die ein sehr gutes Abitur abgelegt haben, jahrelang studieren, schlechtbezahlte Praktika und eine Ausbildung absolvieren und in dem Rahmen viele Wochenenden und viel Geld investieren. Das hält man nicht durch, wenn man nicht einen gewissen Ehrgeiz, Willen und Erfolgserlebnisse hat. Dann im therapeutischen Raum diesen Ehrgeiz zur Seite zu stellen ist, oder war zumindest für mich, eine Zumutung.

> »Sie müssen aufhören mit dem Kopf gegen die Wand zu rennen, Barack. Wer hier überleben will, muss sich klar machen, dass es nur ein Business ist. Wie Autos verkaufen. Oder in der Reinigung um die Ecke arbeiten. Man wird irre, wen man sich einbildet, es würde um mehr gehen.«
>
> Obama, 2020

Habe ich so etwas ähnliches nicht von vielen Kollegen schon einmal gehört? »Ich wünschte, ich könnte einer stupiden Arbeit nachgehen, Brötchen verkaufen oder auf einer Alm Schafe hüten.«, meinte ein Kollege kürzlich, dessen Patientin eine suizidale Krise hatte. Ein Jobwechsel wäre vielleicht nicht notwendig, wenn man sich klar macht, dass unser Job tatsächlich auch nur ein Job unter vielen ist. Wenn das für Barack Obama gilt, dem einmal mächtigsten Menschen der Welt, dann ganz sicher auch für uns Psychotherapeuten. Ganz intuitiv wird es auch durch diese Fabel, wie Therapie funktionieren kann, oder eben auch nicht:

> »Einst stritten sich Sonne und Wind: wer von ihnen beiden der Stärkere sei? und man ward einig: derjenige solle dafür gelten, der einen Wanderer, den sie eben vor sich sahen, am ersten nötigen würde, seinen Mantel abzulegen.
> Sogleich begann der Wind zu stürmen; Regen und Hagelschauer unterstützten ihn. Der arme Wanderer jammerte und zagte; aber auch immer fester und fester wickelte er sich in seinen Mantel ein, und setzte seinen Weg fort, so gut er konnte.
> Jetzt kam die Reihe an die Sonne. Senkrecht und kraftvoll ließ sie ihre Strahlen herabfallen. Himmel und Erde wurden heiter; die Lüfte erwärmten sich. Der Wanderer vermochte nicht länger den Mantel auf seinen Schultern zu erdulden. Er warf ihn ab, und erquickte sich im Schatten eines Baumes, indes die Sonne sich ihres Sieges erfreute.
> Zehnmal sicherer wirken Milde und Freundlichkeit als Ungestüm und Strenge.«
>
> August Gottlieb Meißner

Mehr Anstrengung, Bemühen oder Interventionen führen zu nichts. Es kann zu Reaktanz oder Überforderung beim Gegenüber führen und damit genau das Gegenteil bewirken.

Taschensupervisor zum Thema Reflektion von Verantwortung

Teil I

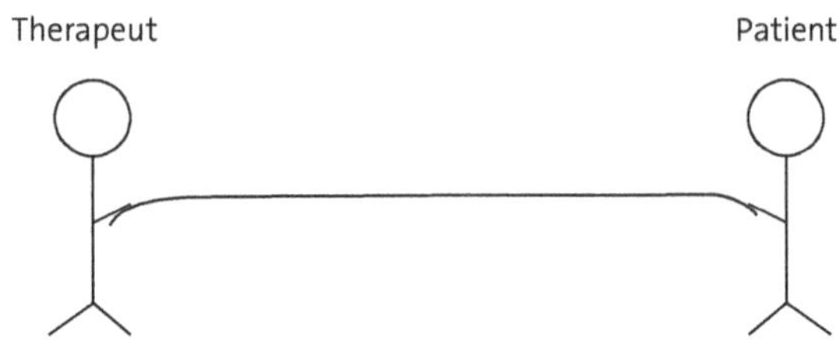

Kognitionen:

Emotionen:

Körperliche
Reaktion:

Verhalten:

Kognitionen:

Emotionen:

Körperliche
Reaktion:

Verhalten:

Teil II

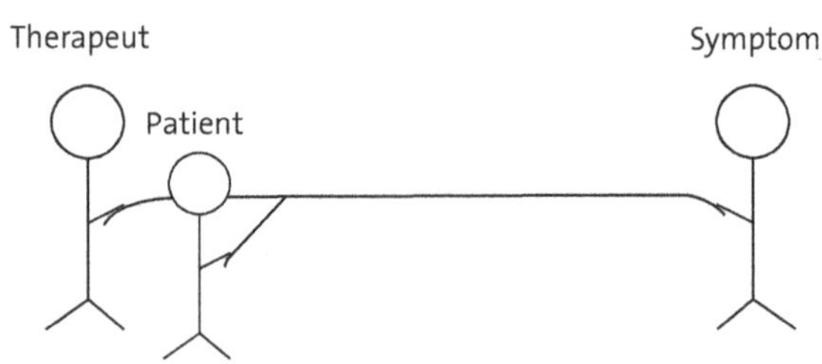

Kognitionen:

Emotionen:

Körperliche
Reaktion:

Verhalten:

Einführung/Instruktion

1. Nehmen Sie sich einen Augenblick Zeit, schließen Sie Ihre Augen und denken Sie an eine Therapiesitzung, in der Sie maßgeblich die Verantwortung für Veränderung übernommen haben. Machen Sie sich die Gedanken, Gefühle, körperliche Reaktionen und Verhaltensweisen bewusst, die während der Sitzungen bei Ihnen aufgetreten sind. Machen Sie sich außerdem bewusst, welche Gedanken, Gefühle, körperliche Reaktionen und Verhaltensweisen auf der Seite des Patienten bestimmend waren.
2. Überlegen Sie, welche Gedanken, Gefühle, Verhaltensweisen oder körperliche Reaktionen in der Zukunft hilfreich sein könnten bzw. Ausdruck davon sein könnten, dass sie effektiver zusammenarbeiten und der Patient ausreichend Verantwortung für Veränderung übernimmt.

3.9 Bedrohliche Veränderung

Fallbeispiel Herr A.

»Irgendetwas läuft schief in meinem Leben.« Herr A. starrte trübsinnig vor sich hin. Man musste kein Psychotherapeut zu sein, um die äußerste Schicht des Problems zu erkennen. Herr A. wog knapp 130 Kilogramm, das entspricht einer Adipositas Grad 2. Sein Risiko für einen Schlaganfall oder einen Herzinfarkt waren stark erhöht. Eine Vorstufe zu Diabetes Typ II und Schlafapnoe hatten sich infolge seines Übergewichts schon entwickelt. Auch wenn ihn die gesundheitlichen Folgen belasteten und Antrieb sind für die Aufnahme einer Therapie, konnte er sein Essverhalten trotz dringender Empfehlung seines Hausarztes nicht umstellen. Im Rahmen der Psychotherapie begann Herr A. ein Essprotokoll zu führen und es stellte sich schnell heraus, dass Essattacken oft Auseinandersetzungen mit seiner Frau vorausgingen. Der Kern des Konflikts bestand darin, dass Herr A. beruflich überlastet war und er seine Arbeitszeit gerne reduziert hätte, dies jedoch finanziell nur möglich gewesen wäre, wenn seine Frau wieder angefangen hätte zu arbeiten. Ich schlug ein Paargespräch vor und beide willigten ein. Und tatsächlich wurde das Problem von beiden schnell gelöst: Indem sie sich einigten, dass es tatsächlich gar kein Problem gab. Ich äußerte meine Verwirrung und wies daraufhin, dass es ursprünglich einen Grund für das Gespräch gegeben habe. Nein, es sei alles bestens. Seine Stelle sei gut bezahlt und sie kümmere sich gerne um den gemeinsamen Sohn. Beim Verabschieden, es war kurz vor den Weihnachten, wünschten wir uns noch frohe Feiertage und beiläufig fragte Frau A., wie ich das Fest verbringen würde. Auf meine Antwort erwidert sie: »Wie süß, ich hätte wetten können, dass Sie noch zu Ihren Eltern fahren.« Damit war es ausgesprochen: Ich war als Therapeuten noch grün hinter den Ohren, hatte keine Ahnung von der Komplexität des Erwachsenenlebens und die Therapie war nicht nur unnötig, sondern auch dilettantisch geführt.

Der Ausgang dieses Gesprächs verdeutlicht, wie »gefährlich« eine angestoßene Veränderung sein kann. So gefährlich, dass sich dieses Paar am Ende gegen den Therapeuten verbündet, indem es versucht, die Person des Therapeuten »klein« und damit ungefährlich zu machen. Es zeigt auch, wie kreativ Menschen sind, um Lösungen zu finden. Gerade Gespräche mit Angehörigen sind so schwierig, dass viele diese Möglichkeit scheuen. Andere Gründe, die Veränderungen zu verhindern, sind neben Leugnung des Problems und Stabilisierung eines Systems die Identifikation mit der eigenen Geschichte und einer einmal eingenommenen Rolle (wie z. B. der des Opfers oder der des Helfers), falsch verstandene Loyalität gegenüber der Herkunftsfamilie oder der Partnerschaft in dysfunktionalen Beziehungen (Co-Abhängigkeit), verbunden mit der Illusion, den Anderen verändern zu können, sowie fehlende Zuversicht sich selbst verändern zu können (Selbstwirksamkeit). Aber auch der Therapeut selbst kann dazu beitragen, dass Veränderung nicht stattfindet, indem eine Veränderung forciert wird, ohne vorher ausreichend die Person und deren Leid gewürdigt zu haben. Der Patient muss folglich weiterhin sein Leid demonstrieren und aufrechterhalten.

3.10 Was verhindert Veränderung – ein Überblick

Im einfachen und seltenen Fall kann entsprechend eines klassischen Therapierationals schematisch vorgegangen werden: Die Probatorik wird für das Kennenlernen, die Diagnostik und Ausarbeitung eines Therapieplans genutzt, der Patienten wird im Rahmen der Psychoedukation aufgeklärt, ein Störungsmodell mit prädisponierenden, auslösenden und aufrechterhaltenden Faktoren erarbeitet und daraus einzelne Interventionen abgeleitet, die dann durchgeführt werden. Und mit Fortschreiten der Therapie geht es dem Patienten sukzessive besser. Doch auch, wenn nach allen Regeln der Kunst vorgegangen wird, kann Veränderung ausbleiben. Hier die häufigsten Gründe:

- **Überidentifikation** mit einer bestimmten Rolle, z. B. der des »Angstpatienten«, »Schmerzpatienten« oder »Borderliner«.
- **Zu hohe Investition**
  Es wurde bereits zu viel in eine Störung investiert. Beispielsweise kann ein Studium nicht aufgegeben werden, weil schon viele Semes-

ter studiert und Geld dafür ausgegeben wurde. Oder die bereits durchgeführten Operationen waren mit derart großer Angst und Schmerz verbunden, dass es unmöglich erscheint, anerkennen zu können, dass die Schmerzsymptomatik keinen rein physischen, sondern einen psychosomatischen Ursprung hat.

- **Leitsätze**
  Aus der Lerngeschichte entstandene Leitsätze bestimmen das eigene Handeln und bestätigen sich dadurch immer wieder selbst im Sinne einer selbsterfüllenden Prophezeiung. Dies führt zu Rigidität und Fusion hinsichtlich der eigenen Überzeugungen
- **Endowment-Effekt**
  Verluste werden doppelt so stark gewichtet wie Gewinne. Bei wichtigen Entscheidungen scheinen sich Menschen eher an den damit verbundenen Verlusten zu orientieren als an dem möglichen Gewinn. Dies kann erklären, weshalb es auch im Rahmen einer Psychotherapie so schwer fällt Entscheidungen zu treffen, die das Potenzial haben, die Lebensumstände und das psychische Befinden merklich zu verbessern. Dies zeigt sich beispielsweise bei der möglichen Aufgabe einer Stelle, die aufgrund der hohen Arbeitsdichte und mangelnder Wertschätzung ein entscheidender aufrechterhaltender Faktor einer depressiven Symptomatik ist. Anscheinend sehen Menschen, die vor solch einer Entscheidung stehen, vor allem das, was sie verlieren (beispielsweise ein gutes Gehalt) und gewichten dies stärker als den Gewinn an Zufriedenheit. Diese Beobachtung stammt aus der Verhaltensökonomik und wird dort als Endowment-Effekt (Kahnemann, 2016) bezeichnet: Die Reaktion auf einen Verlust ist stärker als die Reaktion auf einen Gewinn.
- **Loyalität gegenüber Herkunftsfamilie**
  Man könnte annehmen, dass man sich umso schneller von einer Familie löst, desto destruktiver ihre Strukturen sind. Das Gegenteil ist der Fall: Die Trennung gelingt bei hochkonfliktreichen Familien oft nicht, sondern bindet die Mitglieder (Greenberg, 2016; Konrad, 2014).
- **Bekanntes gibt uns Sicherheit**
  Deshalb bevorzugen wir es, auch wenn es mit Leid verbunden ist. Wir neigen dazu, den Status Quo verteidigen.

- **Verlagerung von Verantwortung**
  Erst muss sich der andere verändern, bevor ich mich verändern kann.
- **Patient als unzuverlässiger Erzähler / Geheimnisse**
  In der Literatur werden Geschichten erzählt. Jeder Erzähler einer Geschichte ist potenziell unzuverlässig, denn das Wesen einer Geschichte besteht darin, dass ein Ereignis aus einer bestimmten Perspektive erzählt wird. Auch Patienten erzählen eine Geschichte, ihre Geschichte. Dieser Geschichte wird in jeder Sitzung ein neues Kapitel hinzugefügt und wir Therapeuten lernen die Geschichte erst mit der Zeit besser zu verstehen, auch wenn diese Geschichte nie »zu Ende« oder vollständig sein wird. Im Rahmen der Probatorik werden »Verdachtsdiagnosen« gestellt, die sich im Verlauf bestätigen oder verwerfen lassen. In der Regel sind Brüche in der Geschichte oder blinde Flecken vom Patienten nicht bewusst. Manchmal werden aber bestimmte Begebenheiten bewusst verschwiegen, weil sich der Patient ihretwegen schämt oder denkt, dass der Therapeut diese nicht aushalten könnte. So fehlen dem Therapeuten für eine Veränderung wichtige Elemente. Das Aufdecken des Geheimnisses ermöglicht sie dann nicht nur, sondern ist bereits Teil der entscheidenden Veränderung.
- **Optimistischer Fehlschluss**
  Menschen achten bei anderen auf risikofördernde Bedingungen, bei sich selbst auf risikoreduzierende. Dadurch entsteht eine trügerische Sicherheit, dass es einen selbst schon nicht treffen wird. Wenn also der von Alkohol Abhängige davon ausgeht, dass er schon keinen Speiseröhrenkrebs bekommen wird, fehlt eine wichtige Motivation mit dem Trinken aufzuhören.
- **Shifting Baseline**
  Die meisten Veränderungen finden schleichend statt: Eine depressive Störung entsteht nicht über Nacht, sondern über Wochen, Monate oder Jahre. Wenn aber Verschlechterungen unseres Befindens sukzessive eintreten, können wir sie nicht zur Kenntnis nehmen und gewöhnen uns an sie. Uns fehlt bei der Veränderung der Markierungspunkt, der uns sagt, wir müssen jetzt etwas verändern. Das ist ungefähr so wie bei Eltern, die ihr Kind jeden Tag sehen und die großen Sprünge nicht wahrnehmen, die es macht. Kommen dann

die Großeltern zu Besuch, sind diese erstaunt, wie groß es geworden ist.

- **Fehlendes Problembewusstsein**
  Ein wesentliches Merkmal einer Persönlichkeitsstörung, ob eine narzisstische, emotional-instabile oder schizoide, ist, dass sich die betroffenen Personen selbst und andere nicht differenziert betrachten. Sie haben eine extreme und schablonenhafte Sicht von sich und anderen. Sie sehen sich und andere durch die Linse eines binären Systems (Greenberg, 2016). Jeder ist entweder vollumfänglich gut oder vollumfänglich schlecht. Diese Sichtweise wird von den Betroffenen nicht als problematisch erkannt und ist damit »ich-synton«. Wird ein wichtiger Teil eines Problems nicht als solches erkannt, fehlt eine wichtige Voraussetzung für eine Verhaltensänderung: das Problembewusstsein.
- **Problem als Lösung**
  Das Symptom ist nicht nur ein Problem, sondern auch ein Lösungsversuch. Wenn also jemand nie gelernt hat am Tag zwischen der Arbeit, dem Gang in den Supermarkt, dem Abholen der Kinder, Kochen, Waschen und dem Elternabend eine Pause einzulegen und dann nach einer gewissen Zeit gezwungen ist aufgrund rasender Kopfschmerzen eine Pause zu machen, dann ist der Kopfschmerz nie nur ein Problem, sondern auch eine Lösung für eine Überlastung oder Überforderung. Wenn jemand nur noch mit Schwindel zur Arbeit geht, weil er sich dort mit dem neuen Software-Programm überfordert fühlt und die gesteckten Monatsziele nicht erreicht, dann ist es verträglicher aufgrund von Schwindel nicht arbeiten zu können, als sich einzugestehen, dass man nicht über ausreichend Kompetenzen verfügt. Veränderung eines Symptoms oder eines Verhaltens ist also in der Regel deshalb so schwer oder so zäh, weil es die Person schützt oder ein Problem löst, dessen sich die Person nicht bewusst ist oder für das sie noch keine ausreichenden Strategien hat.

Auch Therapeuten können verhindern, dass Veränderung stattfindet

- Der Therapeut prescht zu schnell vor und erkennt Hindernisse von Veränderung nicht an.

- Das Leid des Patienten wird nicht ausreichend validiert und es muss weiterhin »bewiesen« werden.
- Der Therapeut scheut sich vor einer notwendigen, aber herausfordernden Interventionen wie z.B. einer Konfrontation mit einem traumatischen Ereignis.

Spickzettel Motivation

Wirksame Therapeuten ...

- behalten die motivationale Situation des Patienten im Auge und fragen sich regelmäßig »Wozu ist der Patient gerade motiviert?«
- sehen es als Aufgabe des Therapeuten, die Veränderungsmotivation des Patienten zu fördern.
- erarbeiten konkrete und am sichtbaren Verhalten orientierte Ziele und bringen diese immer wieder ins Bewusstsein.
- sehen Ambivalenz als natürlichen menschlichen Zustand.
- bleiben gelassen bei Stagnation und thematisieren die Diskrepanz zwischen Wunsch und Wirklichkeit.
- nutzen jede Gelegenheit, damit sich Patienten wirksam erleben können.
- erarbeiten neben der Zielintention auch die Ausführungsintention.
- reflektieren die Dynamik von Verantwortungsübernahme im therapeutischen Geschehen.

KAPITEL 4

Ressourcen

4.1 Raus aus dem Negativitätsbias – eine kurze Einführung

»Menschen nehmen Schlechtes per se stärker wahr als Gutes, erinnern sich an Niederlagen länger als an Erfolge, beschäftigen sich mit Kritik mehr als mit Lob« (Spiewak, 2018). Dieses Phänomen wird auch als Negativitätsbias bezeichnet. Lieber einmal mehr das Gebiet des Säbelzahntigers meiden oder die unbekannten Pilze am Boden stehen lassen als einmal zu wenig. Vorsicht wird evolutionsbiologisch eher belohnt und wir alle sind vermutlich eher Nachfahren von Angsthasen als von Draufgängern. Dieser einseitige Blick für Gefahren und Probleme scheint evolutionsbiologisch sinnvoll zu sein. Leider greift der Negativitätsbias immer noch, auch wenn wir uns im Jahr 2023 auf der Mönckebergstraße nicht mehr vor Säbelzahntigern in Acht nehmen müssen und Pilze abgepackt im Supermarkt kaufen können. Der Negativitätsbias zeigt sich im Ärger, wenn wir mal wieder im Stau stehen oder uns schon wieder ausgerechnet an der Schlange angestellt haben, an der jemand sein letztes Klingelgeld loswerden möchte. Er zeigt sich in Sätzen wie »Immer ist irgendwas« oder »Es war ja klar, dass mir das passiert.« Wir ignorieren dabei in der Regel all die Male, als noch eine letzte Packung unseres Lieblingskäses im Supermarktregal lag, der Busfahrer für uns nochmal die Türen öffnete oder wir als erstes beim Arzt aufgerufen wurden, obwohl wir spontan zur Sprechstunde gekommen sind. Wenn schon das »normal« funktionierende Gehirn dieser Verzerrung unterliegt, gilt es insbesondere das depressive und ängstliche Gehirn zu schulen, das Positive, Angenehme und Erfreuliche wahrzunehmen. Glücklicherweise ist es möglich zu lernen, den eigenen Fokus immer wieder darauf zu richten, was gut ist. Dies ist neben der Bearbeitung schmerzhafter Gefühle eine der grundlegenden Aufgaben von Psychotherapie. Damit gehört die Aktivierung von Ressourcen neben Problemaktualisierung oder der motivationalen Klärung zu den zentralen Wirkfaktoren von Psychotherapie. Um sie soll es in diesem Kapitel gehen. Die menschliche Psyche ist faszinierend. Auf der einen Seite gibt es so etwas wie den Negativitätsbias, der uns im Alltag vorrangig Probleme sehen lässt. Auf der anderen Seite gelingt es den meisten von uns sich an extreme Lebensumstände anzupassen, indem wir uns nicht mit dem aufhalten, was wir verloren haben, sondern schätzen können, was uns an Gutem geblieben ist.

Während meines Praktikums an der Universität begleitete ich eine Wissenschaftlerin aus dem Team um Niels Birbaumer. Wir fuhren mit ihrem Auto über die schwäbischen Dörfer und besuchten Menschen, die in großen Einfamilienhäusern mit Garten wohnten und an Amyotropher Lateralsklerose (ALS) erkrankt waren. Meistens empfingen uns ihre Ehemänner, Ehefrauen oder Eltern und führten uns zu den Studienteilnehmern, die im Rollstuhl saßen und auf uns warteten. Amyotrophe Lateralsklerose ist eine neurologische Erkrankung, die mit einer zunehmenden Schädigung von motorischen Nervenzellen einhergeht. Anfänglich versagen die Muskeln in Armen und Beinen, im späteren Verlauf aber auch die Muskeln, die wir zum Sprechen, Kauen, Schlucken und letztlich zum Atmen brauchen. Die Betroffenen verlieren langsam alle wichtigen Fertigkeiten der Bewegung, der Nahrungsaufnahme und des Sprechens und befinden sich zu einem späten Stadium in einem sogenannten Completely-Locked-In Zustand. Sie sind bei vollem Bewusstsein, verfügen über alle kognitiven Fertigkeiten, können aber nicht mehr mit ihrer Umwelt in Kontakt treten. Niels Birbaumer und sein Team waren damals dabei eine Methode zu erproben, mit der die Gehirnaktivität der Patienten registriert und ausgewertet werden konnte, um daraus Willensäußerungen des Patienten abzuleiten. Während der Besuche präparierten wir die Technik, setzten den Patienten die Kappe mit den Elektroden auf und machten Testdurchläufe. Ich erinnere mich nicht mehr an Einzelheiten aus den Terminen, aber ich erinnere mich daran, wie ich jeden Tag die Flure des Instituts entlang ging und irgendwann einmal an einem der Poster hängen blieb, das eines der aktuellen Studienergebnisse zusammenfasste. Dort wurde berichtet, dass die Lebensqualität von Patienten mit ALS, unabhängig vom Stadium der Erkrankung und der Schwere der motorischen Einschränkung, sich nicht von der Lebensqualität gesunder Menschen unterschied. War das möglich? Kann es sein, dass eine Person, die sich allein nicht mehr anziehen, das Frühstücksbrot nicht mehr kauen und sich nicht mehr mit dem Partner unterhalten kann, eine ähnliche Zufriedenheit empfindet, wie jemand, dem das alles möglich ist? Die Studienergebnisse waren eindeutig und boten außerdem eine schlüssige Begründung: Die Erfassung der Lebensqualität war in verschiedene Bereiche unterteilt. Die Patienten mit ALS gewichteten soziale Kontakte für ihre Zufriedenheit am höchsten, wohingegen gesunde Personen Beruf und Finanzen stärker werteten. Offensichtlich ist es so, dass Menschen in der Lage sind, sich an für Gesunde schier unvorstellbare Lebensumstände anzupassen. Es kommt dann zu einer Verschiebung dessen, was für uns im Leben wichtig ist. Wenn diese Anpassung gelingt, dann sind wir geschützt vor Depression und Sinnlosigkeit.

Fazit

Menschliches Denken richtet sich im Alltag nach möglichen Gefahren aus. Dies ist ein evolutionsbiologisches Überbleibsel und macht uns empfänglich für Angst und Depression. Die Aufmerksamkeit auf Erfreuliches zu richten kann erlernt werden und sollte im Mittelpunkt einer jeden Psychotherapie stehen. Wirksame Therapie legt den Schwerpunkt auf die Ressourcen des Patienten, ohne vorhandene Probleme zu negieren, und hilft bei einem Verlust wesentlicher Ressourcen bei einer neuen Ausrichtung.

4.2 Nach Gold graben – aber wie genau?

Je nachdem auf welchem Flecken Erde man sich befand, reichte es mit einem Sichertrog in ein versandetes Flussbett zu steigen, um Nuggets oder Goldstaub aus Schlamm und Kies zu waschen. Tausende Arbeiter brachen im 19. Jahrhundert auf, um in Kalifornien oder Alaska ihr Glück in Gold zu suchen. Heute muss dafür in einem aufwändigen industriellen Verfahren Gestein gesprengt und Stoffe chemisch gelöst werden. Doch der Einsatz lohnt sich, da Gold aufgrund seiner Seltenheit und Beschaffenheit nach wie vor begehrt ist. Glücklicherweise sind die Ressourcen, die in der Psychotherapie von Wert sind, leichter zu finden und dennoch für den Einzelnen von unschätzbarem Wert. Ganz grundsätzlich stellen Ressourcen Mittel dar, um Anforderungen zu bewältigen und ein Ziel zu erreichen. Im Kontext von Psychotherapie ist damit alles gemeint, was einer Person dazu verhilft, eine belastende Lebensphase zu ihren Gunsten zu beeinflussen und Krisen zu überstehen. Ressourcen sind vielgestaltig und können materieller, sozialer, kultureller oder psychischer Art sein, reichen von einem attraktiven Erscheinungsbild über hohe finanzielle Rücklagen, langjährige enge Freundschaften, einer raschen intellektuellen Auffassungsgabe bis hin zu einem intakten Selbstwertgefühl. Die Betrachtung von Ressourcen lenkt den Blick weg von vermeintlichen Defiziten und Symptomen und hin zu Bedingungen, die ein Individuum gesund erhalten. Aber: Keine Psychotherapie ohne Problem und dessen Klärung. Der Kern von Psychotherapie liegt immer noch in der Auseinandersetzung mit schmerzhaften Gefühlen. Es scheint paradox, aber Studienergebnisse legen nahe, dass Psychotherapie nur dann erfolgreich ist, wenn sie sich nicht nur mit problematischen Themen befasst, sondern auch Ressourcen in hohem Maß Aufmerksamkeit schenkt. Die Konzentration auf Ressourcen stellt damit nicht nur ein Trend im Rahmen der Positiven Psychologie dar, sondern ist einer der belegten zentralen Wirkfaktoren von Psychotherapie. Aber wieviel Ressourcenaktivierung braucht es und wie passen Problembearbeitung und Ressourcenaktivierung zusammen?

Grawe und Gassmann befassten sich in ihrer Studie von 2006 mit ebenjener Frage und untersuchten in welchem Verhältnis Problemaktivierung und Ressourcenaktivierung in erfolgreichen Psychotherapien zueinanderstehen. Sie wählten dazu 30 Therapien aus der psychotherapeutischen Ambulanz der Universität Bern aus. Ein Drittel der Behandlungen war wenig, ein weiteres Drittel durchschnittlich und das letzte Drittel sehr erfolgreich verlaufen. Um das Therapieergebnis zu beurteilen, wurden das Erreichen von Therapiezielen, die Veränderung von Gefühlen, Verhaltensweisen und wichtiger Beziehungen erfasst. Die Patienten erfüllten die Kriterien einer Depression oder Angststörung und bei der Hälfte gab es Hinweise auf eine zusätzlich vorliegende Persönlichkeitsakzentuierung oder -störung. Die Behandlung der Patienten basierte auf der von Grawe entwickelten und empirisch abgesicherten Konsistenztheorie. Was machte nun den Unterschied zwischen den Therapien aus? Er lag in dem Maß, in dem Ressourcen des Patienten aktiviert und erfahrbar gemacht wurden: In wenig erfolgreichen Therapien spielten Ressourcen eine untergeordnete Rolle. Therapeuten begannen die einzelnen Sitzungen mit wenig Bezug zu den Ressourcen des Patienten und versuchten dies erst im letzten Viertel der Sitzung zu ändern. Wenn sie realisierten, dass sich die Stimmung des Patienten nicht löste, versuchten sie das Ruder noch herumzureißen, jedoch ohne Erfolg. Erfolgreiche Therapeuten hingegen aktivierten Ressourcen direkt von Beginn der Sitzung an. Gegen Mitte der Sitzung reduzierten sie dieses Verhalten etwas und erhöhten die Ressourcenaktivierung gegen Ende der Sitzung wieder. Sie ließen nicht zu, dass Patienten die Sitzung aufgewühlt verließen, sondern schafften es vielmehr die Sitzung mit stark aktivierten Ressourcen zu beenden.

Verglich man den Anteil von Ressourcenaktivierung und Problembearbeitung, zeigte sich, dass in wirksamen Therapien während des gesamten Verlaufs Ressourcen stärker erfahrbar waren als Probleme und schmerzhafte Empfindungen. Therapeuten in erfolglosen Sitzungen intervenierten entweder problemaktivierend oder ressourcenaktivierend. Erfolgreiche Therapeuten hingegen intervenierten in sehr kurzen zeitlichen Abständen oder gar zur gleichen Zeit problem- und ressourcenzentriert. Diese Beobachtungen deuten darauf hin, dass Ressourcenaktivierung in wirksamen Therapien mehr bedeutet als einzelne aufmunternde Äußerungen oder spezifische Interventionen durchzuführen. Wirksame Therapeuten schaffen ein Umfeld, in dem der Patient das Gefühl hat, dass er trotz aller Schwierigkeiten eine gut funktionierende Person ist. Somit kann die Art der Beziehungsgestaltung ein wichtiger Teil von ressourcenaktivierender Therapie und Voraussetzung dafür sein, dass eine konstruktive Arbeit an Problemen überhaupt erst möglich wird.

In diesem Sinne sind wir Psychotherapeuten Goldsucher. Wir sollten immer und ab der ersten Sekunde der therapeutischen Interaktion im Blick haben, was das Leben und die Person des Patienten reicher macht und dies direkt oder indirekt zum Ausdruck bringen. Ressourcen sind mal offensichtlicher vorhanden, mal schwerer zu finden, es lohnt sich aber immer nach ihnen zu suchen.

Spickzettel Ressourcen

(nach Grawe, 2004; Grawe & Gassmann, 2006)

Wirksame Therapeuten ...

- ermöglichen es Patienten in Kontakt mit schmerzhaften Gefühlen zu kommen, indem sie sie mit relevanten Themen konfrontieren und Vermeidungsverhalten abbauen.
- lassen Patienten dennoch erfahren, dass sie mehr sind als die Summe ihrer Probleme.
- schaffen es, Ressourcen spürbarer als Defizite und Probleme werden zu lassen, ohne damit Probleme zu negieren.
- aktivieren Ressourcen von Beginn an und beenden eine Sitzung mit einem hohen Maß an Bezug zu Ressourcen.
- verstehen Ressourcenaktivierung nicht als die Durchführung einzelner Interventionen, sondern als Teil der Beziehungsgestaltung und der therapeutischen Haltung.
- erreichen, dass Patienten in der Therapie überwiegend positiv besetzte Emotionen erleben. Sind Patienten in den psychotherapeutischen Sitzungen nahezu ausschließlich deprimiert oder ängstlich, besteht die Gefahr, dass diese Gefühle im Sinne der klassischen Konditionierung mit der Zeit mit dem Weg in die Praxis, dem Raum und der Person des Therapeuten verbunden werden.

4.3 Ressourcenorientierte Gesprächsführung

4.3.1 Fragen zur Erschließung von Ressourcen

Mit folgenden Fragen kann man wichtige Ressourcen des Patienten erschließen. Sie sollten bereits ab dem ersten Gespräch gestellt und im weiteren Therapieverlauf genutzt werden.

- Über welche Fähigkeiten, Stärken und Talente verfügt der Patient?
- Welchen Interessen oder Hobbies geht der Patient nach?
- Welche nahen Beziehungen gibt es?
- Welche sozialen Kompetenzen besitzt der Patient?
- Welche hilfreichen Einstellungen hat er?
- Welche vorteilhaften Lebensbedingungen gibt es?
- Welche Krisen wurden bereits bewältigt und wie?

4.3.2 Ausnahmen von der Regel

Eine ressourcenorientierte Gesprächsführung konzentriert sich auch auf die Ausnahmen von der Regel. Fragen oder Feststellungen in diese Richtungen können folgendermaßen aussehen:

- »Achten Sie bis zum nächsten Termin mal darauf, wann das Problem nicht auftritt.«
- »Wann haben Sie das Problem nicht oder weniger?«
- »Wann / in welchen Situationen tritt der Schmerz nicht auf?«
- »Wo tut es nicht weh?«

Bei Patienten mit körperlichen Erkrankungen:

- »Aus unserer Sicht haben Sie, solange Sie atmen, mehr gesunde als kranke Anteile in sich, egal was alles mit Ihrem Körper nicht stimmt. Vieles von dem, was gesund ist, beachten wir entweder nicht, vernachlässigen wir oder nehmen es als selbstverständlich hin. Man kann lernen, den gesunden Körperteilen und Funktionen mehr Beachtung zu schenken und die Aufmerksamkeit darauf zu richten.«

Im Bereich der Schmerzpsychotherapie gilt es schon lange als Standard auf Schmerzprotokolle zu verzichten, da sie die Wahrnehmung der Patienten zusätzlich auf den Körper und die Schmerzsymptomatik lenken. Der Fokus der Patienten ist in der Regel sowieso bereits seit Jahren eingeengt auf die Schmerzempfindung. Auch bei anderen Störungen widerspricht das Protokollieren von Symptomen einem ressourcenorientierten Zugang.

- »Bei all den Problemen, die es an ihrem Arbeitsplatz gibt, was schätzen Sie an dieser Stelle? Was gibt es für Gründe, warum Sie noch nicht gekündigt haben?«

Fallbeispiel Herr D.

Besonders eindrücklich war in dieser Hinsicht ein Patient in den 50ern, der seit seiner Ausbildung für einen großen Automobilkonzern arbeitete, sich im Laufe seiner langen Betriebszugehörigkeit hochgearbeitet hatte und mit schleichenden Veränderungen, die über die Jahre sein Arbeitsumfeld gewandelt hatten, haderte. Dabei handelte es sich um typische Veränderungen in der Arbeitswelt, die durch politische und gesellschaftliche Umbrüche im Rahmen von Globalisierung und Digitalisierung vorangetrieben worden waren. Er, als langjähriger Mitarbeiter, profitierte zwar von alten Arbeitsverträgen, erfuhr deswegen aber zunehmend Druck seine Arbeit zu rechtfertigen und schließlich das Unternehmen zu verlassen. Durch neue Kollegen mit neuen Arbeitsverträgen entstand eine Spaltung in der Belegschaft und eine Verschlechterung des Arbeitsklimas. Arbeitsdichte und Zeitdruck nahmen zu, sowie die Notwendigkeit, die eigene Leistung durch Dokumentation zu erfassen. Der Patient lebte im eigenen Haus, das bereits abbezahlt war. Mit seiner Frau war er fast so lange verheiratet, wie er bei seinem Arbeitgeber angestellt war. Die ersten Sitzungen waren geprägt durch ausgeprägte Frustration über die derzeitigen Arbeitsverhältnisse und das Verhalten seiner Vorgesetzten. Dies ging einher mit einer Verklärung der ersten Berufsjahre nach dem Motto »früher war alles besser«. Der Wendepunkt kam dann in einer Sitzung, in der ich dem Patienten auftrug, bis zum nächsten Termin Karteikarten auszufüllen mit positiven Aspekten seiner Arbeitssituation. Zum nächsten Termin erschien er mit einem Stapel Karten, mehr als er von mir bekommen hatte, die er zusammen mit seiner Frau ausgefüllt hatte und einer ausgewechselten Stimmung. Es war die letzte Sitzung, zu der er gekommen war.

4.3.3 Systematik zur Erschließung von Ressourcen

Nimmt man die Befunde zur Wichtigkeit von Ressourcen in der Psychotherapie ernst, sollten sie im Therapieplan nicht nur in einem Nebensatz erwähnt, sondern ebenso wie Symptomatik und Störungsmodell sorgfältig beschrieben werden. Entsprechend ist es sinnvoll Ressourcen systematisch zu erschließen und ihren Einsatz zu planen. Dies ermöglicht die folgende Übersicht nach Regli.

Tab. 4: Systematik zur Erschließung von Ressourcen mit einem Fallbeispiel (angelehnt an ein Arbeitsblatt von Daniel Regli)

Art der Ressource Konkrete Beschreibung der Ressource	Thematisieren Wie kann ich die Ressource ansprechen?	Prozessual aktivieren Was kann ich tun, damit die Ressource erlebt wird?
Zuverlässigkeit (Patientin kommt regelmäßig und sagt rechtzeitig ab im Krankheitsfall)	»Ich finde es toll, dass Sie regelmäßig kommen, obwohl Sie so viel Stress bei der Arbeit haben. Die Therapie scheint Ihnen wichtig zu sein.«	Wertschätzung zeigen, indem man Sitzungen selbst pünktlich beginnt und beendet, sowie zuverlässig stattfinden lässt.
Patientin spielt Badminton im Verein	»Schön, dass Sie mit dem Badminton-Training etwas haben, was Ihnen Freude bereitet.«	»Erzählen Sie mir etwas vom Training? Wie läuft es genau ab?« »Was genau gefällt Ihnen am Badminton?« »Was sind Ihre Stärken bei diesem Sport?«

Art der Ressource Konkrete Beschreibung der Ressource	Thematisieren Wie kann ich die Ressource ansprechen?	Prozessual aktivieren Was kann ich tun, damit die Ressource erlebt wird?
Patientin arbeitet als Erzieherin mit Kindern in einer KITA	»Sie müssen viel Geduld haben, kreativ sein und mit Stress umgehen können.«	»Was gefällt Ihnen an Ihrer Arbeit?« »Was sind Ihre Stärken bei Ihrer Arbeit?« »Welche positiven Rückmeldungen haben Sie bereits von Kollegen und Kindern erhalten?« »Welche Momente bereichern Ihren Arbeitsalltag?«
Patientin kann sich im Verlauf immer besser selbst beruhigen bei Angst	»Sie verfügen über eine wertvolle Fähigkeit sich selbst zu beruhigen.«	Sich in Angstsituationen zurückhalten und die Patientin machen lassen. Sich zeigen lassen, wie die Patientin das macht.
Patientin ist von Belgien nach Deutschland gezogen	»In ein fremdes Land zu ziehen, um zu studieren, erfordert viel Mut und die Fähigkeit, sich in einer fremden Kultur zurechtzufinden.«	»Was hat Ihnen geholfen, sich in einem neuen Land einzurichten?«

4.3.4 Lob, positive Bestärkung, Komplimente

Lob als Teil einer ressourcenorientierten Gesprächsführung ist ein zweischneidiges Schwert. Es verfehlt seine Wirkung, wenn es dafür eingesetzt wird, den Patienten allein für das Umsetzen einer therapeutischen Hausaufgabe zu bestärken, denn die Durchführung von Übungen oder Verhaltensexperimenten sind kein Selbstzweck. Schwierig wird es insbesondere dann, wenn die Rückmeldung vom Patienten so aufgefasst wird, als sei er »brav« oder »gehorsam«, weil er sich an die Empfehlung des Therapeuten hält. Ich erinnere mich in diesem Zusammenhang an ein Wochenendseminar zur kognitiven Umstrukturierung im Rahmen der Ausbildung. Wir hatten mit unseren Kollegen Rollenspiele mit einem Diktiergerät aufgezeichnet und hörten sie uns dann gemeinsam mit dem Lehrtherapeuten an. Ich hatte besonders darauf geachtet, in der Interaktion wertschätzend und ressourcenorientiert zu sein, und was erhielt ich als Rückmeldung? Wir seien doch nicht auf dem Hundeübungsplatz. Auch wenn die Rückmeldung selbst vielleicht nicht besonders wertschätzend war, hatte ich verstanden, dass mein inflationärer Einsatz von Lob zwar gut gemeint, aber nicht gut umgesetzt war. Entscheidend ist, wie so oft, die Dosis. Außerdem kommt es darauf an, wie und wofür gelobt wird. Die Aktivitäten des Patienten sollten daran bemessen werden, was sie für ihn, sein Wohlbefinden und seine Werte bedeuten. Anstatt »Das haben Sie klasse gemacht.«, könnte man sagen »Das bringt Sie ein Stück näher an Ihr Ziel.«, »Es freut mich, dass sie etwas getan haben, was Ihren Werten entspricht.«, oder »Es ist schön, dass Sie etwas für Ihr Wohlbefinden getan haben.« Sinnvoll ist es auch, den Patienten nicht für das Ergebnis einer Handlung, sondern ihn in seinen Bemühungen zu bestärken. »Auch wenn das Gespräch nicht zu dem geführt hat, was Sie sich gewünscht haben, ist es doch gut, dass Sie es versucht und sich dafür eingesetzt haben.« Das kennen die meisten Eltern vom Umgang mit ihren Kindern. Bekommen wir ein selbstgemaltes Bild überreicht, können wir hervorheben, wie gut es gemalt ist (auch wenn wir kaum etwas erkennen können und die vermeintliche Schnecke wir selbst sind). Wir können aber auch darüber sprechen, wieviel Spaß es gemacht hat zu zeichnen oder wie das Kind dabei vorgegangen ist. Eine Inspiration in dieser Hinsicht ist einer meiner Tennis-Trainer. Mit Basecap, Drei-Tage-Bart und Jogginghose. Es fehlt eigentlich nur noch die Trillerpfeife, um eine Zeitreise aus den 80er Jahren als doch gar nicht so unwahrscheinlich erscheinen zu lassen. Auf der Trainerbank türmen sich leere Packungen Milchschnitte und Babybel, wovon er sich ausschließlich zu ernähren scheint. Worauf ich aber eigentlich hinauswill: Er ist eine wandelnde Ressource. Er ist bei jedem Schlag ganz aus dem Häuschen, selbst wenn er meterweit ins Aus geht. Auch dann findet er etwas, was ihn begeistert: die richtige Fußstellung, die Position zum Ball, die Ausholbewegung oder die Rotation im Oberkörper. Als er meine Mannschaft das erste Mal trainierte, konnte ich ihn kaum ernst nehmen und rollte genervt die Augen, wenn er einen Freudentanz an der Seitenlinie hinlegte, obwohl mein Ball das neunte Mal in Serie ins Netz ging. Seine Freude aber war echt und mit der Zeit verstand ich, mich nicht allein am Ergebnis zu messen. Auch für unsere Patienten können wir von der Seitenlinie immer etwas finden, was einen Freudentanz wert ist. Dieser Freudentanz hat in der Psychotherapie einen Namen »Cheerleading.«

4.4 Ressourcenorientierte Übungen

Bei den nun folgenden Übungen geht es darum, die Ressourcen für den Patienten direkt erfahrbar zu machen. In der Sitzung selbst in Form von Anleitungen zur Imagination oder Besinnung oder als therapeutische Hausaufgabe für den Alltag. Ganz im Sinne: Es gibt nichts Gutes, außer man tut es!

Übung: Achtsamkeitsübung zum Thema Dankbarkeit

Diese Übung ist dafür geeignet, sich auf Aspekte und Momente des Lebens zu besinnen, für die man dankbar ist. Dankbarkeit zu spüren kann das psychische Wohlbefinden erheblich fördern. Die Auseinandersetzung mit dieser Gefühlsqualität ist ein wesentlicher Bestandteil der Positiven Psychologie und hat Eingang in die Verhaltenstherapie gefunden. Das Gefühl von Dankbarkeit ist ein wichtiger Hinweis auf zentrale Ressourcen im Leben, auf die später in der Therapie weiter eingegangen werden kann. Gleichzeitig ist Dankbarkeit als Haltung zum Leben selbst eine wichtige Ressource. Die folgende Übung ist sowohl geeignet für Personen, die den Zugang zu diesem Gefühl verloren haben, als auch für Personen, die das Gefühl von Dankbarkeit vertiefen möchten. Sie kann im Einzel- und im Gruppensetting angewendet werden. Sinnvoll ist es sie nicht zu früh im Therapieverlauf einzusetzen, weil sonst das Risiko besteht, dass der Patient sich in seinem Leid nicht ausreichend validiert fühlt.

Schließen Sie Ihre Augen oder suchen Sie sich einen Punkt im Raum, den Sie während der Übung fokussieren ... Kommen Sie langsam zur Ruhe ... Nehmen Sie wahr, wie Sie sitzen ... Sie können es sich so einrichten, dass Sie einige Minuten ruhig verbringen können ... Spüren Sie, wie Ihre Füße fest und stabil auf dem Boden stehen und wie Ihre Wirbel-

säule sich aufrichtet ... Sie sitzen gerade und gleichzeitig bequem. Sie sind aufmerksam und entspannt im gleichen Moment. Spüren Sie, wie Sie ein- und wieder ausatmen. Der Atem kommt und geht in seinem eigenen Rhythmus, ohne dass Sie etwas dafür tun müssen. Ein- und wieder ausatmen. Spüren Sie, wie sich Ihr Körper dabei bewegt, wie sich Ihre Bauchdecke beim Atmen hebt und wieder senkt ...

Bleiben Sie mit Ihrer Aufmerksamkeit bei Ihrem Atmen. Werden Sie sich bewusst, dass Ihr Körper für Sie atmet. Um die 20 000 Mal atmen Sie an einem Tag ein und wieder aus ... und bekommen das in der Regel gar nicht mit. Ihr Körper macht das automatisch für Sie und hält Sie damit am Leben. Machen Sie sich bewusst, dass das nicht selbstverständlich ist. Darum soll es heute gehen: Das Gute, das oft selbstverständlich erscheint, bewusst wahrnehmen und Dankbarkeit empfinden. Wir Menschen sind gut darin Probleme zu erkennen, wir ärgern uns, wenn es wieder einmal regnet oder sich im Supermarkt eine lange Schlange gebildet hat. Scheint die Sonne oder öffnet für uns eine neue Kasse und wir können den Einkauf ohne langes Warten fortsetzen, haken wir das schnell ab oder nehmen es als selbstverständlich hin. Wie gut, dass auch Dankbarkeit eine Fähigkeit ist, in der wir uns üben können. Indem wir immer wieder innehalte und uns fragen, was unser Leben reicher macht. Dabei geht es nicht um das große Glück, sondern um die Fähigkeit, im Kleinen das Gute zu erkennen. Lassen Sie in Ihren Gedanken den heutigen Tag Revue passieren. Selbst wenn er erst wenige Stunden alt ist. Was ist Ihnen heute bereits an Gutem widerfahren? Lassen Sie sich dafür Zeit. Lassen Sie die letzten Stunden an sich vorbeiziehen.

Vielleicht war es ein Schluck heißer Tee, der Duft von warmem Brot oder die Umarmung Ihres Kindes. Vielleicht war es das Lächeln eines Fremden, der Stau, der sich rasch aufgelöst hat, oder das Zwitschern von Vögeln, das Ihren Morgen begleitet hat ... Was immer es auch ist, lassen Sie diesen Moment noch einmal in sich aufsteigen. Gefühle lassen sich nicht erzwingen. Setzen Sie sich nicht unter Druck, Dankbarkeit empfinden zu müssen. Wenn Sie etwas spüren können, gehen Sie dem nach. Wie fühlt sich Dankbarkeit an und wo können Sie das im Körper spüren? Wenn Sie nichts Bestimmtes fühlen, ärgern Sie sich nicht. Vielleicht ist das beim nächsten Mal bereits anders. Nehmen Sie sich noch einen Moment Zeit und verweilen Sie ... Wenn Sie zwischendurch abge-

lenkt werden durch Gedanken oder Geräusche, registrieren Sie dies kurz und kehren Sie dann wieder zur Übung zurück. Wenn Sie hundert Mal abgelenkt werden, kommen Sie hundert Mal wieder zurück. Versuchen Sie den guten Moment des Tages mit allen Sinnen noch einmal zu erleben ...

Auch wenn diese Übung längst beendet ist, können Sie im Alltag immer wieder kurz innehalten und sich fragen, was bereits gut ist und in Ihrem Leben so bleiben kann wie es ist. Wenn Sie möchten, machen Sie sich Notizen, schreiben Sie zwischendurch oder am Abend auf, was Sie Schönes erlebt haben, damit das Glück nicht flüchtig bleibt und schnell vergessen ist.

Wir kommen allmählich zum Ende der Übung. Lenken Sie Ihre Aufmerksamkeit nochmals auf Ihren Atem. Atmen Sie ein paar Mal bewusst ein und wieder aus. Registrieren Sie, wie es Ihnen jetzt geht. Nehmen Sie zum Abschluss drei bewusste Atemzüge und öffnen Sie Ihre Augen.

Übung: Bohnenübung

Stecken Sie morgens fünf Bohnen in die rechte Hosentasche und wenn am Tag etwas Erfreuliches passiert, dann lassen Sie eine der Bohnen in die linke Hosentasche wandern. Leeren Sie am Abend die linke Hosentasche und lassen Sie die schönen Momente des Tages Revue passieren. (Und nein, es ist nicht so gedacht, dass Sie die Bohnen wieder zurück in die rechte Tasche zu packen, wenn etwas Unangenehmes passiert, was immer wieder gerne vorgeschlagen wird). Falls diese Übung Patienten schwerfällt, kann es daran liegen, dass die Messlatte für positive Momente zu hoch angelegt wird. Typische Beispiele für die kleinen Freuden im Alltag sind: Noch einen Sitzplatz in der U-Bahn bekommen, der erste Kaffee am Morgen, Sonnenschein, ein netter Plausch mit dem Nachbarn, das Schmusen mit der Katze usw.

Übung: Süßer Moment

Machen Sie es sich auf Ihrem Stuhl bequem. Spüren Sie noch einmal nach, ob Sie etwas daran ändern möchten, wie Sie gerade sitzen. Wenn Sie möchten, schließen Sie Ihre Augen. Es kann sein, dass Sie einiges loslassen wollen, sei es Anspannung oder Gedanken ... und nur das behalten, was richtig ist ... Gedanken oder Geräusche, alles, was gerade nicht wichtig ist, können Sie einfach gehen lassen ... und spüren Sie, wie es Platz in Ihnen gibt, Weite und Raum. Es kann sein, dass sich ein Teil in Ihnen auf die Suche macht nach einem Moment in Ihrem Leben, den Sie genossen haben. Es kann sich dabei um einen alltäglichen Moment in Ihrem Leben handeln, wie zum Beispiel der erste heiße Schluck Kaffee am Morgen oder der vertraute Geruch eines lieben Menschen. Es kann aber auch ein außergewöhnlicher und einmaliger Moment in Ihrem Leben sein. Ein Moment, in dem Sie ein wichtiges Ziel erreicht haben, ein Moment, in dem Sie mit Menschen zusammen waren, die Sie lieben, oder ein Moment, in dem Sie gespürt haben, dass Sie etwas sehr gut können. Vielleicht kommen Ihnen verschiedene Situationen in den Sinn, dann entscheiden Sie sich für eine. Und wenn Sie einen solchen Moment gefunden haben, dann durchleben Sie ihn noch einmal mit all Ihren Sinnen: Schauen Sie sich um und bemerken Sie, wo Sie gerade sind und wer mit dabei ist. Welche Farben und Formen nehmen Sie wahr? Was können Sie hören? Wird in diesem Moment gesprochen oder gibt es Geräusche, die Sie wahrnehmen können? Es kann auch sein, dass Sie spüren, wann das wohltuende Gefühl in dieser Situation am intensivsten ist, der Moment, in dem Sie genau spüren, wie wohl Sie sich fühlen, wie zufrieden, dankbar oder stolz Sie sind. Die Süße des Augenblicks. Und achten Sie dann darauf, wie sich das in Ihrem Körper anfühlt und wo Sie dieses Gefühl im Körper am stärksten wahrnehmen. Bleiben Sie noch einen Augenblick bei Ihrem Moment. Wenn Sie zwischendurch abschweifen, kommen Sie immer wieder zur Übung und meiner Stimme zurück.

Allmählich kommen wir nun langsam zum Ende der Übung. Prägen Sie sich den Moment noch einmal in Ruhe ein, damit Sie jederzeit zu ihm zurückkehren können, wenn Sie das möchten. Und dann können

Sie sich langsam von ihm entfernen, Schritt für Schritt und die Szene verblasst dabei immer mehr. Kommen Sie allmählich zurück ins Hier und Jetzt. Spüren Sie, wie Sie sitzen, wo Ihr Körper Kontakt zur Unterlage hat. Beenden Sie die Übung in Ihrem eigenen Tempo.

Übung: Hilfreiche Gefühle ankern

Nehmen Sie eine bequeme Position ein: Lassen Sie Ihre Arme locker auf den Oberschenkeln ruhen. Achten Sie darauf, dass Ihre Fußsohlen Kontakt zum Boden haben. Spüren Sie, wie Sie sitzen und wo Ihr Rücken und die Oberschenkel den Stuhl berühren. Beobachten Sie dann, wie Sie ein- und wieder ausatmen. Lassen Sie dabei Ihre Gedanken weiterziehen ... zu einer Fähigkeit oder einem Gefühl, das Ihnen angesichts Ihrer aktuellen Lebenssituation von Nutzen sein kann. Überlegen Sie, welche Fähigkeit oder welches Gefühl könnte Ihnen bei den kommenden Herausforderungen helfen? (2 Minuten abwarten) Wenn Sie etwas gefunden haben, dann heben Sie bitte die rechte Hand.
Bewegen Sie sich nun in Ihrer Vorstellung in der Zeit zurück, zu einem Moment, in dem Sie dieses Gefühl oder diese Fähigkeit ganz deutlich gespürt haben. Das kann ein Moment sein, der schon Jahre oder Jahrzehnte zurückliegt, oder ein Moment, der erst vor kurzem stattgefunden hat. Lassen Sie sich dafür ein wenig Zeit ... und beobachten Sie, welche Bilder vor Ihrem geistigen Auge entstehen. (2 Minuten abwarten) Wenn Sie einen solchen Moment gefunden haben, dann heben Sie bitte die rechte Hand.

Lassen Sie nun diesen Moment in Form eines farbigen Bildes oder einer lebendigen Szene vor Ihrem inneren Auge entstehen. Versuchen Sie auch Einzelheiten und Details in Ihrem Bild zu entdecken und es in allen Farben auszumalen. Wo waren Sie in diesem Moment, an welchem Ort? Schauen Sie sich um und achten Sie darauf, wer oder was noch Teil der Situation ist. Was können Sie noch sehen? Achten Sie auf Geräusche an diesem Ort. Wenn Sie hochkonzentriert sind, was hören Sie? Wenn Sie einen tiefen Atemzug durch die Nase nehmen, was können Sie riechen? Vielleicht können Sie auch etwas spüren auf Ihrer Haut,

im Gesicht – wo auch immer ... Fühlen Sie sich ganz als Bestandteil der Szene. Je intensiver Sie sich erinnern, desto intensiver spüren Sie dieses angenehme und hilfreiche Gefühl. Sie sind erfüllt davon und spüren, wie es sich immer mehr in ihrem Körper ausbreitet, bis es Ihren ganzen Körper erfüllt. Und so sind Sie nun voll mit diesem Wohlbefinden und Sie wissen, dass das, was Ihre Lebenskraft ausmacht, immer da ist und Sie es jederzeit in sich spüren können. Finden Sie nun eine Geste, die zu diesem Gefühl passt. Das kann eine große oder kleine Geste sein. Eine Geste, die Sie mit Händen, Beinen, Fingern oder einem anderen Körperteil ausführen können. Das kann auch eine bestimmte Position Ihres Körpers im Liegen, Sitzen oder Stehen sein. Die Geste kann gut sichtbar oder kaum von außen zu bemerken sein. Und wann immer Sie möchten, können Sie ab jetzt durch diese Geste sich dieses Gefühl in Erinnerung rufen. Sie kommen dann wieder ganz an in diesem Gefühl. Sie können die Kraft Ihrer positiven Erinnerung für sich nutzen, um sich mit dem zu verbinden, was Ihnen im Alltag hilft.
Jetzt verabschieden Sie sich langsam von dieser Übung. Nehmen Sie noch drei bewusste Atemzüge und kehren Sie mit Ihrer Aufmerksamkeit wieder hier in den Raum zurück. Wenn Sie möchten, bewegen Sie Ihre Hände und Füße, kommen Sie wieder hier im Raum an. Öffnen Sie Ihre Augen.«

Übung: Drei Fragen

Allabendlich auf diese drei Fragen jeweils drei Antworten finden und aufschreiben:

- Was war heute schön?
- Wofür bin ich dankbar?
- Worauf bin ich stolz?

Die Antworten können auch auf kleine Zettel geschrieben und in einer Dose aufbewahrt werden. An einem besonders harten Tag wirken sie Wunder.

Übung: Liebesbrief

Fordern Sie jemanden auf, der Ihnen nahesteht, eine Art Liebesbrief zu schreiben. Entscheidend ist nicht, wie lang er ist, sondern, dass er ausschließlich davon handelt, was an Ihnen liebenswert ist. Achten Sie darauf eine Person dafür auszuwählen, der Sie dies zutrauen.

Übung: Ressourcen-Spaziergang

Eine Ressourcen-Übung für Gruppen. Alle Teilnehmer stellen sich an einer Wand des Raums auf gleicher Höhe auf. Dann werden nacheinander die Fragen zu den Ressourcen gestellt und immer, wenn ein Teilnehmer die genannte Ressource besitzt, kann er einen Schritt nach vorne machen. Es ist wichtig darauf hinzuweisen, dass das kein Wettrennen ist und es nicht um einen Vergleich zwischen den Teilnehmern geht. Jeder kann sich auf sich selbst konzentrieren.

1. Sie haben ein Dach über dem Kopf. Sie leben in einer Wohnung, einem Haus oder einer Wohngemeinschaft.
2. Sie können lesen und schreiben.
3. Sie müssen nur den Wasserhahn aufdrehen und sie haben genießbares Trinkwasser.
4. Sie haben mindestens ein Paar feste Schuhe.
5. Sie können mittels Ihrer funktionierenden Sinnesorgane sehen, hören, riechen, schmecken und spüren.
6. Sie können einmal im Jahr in den Urlaub fahren.
7. Es gibt jemanden, den Sie auch mitten in der Nacht anrufen können, wenn es Ihnen schlecht geht.
8. Es gibt eine Tätigkeit, bei der Sie alles um sich herum vergessen und die Zeit wie im Flug vergeht.
9. Es gibt Menschen, die Ihnen schon einmal etwas sehr Persönliches anvertraut haben.
10. Es gibt einen Ort, an dem Sie sich sicher und entspannt fühlen.

Nach der Übung kann besprochen werden, wie es den Beteiligten währenddessen gegangen ist und was die Übung für den Alltag bedeutet.

(In Anlehnung an die Privelege Exercise APA von Arnie Kahn / Peggy McIntosh)

KAPITEL 5

Zentrale Themen wahrnehmen und verstehen

Zu Beginn meiner Tätigkeit erschien mir Psychotherapie wie ein unüberschaubarer, undurchdringlicher Dschungel. Es gab dort so viel zu entdecken, aber keine ausgetretenen Pfade, auf denen ich mich bewegen konnte. Besonders schwierig war es für mich einzuschätzen, was wesentlich für den Patienten und dementsprechend wesentlich für die Therapie ist. Im Rahmen der probatorischen Sitzungen erhebt man einen Wust an Informationen über die aktuellen Beschwerden, die beruflichen, sozialen und biographischen Hintergründe, den Verlauf der Symptomatik sowie die Vorbehandlungen. Gerade wenn der Patient mit mehreren Themen oder Diagnosen kam oder eine lange Vorgeschichte hatte, hatte ich oft das Gefühl, den Wald vor lauter Bäumen nicht mehr zu sehen. Vom Weg, der durch den Wald führt, ganz zu schweigen. Je mehr Informationen ich erhob, desto verwirrter wurde ich. Außerdem war mein Bild vom Menschen das eines einzigartigen und komplexen Wesens. Mir lagen Vorurteile fern, hatte aber gleichzeitig das Gefühl, dass es im Rahmen der Therapie auch darum ging, menschliches Erleben zu vereinfachen und es in Diagnosekategorien einzusortieren. Im Laufe der Ausübung meines Berufs wurde mir klar, dass es durchaus Gemeinsamkeiten und wiederkehrende Muster zwischen Menschen gibt, erscheinen sie auch noch so verschieden. Ich habe bereits beschrieben, dass genau diese Schwierigkeiten bei der Informationsverarbeitung Anfänger von erfahrenen Therapeuten unterscheidet. Der erfahrene Therapeut kann schnell eine Vielzahl an Informationen verarbeiten und erkennt in diesen Informationen wiederkehrende Muster. Er kann bedeutende von unbedeutenden Informationen trennen. Gleichzeitig besteht die Gefahr mit wachsender

Berufserfahrung Berichtetes zu schnell mit einer Überschrift zu belegen. Die Kunst besteht darin sich der verschiedenen Symptomkonstellationen bewusst zu sein und gleichzeitig offen zu bleiben für Abweichungen und Neues. Aber was sind wesentliche Informationen und wie kann ich an sie herankommen? Wie so oft, wenn ich mir als Therapeut eine Frage stelle, finde ich die Antwort nicht in mir selbst, sondern im Patienten. Ich sollte also den Patienten danach fragen, was ihn am meisten beschäftigt. In der Regel zeigt sich das schon im ersten Kontakt. Das, was der Patient als erstes berichtet, worauf er immer wieder zurückkommt oder was verbunden ist mit starken emotionalen Reaktionen, ist, worauf es ankommt. Das, was sich im Erstkontakt zeigt, zeigt sich in der Regel nur noch in Variationen in allen folgenden Terminen. Um zu begreifen, was relevant ist, helfen die folgenden Grundregeln.

5.1 Wer nicht fragt, bleibt dumm

Wenn du etwas nicht verstanden hast oder etwas widersprüchlich findest, dann frage nach. Klingt selbstverständlich, ist es aber nicht. Gerade als Berufseinsteiger geht man vielleicht davon aus, dass es an einem selbst liegt, wenn man etwas nicht verstanden hat. Selbst wenn dem so ist, ist es legitim und sogar für die Behandlung essenziell, einfach so lange an einem Thema dranzubleiben, bis alle Fragen und Diskrepanzen geklärt sind. Absurderweise wollte ich zu Beginn meiner therapeutischen Laufbahn nicht »indiskret« oder »neugierig« erscheinen und das hielt mich oft davon ab, die entscheidenden Fragen zu stellen.

5.2 Vom Warum zum Wozu

> »Gleichwohl ist es so, dass Erklärungen irgendwo ein Ende haben. Wenn wir die Frage ›warum‹ unterdrücken, werden wir oft erst der wichtigen Tatsache gewahr, die dann in unseren Untersuchungen zu einer Antwort führen.«
>
> Wittgenstein, 1953

Man könnte meinen, die beste Frage, um etwas besser zu verstehen, ist die Frage nach dem »Warum«? Haben wir nicht gelernt »Wieso, weshalb, warum, wer nicht fragt bleibt dumm?« Erklärungen führen schnell in die Vergangenheit und weg vom Hier und Jetzt. Man wird aber schnell feststellen, dass man mit dieser Frage irgendwann an eine Grenze kommt, ganz davon abgesehen, dass die Antwort auf das »Warum« nicht zwangsläufig zu einer Veränderung im Hier und Jetzt beiträgt.

> »Die Frage ›Warum?‹ impliziert linear-kausale Konzepte und macht in lebenden Systemen keinen Sinn. Sie ist passend in sogenannten trivialen Systemen wie z. B. einer Maschine. Wenn das Auto liegen bleibt, macht es Sinn nach dem Warum zu fragen und nach der Ursache zu forschen: Zündkerze ok? Batterie noch voll, Tank noch voll?«
>
> Breiner, 2012

Wenn man beginnt, statt nach dem Warum, nach dem Wozu zu fragen, kommt man meist einen Schritt weiter.

Fallbeispiel Frau U.

Frau U. war eine meiner ersten Patientinnen in der Ambulanz meines Ausbildungszentrums. Sie wirkte mit ihren schwarz gefärbten Haaren und den zerrissenen Jeans deutlich jünger, als sie tatsächlich war. Sie berichtete mir von »Altersflecken« in ihrem Gesicht, die ihr Äußeres entstellen würden. Früher habe sie deshalb Makeup aufgelegt, aber sie schminke sich nun gar nicht mehr, da sie ihre Haut nicht beanspruchen wolle. Sie trage jedoch bei jedem Wetter Sonnencreme auf, um das Entstehen weiterer Flecken zu verhindern und kontrolliere minütlich ihr Gesicht im Spiegel. Sie habe sich aufgrund dieses Makels von ihren Freunden zurückgezogen und ihre Wohnung abgedunkelt, damit sie ihr Spiegelbild besser ertragen könne. Wenn es finanziell möglich wäre, hätte sie sich längst einem medizinischen Eingriff unterzogen, um die Haut aufzuhellen. Sie ahnen es vielleicht schon, aber selbst bei genauem Hinsehen waren keinerlei Auffälligkeiten der Haut, keine Altersflecken, selbst Leberflecke, zu erkennen. Gingen wir dem »Warum«

nach und suchten nach Erklärungen, dann fanden wir eine frühe Trennung der Eltern vor, eine Gothic-Phase in ihrer Jugend, in der sie sich extrem geschminkt und dafür Komplimente erhalten hatte. Wir fanden vor, dass sie bis auf ihr Gesicht noch nie mit ihrem Körper zufrieden gewesen war. Richteten wir den Blick von der Vergangenheit auf das Hier und Jetzt, wurde deutlich, dass sie Probleme hatte älter zu werden und ihren Körper altern zu sehen. Beschäftigten wir uns nicht mit dem »Warum«, sondern mit der Frage des »Wozu« – also wozu es gerade jetzt Sinn ergeben könnte diese Flecken wahrzunehmen und sich ausschließlich damit zu beschäftigen –, dann wurde deutlich, dass es weitaus erträglicher war zu versuchen, nicht vorhandene Flecke aufzuhellen, als die Themen, die ihre jetzige Beziehung »befleckten« oder der große Fleck, der auf ihrer Zukunft lag, anzusprechen: Frau U. hatte ein Studium abgebrochen und nie eine Berufsausbildung abgeschlossen. Sie hatte sich bisher mit wechselnden Jobs über Wasser gehalten, mit Kellnern etwas hinzuverdient und von Wochenende zu Wochenende gelebt. Sie war gerade arbeitslos und hatte keine Vorstellung von ihrer Zukunft. »Ich habe wohl nie die Pubertät verlassen und auch nie Zukunftspläne gemacht. Jetzt mit Mitte 40 ziehe ich Bilanz.« In der Tat war sie nie länger feste Bindungen eingegangen, weder zu einem Partner, einem Beruf noch hatte sie eine Familie gegründet. Diese »Rebellion« gegen einen »bürgerlicher Lebensentwurf«, kam mit ihrem Alter und einem Freundeskreis, der sich inzwischen in einem geregelten Leben eingerichtet hatte, an ihre Grenzen.

> »Scheitern liegt nicht in der Aufgabe, sondern in seinem Lösungsversuch begründet.«
>
> Watzlawick et al., 2013

Man könnte Frau U.s Symptome auch als Lösungsversuch verstehen. Die Lösung wurde von ihr verlagert, weg von einer Entwicklungsaufgabe, die sie nie vollzogen hat, hin zu einem vermeintlich beherrschbaren Problem. Anstatt sich damit auseinanderzusetzen, wie es für sie im Leben weitergehen würde, konnte sie über Wochen in einer Tagesklinik dem vorgegebenen Wochenplan mit Ergotherapie und gemeinsamem

Kochen folgen. Wir werden in unserem Leben immer wieder vor neuen Entwicklungsaufgaben stehen. Entwicklungsaufgaben sind immanenter Bestandteil des Lebens und an sich nicht problematisch, es sei denn sie überfordern uns und unsere erworbenen Kompetenzen. Symptome stellen sich dann ein und bleiben so lange, bis wir diese Art von Lösung nicht mehr brauchen. Das Symptom als Lösungsversuch war auch immer wieder Thema im Bereich der interdisziplinären Schmerztherapie, in der ich lange gearbeitet hatte. Im Rahmen von Edukationseinheiten erklärte ich, dass es möglich ist, dass der Schmerz es übernimmt eine Aufgabe für uns zu lösen, die unsere Möglichkeiten übersteigt. Habe ich zum Beispiel in meinem Leben gelernt, gewissenhaft meine Aufgaben zu erfüllen und in meiner Ursprungsfamilie war es vielleicht verpönt sich auszuruhen, dann kann der Schmerz genau dies ermöglichen. Die Migräneattacke ist dann vermeintlich der einzig legitime Grund sich am helllichten Tag hinzulegen und die Tür hinter sich zuzumachen. Solange ich es aus eigener Kraft nicht schaffe mir Auszeiten zuzugestehen, sie einzufordern und sie gegenüber meinem Umfeld abzuschirmen, werde ich weiter darauf angewiesen sein, dass der Schmerz das für mich übernimmt. Es gilt also zu verstehen und voneinander zu trennen, was die Aufgabe ist, die sich dem Patienten stellt, und wie er versucht sie zu lösen. In diesem Zusammenhang passt auch die Leitlinie, die von Greenberg vorgegeben wird: »Schau dir nicht das Verhalten, sondern das Motiv an!« (Greenberg, 2016). Letztlich ist das Verhalten austauschbar und die Symptome uninteressant. Sie sind letztlich Symbole und Ausdruck von »Fehllösungen« oder Motiven.

5.3 Kontext, Kontext, Kontext

> »Wie sieht wohl der Kontext aus, in dem das Verhalten des Patienten das bestmögliche, ja vielleicht einzig mögliche ist? In anderen Worten: In welchem Kontext macht die vermeintlich verrückte Verhaltensform eines ... Patienten Sinn?«
>
> Watzlawick et al., 2013

Schauen wir uns nochmal den Kontext von Frau U. an: Freunde, mit denen sie seit Jahren Wochenende für Wochenende verbracht hat, bekommen Kinder, ziehen raus aufs Land und haben kaum mehr Zeit. Aus jugendlichen Gothics werden Bürgerliche. Übrig bleibt ihr Partner, der mit eigenen psychischen Problemen zu tun hat und dessen Nähe sie kaum mehr erträgt. Ihr Viertel, in dem sie ihr ganzes Leben verbracht hat, erkennt sie vor lauter Gentrifizierung nicht mehr wieder. Eine sinnvolle Aufgabe fehlt. Wenn man darüber nachdenkt, würde man sich fast wundern, wenn eine Krise ausbliebe. In Anbetracht der jeweiligen Umstände und Lernerfahrungen ergibt die Symptomatik Sinn und enthält eine eigene Logik.

5.4 Widersprüche klären

Widersprüche im Agieren des Patienten sind wichtige Hinweise darauf genauer hinzuschauen. Widersprüche können sich zwischen Verhalten und Rede auftun. So berichteten mir Patienten in völliger entspannter Körperhaltung und einem Lächeln im Gesicht, dass sie extreme Schmerzen haben, die sie auf der Schmerzskala bei einer 10 von 10 einordnen würden. Widersprüche können auch zwischen verschiedenen Situationen erkennbar werden. So zeigen sich beispielsweise Patienten in der Gruppe schmerzgeplagt, stehen immer wieder auf, fassen sich wiederholt an den Rücken, nichts davon erlebt man aber im Einzelgespräch.

5.5 Rasiermesser-Prinzip von Ockham

Das Rasiermesser-Prinzip von Ockham ist in der Philosophie eine Heuristik, um Theorien zu überprüfen, und besagt, dass, um ein Phänomen zu erklären, wir auf bekannte und einfache Sachverhalte zurückgreifen sollten. Beispiel: Wenn wir bei einem stürmischen Wetter einen abgeknickten Baum sehen, dann ist die einfachste Erklärung die, dass der Wind den Baum umgeknickt hat. Es könnte aber auch ein Meteor, ein Elefant oder ein Riese die Ursache sein. So ist es auch innerhalb einer Psychotherapie sinnvoll, erst einmal vom naheliegenden menschlichen Funktionieren auszugehen, auch wenn gerade Menschen mit psychischen Belastungen in ihrem Verhalten und Denken oft irrational sind. Ich kann mich noch gut an eine Gruppe erinnern, die ich vor Jahren geführt habe, da sie mir beinahe um die Ohren geflogen wäre. Eine der Patientinnen war bei mir regelmäßig in den Einzelterminen. Ich kannte sie nicht aus dem Vorgespräch, hatte aber alle Unterlagen zu ihr. Sie wurde im Laufe der Zeit mir gegenüber immer angespannter und hatte im Therapieverlauf zwei der Mitpatientinnen gegen mich aufgebracht. Diese drei zeigten ihre Unzufriedenheit mit mir als Therapeutin offen und die Stimmung in der gesamten Gruppe drohte zu kippen. Ich beriet mich mit der Kollegin, die sie aus dem Vorgespräch kannte, und diese machte mich auf den stark ausgeprägten, aber unerfüllten Kinderwunsch der Patientin aufmerksam. Ich hatte das im Brief zwar gelesen, hatte aber das Ausmaß des Kinderwunschs stark unterschätzt und das Thema in den Einzelterminen nicht direkt angesprochen. Anstatt das Thema selbst anzusprechen oder den Grund ihrer Frustration mit mir zu klären, hatte sie ihre Unzufriedenheit bei ihren Mitpatientinnen abgeladen. Ich habe damit die naheliegende Belastung der Patientin, das Wesentliche, nicht erkannt und daran »vorbeigearbeitet«.

5.6 Stavemanns Töpfe

Wenn man wie bei einer Zwiebel Schale für Schale abzieht, dann komme ich irgendwann zum »Kern« einer psychischen Belastung und dem Kern nach speisen sich nach Stavemann alle psychischen Störungen aus mindestens einem der folgenden Themen:

5.6.1 Geringes Selbstwerterleben

Der Begriff »Selbstwert« beschreibt die Haltung, die ich zu mir als Person einnehme. Ein intaktes Selbstwertgefühl impliziert, dass ich mir meiner sämtlichen Stärken und Schwächen bewusst und im Großen und Ganzen mit mir einverstanden bin. Eine Störung des Selbstwerts ist dadurch gekennzeichnet, dass ich mich nach subjektiven Maßstäben beurteile und mich als Person aufgrund einzelner Kriterien ablehne.

Fallbeispiel Frau G.

»Stellen Sie sich vor Sie haben Ihren letzten Arbeitstag. Sie räumen Ihren Schreibtisch auf, packen alles in eine Kiste, verabschieden sich von den Kollegen, gehen ein letztes Mal durch den Haupteingang und stehen jetzt vor dem Gebäude. Wie fühlen Sie sich?« fragte ich Frau G. Ich erwartete so etwas wie maßlose Erleichterung oder Freude auf etwas Neues, aber sie antwortete mit bebender Stimme »Ich habe auf ganzer Linie versagt.«

Wir versuchten in den gemeinsamen Sitzungen zu ergründen, was sie seit Jahren in einer Firma hielt, die inzwischen nur noch Widerwillen in ihr auslöste. Selbst drei Wochen Urlaub auf den Fidji-Inseln reichten zur Erholung nicht aus und in der Nacht zu Montag hatte sie schon seit Jahren nicht mehr durchgeschlafen. Und doch war sie nie krankgemeldet, machte Überstunden und schlüpfte jede Woche aufs Neue in ihr schwarzes Kostüm. Auch meine dringende Empfehlung sich in einer psychosomatischen Klinik in Behandlung zu begeben, schlug in dieselbe Kerbe: »Ich setze mich doch nicht mit anderen Psychos in einen Kreis und häkele Platzdeckchen.« Offensichtlich war ihre Auslegung von beruflichem Erfolg und psychischer Gesundheit eng verknüpft mit ihrem Wert als Mensch. Diese Verknüpfungen des Selbstwerts mit beruflichem Erfolg, Status, dem Äußeren, Beliebtheit oder Gesundheit machen einen anfällig für starke emotionale Schwankungen. Man erlebt zwar ein Hoch, wenn man diesen persönlichen Ansprüchen gerecht wird, fällt aber umso tiefer, wenn dies nicht gelingt.

5.6.2 Geringe Frustrationstoleranz

Dies trifft auf Personen zu, die Schwierigkeiten haben, sich mit Umweltbedingungen, Regeln oder Beschränkungen zu arrangieren und darauf mit Frustration, Ärger oder Hass reagieren. Diese anhaltende Erregung mündet dann häufig in somatoformen Beschwerden wie Verspannungen, Schmerz, Schwindel oder Tinnitus.

Fallbeispiel Herr K.

Herr K. arbeitete als Sachbearbeiter in einer lokalen Behörde. Er kam stets pünktlich zum Termin, unterm Arm einen Aktenordner mit Vorbefunden und den Therapieunterlagen. Die gestreiften Hemden waren immer tadellos gebügelt. Er kam auf Empfehlung seines Hausarztes mit seit Jahren bestehender Erschöpfung, Schlafstörungen, innerer Unruhe, Konzentrationsschwierigkeiten, Zukunftsängsten, Tinnitus und Migräne. Die Symptomatik trat vor allem in Zusammenhang mit Terminen bei Behörden, Ärzten und der Arbeit auf. Er berichtete mit spürbarem Ärger von seiner Ex-Partnerin, die ihm ein Kind untergeschoben habe und für das er Unterhalt zahlen sollte. Der Rechtsstreit um die Unterhaltszahlung zog sich bereits seit Jahren hin. Die Aussicht, Unterhalt zu zahlen, empfand er als massive Ungerechtigkeit. Auch am Arbeitsplatz war er Zumutungen ausgesetzt, da er an überflüssigen Meetings teilnehmen und niedere Tätigkeiten übernehmen musste. Er träumte davon alles hinter sich zu lassen und auszuwandern.

Im Zentrum der Frustrationstoleranz stehen kognitive Verzerrungen wie »Absolute Forderungen und Muss-Denken«: »Es muss so laufen, wie ich es möchte.« Gerechtigkeitsdenken: »Das Leben muss gerecht sein.« Und »Null-Verzicht-Denken«: »Nachteile in Kauf zu nehmen oder Verzicht zu üben, ist mir nicht zumutbar.« Die realen Lebensbedingungen werden abgelehnt und als Maßstab eine ideale Welt angelegt, die vor allem dem Patienten zum Vorteil gereicht. Auf der Verhaltenseben äußert sich dieses Weltbild häufig anfänglich durch Kämpfe für die eigene Sache und Auseinandersetzungen mit Behörden und Institutionen. Dies mündet in Erschöpfung, körperlichen Beschwerden und bei Nicht-Erfolg in Resignation, Depressivität und Fluchtgedanken.

5.6.3 Existenzielle Probleme

Existentielle Themen betreffen die Angst vor dem Sterben, dem Tod oder dem Verlust von nahestehenden Menschen. Sie sind häufig zentrale Thematik von Hypochondrie, Panikstörung oder auch Depression.

Fallbeispiel Frau Z.

Auch Hypochonder können ernsthaft krank werden. Frau Z. stellte sich bei mir mit Krankheitsängsten vor, die seit ihrer Jugend bestanden. Dann war vor fünf Jahren die Diagnose Krebs gestellt worden und hatte ihre schlimmsten Befürchtungen wahr gemacht. Auch wenn sie inzwischen als geheilt galt, meldete sie sich immer wieder bei ihrer behandelnden Gynäkologin und Hausärztin, recherchierte im Internet und wurde dort von Erfahrungsberichten in Panik versetzt. Neben dem Krebs beunruhigte sie auch ihr Blutdruck, über den sie seit Jahren mehrfach am Tag Buch führte. Sie fuhr nicht mehr in den Urlaub, weil sie der medizinischen Versorgung im Ausland nicht traute und beobachtete akribisch ihren Körper. Die Erleichterung, die nach den unauffälligen Befunden aus den Kontrollterminen einsetzte, hielt nur kurz an: Denn wer wusste schon, wie das Ergebnis beim nächsten Mal ausfallen würde? Ihre größte Angst: Der körperliche Verfall aufgrund von Krankheit und Altern. Sämtliche Strategien aus der kognitiven Therapie verfingen bei ihr nicht. Denn: Das Leben ist nicht sicher. Das wusste sie, seitdem sie als Kind heimlich eine Dokumentation über die Befreiung der Konzentrationslager gesehen hatte. Die Bilder von damals hatte sie bis heute nicht vergessen können. Kurze Zeit danach, immer noch als Kind, hatte sie erfahren, dass ihre Eltern selbst jüdischer Abstammung gewesen und Teile ihrer Familie in den Lagern vergast worden waren. Sie selbst gehörte damit dem Volk an, das verfolgt worden war und das hatte ausgelöscht werden sollen. Dieses kollektive und familiäre Trauma hatte das Grundbedürfnis nach Sicherheit so nachhaltig erschüttert, dass es zu der Grundüberzeugung geführt hatte, dass jederzeit das Grauen in den Alltag einfallen kann. Seitdem lebte sie mit einem Gefühl der andauernden Bedrohung und in der Erwartung der kommenden existentiellen Katastrophe.

5.7 Schmerz und Leid

Was kann es Schlimmeres geben, als überrascht von den Fluten eines Tsunamis die Hand des eigenen Kindes loslassen zu müssen, Opfer einer Vergewaltigung zu werden oder während eines Amoklaufs mitansehen zu müssen, wie Kollegen und Schüler verletzt und getötet werden? Kaum etwas. Und doch ist die menschliche Natur robust genug, um weiterzumachen. Antonovsky fand heraus, dass 29 % der Frauen, die während des Zweiten Weltkriegs in einem Konzentrationslager inhaftiert waren, psychisch stabil waren. Die Erfahrung von Schmerz im Kleinen und im Großen ist unausweichlich. Sie sagt aber noch nichts über das Innenleben einer Person aus. Es ist unzulässig von Erlebnissen auf eine mögliche psychische Störung zu schließen. Schmerz und Leid sind nicht das Gleiche.

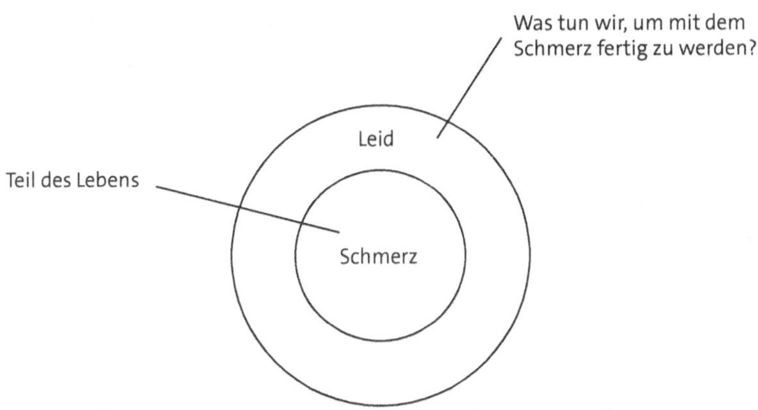

Abb. 7: Zeichnung zur Veranschaulichung des Unterschieds von Schmerz und Leid.

Schwere Schicksale bieten demnach keine automatische Erklärung für das Entstehen von Depression, Angst oder anderen Traumafolgestörungen. Jeder wird Schmerz erleben, Schmerz als Teil des Lebens ist normal. Wie sehr sich der Schmerz auf unser Leben auswirkt und wie sehr darunter leidet hat mit anderem zu tun. Es ist nicht nur so, dass wir weiterleben können trotz enormer Schmerzen, sondern auch ein gutes Leben führen können. Es ist möglich das zu tun, was für einen persönlich von Bedeutung ist.

> »Jeder empfindet gelegentlich Schmerz. Aber Sie müssen nicht so viel leiden. Sie entscheiden sich nicht für den Schmerz, sondern für das Leid.«
>
> Gottlieb, 2022

Wir Therapeuten können entsprechend das Leid behandeln, nicht den Schmerz. Aber allein den Schmerz mitauszuhalten im Wissen, dass er bleibt, bedeutet menschliche Größe.

5.8 Signale des Körpers

Auf zentrale Themen und Erkenntnisse kann auch der Körper verweisen. Bei einem meiner Patienten stellten sich die Haare an den Oberarmen auf und er schob seinen Ärmel nach oben, um mir zu zeigen, dass »immer, wenn mich etwas bewegt, bekomme ich Gänsehaut.« Ein anderer Patient beurteilte unsere Sitzungen danach, ob seine Hände gezittert hatten.

5.9 Arbeit als zentrales Thema

5.9.1 Arbeitszeit ist Lebenszeit

Erwerbstätige Menschen verbringen einen Großteil ihres Alltags am Arbeitsplatz. So weit so banal. Bin ich in Vollzeit tätig, dann macht das immerhin mindestens ein Drittel eines Tags aus. Das führt dazu, dass viele Menschen mit ihren Vorgesetzten und Kollegen weitaus mehr Zeit verbringen als mit ihren Freunden, Eltern, Geschwistern, Partnern oder Kindern. Ich schicke das vorweg, um deutlich zu machen, dass Arbeit eine tragende Säule des Lebens und damit eine tragendende Säule von Gesundheit oder Krankheit sein kann. Oder wie es eine Patientin in einem Erstgespräch treffend formulierte: »Arbeitszeit ist Lebenszeit.«

Es wäre also traurig, ausschließlich von Wochenende zu Wochenende, von Urlaub zu Urlaub zu leben oder, wie es einer meiner Patienten tat, jeden geleisteten Arbeitstag bis zur Rente im Kalender abzustreichen, wie man die Tage im Gefängnis bis zur Freilassung zählt. Dies würde implizieren, dass nicht nur Arbeitszeit, sondern auch Lebenszeit so schnell wie möglich zu Ende gehen soll. Zum Teil wird Patienten nach sechs Wochen Arbeitsunfähigkeit und damit nach dem Auslaufen der Lohnfortzahlung von ihrer Krankenversicherung ein erstes Gespräch in einer psychotherapeutischen Praxis vorgeschlagen. Ein großer Anteil der geschickten Patienten ist aber nicht selten nur sechs Wochen krankgeschrieben, sondern schon ein viertel, ein halbes Jahr oder noch länger. Dadurch sind Psychotherapeuten nicht nur mit Menschen konfrontiert, denen es mental schlecht geht, sondern auch mit Menschen, die sich nicht mehr in der Lage sehen, ihrer Arbeit nachzugehen. Und das ist, darauf komme ich gleich zurück, nicht dasselbe. Klarer Teil des Auftrags seitens der Krankenversicherung ist es, die Patienten in die Lage zu versetzen wieder an den Arbeitsplatz zurückzukehren. Dieses Ziel ist sinnvoll, denn Erwerbstätigkeit ist ein wichtiger protektiver Faktor für psychische Stabilität. Oder umgekehrt: Arbeitslose haben gegenüber Erwerbstätigen eine rund doppelt so hohe Prävalenz für psychische Störungen, je nach Dauer der Arbeitslosigkeit 30–50 % (Baer & Ettlin). Freud wird dazu folgender Satz in den Mund gelegt: »Gesundheit ist die Fähigkeit lieben und arbeiten zu können.«

Ich möchte hier an der Stelle aber auch betonen, dass bei akuten und schweren Störungsbildern mit starken Leistungseinbußen oder völliger Erschöpfung eine zügige Entlastung entscheidend ist und in Einzelfällen auch ein Wechsel des Arbeitsplatzes oder die Berentung anzuraten ist und die entscheidende Wende bringt. Überraschenderweise stellte ich irgendwann fest: Ob eine Person sich wieder in der Lage sieht zu arbeiten, hängt keineswegs davon ab, wie deutlich sich ihr Befinden im Laufe der Therapie gebessert hat. Das zeigte sich besonders meinem Team und mir in der Tagesklinik. Wir sahen Patienten, die nach vier Wochen interdisziplinärer Behandlung mit Physiotherapie, Entspannungstraining und Informationseinheiten 90 % Linderung ihrer ursprünglichen Beschwerden angaben, sich aber nicht in der Lage sahen an den Arbeitsplatz zurückzukehren. Wir sahen Patienten, die im Alltagstraining volle Getränkekisten die Flure entlangschleppten, eine Stunde auf dem Laufband bewältigten oder vierhundert Treppenstufen hoch und wieder hinuntergelaufen waren und sich nicht im Stande fühlten eine halbe Stelle im Supermarkt anzutreten. Gleichzeitig – und das ist mir besonders im Gedächtnis geblieben – gab es Patienten, denen wir trotz intensiven Bemühens auf beiden Seiten nach den vier Wochen doch zu einer Operation raten mussten, da sich z. B. eine Stenose nicht ausreichend stabilisiert hatte und der Patient keine 250 Meter am Stück zurückzulegen konnte. Einige dieser Patienten wollten aber dennoch unbedingt an ihren Arbeitsplatz zurückkehren, selbst dann, wenn sie dort wie z. B. am Flughafen hart körperlich arbeiten und Koffer hin und her wuchten mussten. Im Laufe der Zeit wurde mir also immer klarer, dass die Bereitschaft, die berufliche Tätigkeit wieder aufzunehmen, keineswegs von der körperlichen Befähigung, vom »Können«, sondern vielmehr von der Zufriedenheit mit den Bedingungen am Arbeitsplatz, vom »Wollen«, abhängt. Genau diese Erkenntnis deckt sich auch mit den Ergebnissen von experimentellen Studien zu diesem Thema.

> »Was ist der größte Risikofaktor für einen Bauarbeiter arbeitsunfähig zu werden? Es ist nicht etwa die Anzahl der Berufsjahre oder die körperliche Belastung wie z. B. das Heben schwerer Lasten bzw. die Möglichkeit Hilfssysteme dafür zu nutzen. Der wichtigste Prädiktor für eine spätere Arbeitsunfähigkeit ist vielmehr das Ausmaß an sozialer Unterstützung, die der Arbeitenden durch den Vorarbeiter erhält.«
>
> Lahmann, 2019

Ich verstand also mit mehr und mehr Erfahrung, dass es nicht ausreicht, eine »Besserung« herbeizuführen. Diese stellte sich oft allein dadurch ein, dass die Patienten durch die Aufnahme in die Tagesklinik raus aus ihrem belastenden Alltag waren. Stattdessen begann ich in solchen Fällen den Finger in die Wunde zu legen. Bei langer Krankschreibung ist genau zu prüfen, ob die Aufnahme einer therapeutischen Maßnahme überhaupt erfolgversprechend ist. Denn der wichtigste prädiktive Faktor für eine Rückkehr an den Arbeitsplatz ist die Dauer der bisherigen Arbeitsunfähigkeit. Das heißt, je länger jemand krankgeschrieben ist, desto unwahrscheinlicher wird eine Rückkehr und sechs Monate sind in diesem Zusammenhang eine entscheidende

Markierung. Entscheidend ist außerdem die subjektive Erwartung des Betroffenen wieder arbeiten zu können, unabhängig von der Schwere der Störung. Therapeuten sollten ihre Patienten beim Erstgespräch also explizit fragen: »Können Sie sich vorstellen nach bzw. im Laufe der Behandlung wieder an den Arbeitsplatz zurückzukehren?«, bzw. »Unser klares Ziel ist, dass sie nach dem Therapieprogramm wieder in der Lage sind an den Arbeitsplatz zurückzukehren.« Die unmittelbare Reaktion auf diese Frage ist wegweisend und reicht von »Natürlich, je früher desto besser.«, über »Woher soll ich wissen, was in vier Wochen ist?«, bis hin zu einer klaren Absage an dieses Ziel.

Kurz zusammengefasst: Die wichtigsten prädiktiven Faktoren für die Wiederherstellung der Arbeitsfähigkeit sind:

- die subjektive Erwartung wieder arbeiten zu können, unabhängig von der Schwere der Störung
- die Arbeitsbiografie, d. h. das bisherige Funktionieren im Arbeitsmarkt vor der aktuellen Krankheitsepisode
- die Dauer der aktuellen Arbeitsunfähigkeit

Ich fing außerdem an zusammen mit dem Patienten besser zu verstehen, was dessen Arbeit ausmacht und was unmittelbar zur Entscheidung der Arbeitsunfähigkeit geführt hat:

- »Sind Sie bis zu Ihrer Arbeitsunfähigkeit gerne zur Arbeit gegangen?«
- »Es muss einen Moment gegeben haben, in dem Ihnen klar wurde: ›So kann ich nicht weitermachen, ich muss mich krankmelden.‹ Was war das für ein Moment und was ging diesem voraus?«
- »Was muss sich verändern, in Ihnen und an den Arbeitsbedingungen, damit Sie sich vorstellen können an den Arbeitsplatz zurückzukehren?«
- »Unabhängig davon, ob Sie dazu körperlich in der Lage sind, möchten Sie wieder an Ihren Arbeitsplatz zurück?«
- »Können Sie sich überhaupt vorstellen wieder an Ihren Arbeitsplatz zurückzukehren?«

5.9.2 Arbeitsplatz als Beziehungsplatz

Je häufiger ich mit Patienten über ihre problematische Arbeitssituation sprach, desto klarer wurde, dass es selten das hohe Arbeitspensum, die wechselnden Schichten oder die häufigen Unterbrechungen waren, die krank machten, sondern dass es immer wieder um das Verhalten von Kollegen und Vorgesetzten ging. Dies betraf besonders oft Themen wie Gerechtigkeit, wenn bestimmte Kollegen deutlich weniger leisteten, Anerkennung durch den Vorgesetzten, die ausblieb oder mangelnder Gestaltungsspielraum, wenn Veränderungsvorschläge immer wieder nicht gehört wurden. Denn »ein Arbeitsplatz ist auch immer ein ›Beziehungsplatz‹« (Lahmann, 2019).

Hilfreich dabei war das oft komplexe Geflecht aus Arbeitsbeziehungen und Hierarchien sichtbar zu machen, indem ich die Patienten eine Art Organigramm ihrer Arbeitsbeziehungen aufzeichnen ließ (s. Abb. 7). Darin sollten unterschiedliche Funktionen, Teams, Hierarchien und persönliche Sympathien/Antipathien sowie Konflikte ersichtlich werden. Dies half nicht nur mir, sondern auch den Patienten besser zu verstehen, was am Arbeitsplatz vor sich ging.

Fallbeispiel Herr C.

Herr C. war Mitte 20 und arbeitete seit einiger Zeit als lizenzierter Fitnesstrainer in einem Fitnessstudio. Berufsbegleitend hatte er zudem einen Bachelor im Bereich Gesundheitsmanagement erworben und es zum Teamleiter und stellvertretenden Studioleiter gebracht. Trotz umfangreichem theoretischem und praktischem Wissen hatte er es nach einem Fahrradunfall nicht mehr geschafft aktiv zu werden, an den Arbeitsplatz zurückzukehren und war bereits seit knapp einem Jahr aufgrund anhaltender Schmerzen arbeitsunfähig. Nach den ersten Sitzungen wurde klar, dass eine vertiefte Edukation zum Thema Schmerz nicht zielführend war, da Herr C. aufgrund seiner Qualifikation nicht offen war bzgl. weiterführenden und spezifischen Informationen zum Thema Schmerz. Da zügig eine Anbindung an eine aktiv geführte Trainingstherapie erfolgen musste, stellte ich den Kontakt zu einer Physiotherapeutin im Haus her, mit der ich mich regelmäßig austauschte. Außerdem musste besser verstanden werden, weshalb es einem jungen Mann trotz vorhandener Grundfitness und Vorwissen nicht gelang, seinen Alltag wieder aufzunehmen und sprichwörtlich wieder in Bewegung zu kommen. Ich musste auf die Arbeitssituation zurückkommen, die ich bereits zu Anfang exploriert hatte, und versuchen die Problematik genauer zu erfassen. Ich ließ Herrn C. an der Flipchart seinen direkten und indirekten Kollegenkreis mit entsprechenden Funktionen und den persönlichen und professionellen Beziehungen darstellen. Darüber konnte ich besser ins Gespräch über bereits vor dem Unfall vorhandene Spannungen zwischen ihm und dem Studioleiter kommen, die kurz vor dem Unfall aufgrund eines technischen Problems eskaliert war. Günstig erwiesen sich der gute Kontakt zu den festen und freiberuflichen Mitarbeitern, deren Verhältnis vom vorhandenen Konflikt unberührt geblieben war, und die Arbeitsposition, die er inhaltlich gerne ausführte. Die Graphik in Abb. 7 war Ausgangspunkt für eine Vertiefung der Arbeitsthematik, was dazu führte, dass Herr C. die Bereitschaft entwickeln konnte, den Konflikt mit dem Studioleiter aktiv anzugehen, den Kontakt zu ihm wieder aufzunehmen und eine Rückkehr an den Arbeitsplatz zu planen und umzusetzen.

Wie mit Herrn C. spreche auch ich mit anderen Patienten mit aktuellem Arbeitskonflikt darüber, dass die Idee, erst wieder an den Arbeitsplatz zurückzukehren, wenn sich das Befinden merklich gebessert hat, nicht funktioniert. Der Zusammenhang ergibt in der Praxis nur umgekehrt einen Sinn. Erst wenn sich die Person, um die es geht, ihrer Arbeitssituation stellt, bzw. aktiv mit allen Beteiligten klärt, was am Arbeitsplatz Stress bereitet, kann eine Veränderung und Verbesserung der Situation eintreten. Das Thema der Vermeidung ist demnach nicht nur bei Angststörungen zu finden, sondern auch im beruflichen Kontext. Dementsprechend müssen die kurz- und langfristigen Folgen von Vermeidung des Arbeitsplatzes mit dem Patienten durchgesprochen werden. Ich benenne diesen Umstand offen als »Zielkonflikt« und zeichne dazu in der Regel folgendes auf:

Wohlbefinden ⟶ **Arbeitsfähtigkeit**

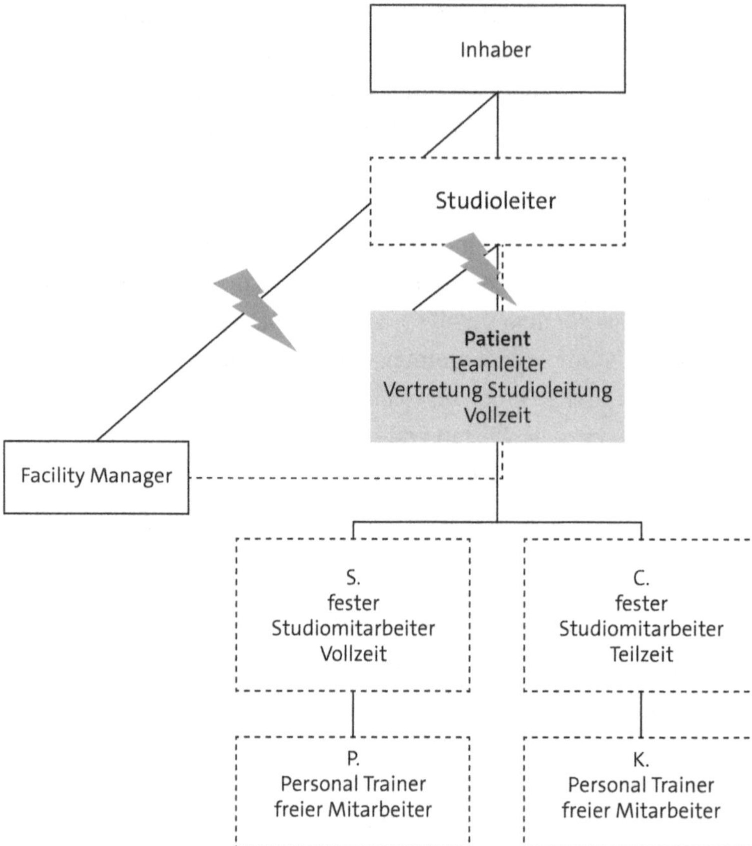

Abb. 8: Beispielhaftes Organigramm zur Veranschaulichung von Beziehungen am Arbeitsplatz.

Anschließend erkläre ich dem Patienten:

»Was Sie mir von sich und Ihrer Arbeit berichten, nennen wir in der Psychologie einen Zielkonflikt. Das bedeutet, dass Sie sich von der Behandlung bei mir erhoffen, dass es Ihnen wieder besser geht. Falls wir das tatsächlich erreichen, würde das aber heißen, dass es keinen Anlass mehr für eine weitere Krankschreibung gibt und dass Sie sich wieder mit dem Konflikt mit Ihrem Vorgesetzten auseinandersetzen müssen. Wir können annehmen, dass die depressiven Symptome auch entstanden sind, um Sie vor diesem Konflikt zu schützen, da Sie dafür noch keine Lösung gefunden haben. Die Idee also, ›Mir muss es erst wieder besser gehen, damit ich wieder arbeiten kann‹ wird nicht funktionieren. Umgekehrt,

müssen Sie Ihre Arbeitssituation klären, damit es Ihnen wieder besser gehen kann.«

Dann streiche ich den Pfeil durch und ersetze ihn durch einen, der die umgekehrte Richtung anzeigt. Ein Fernbleiben vom Arbeitsplatz als Problemlösestrategie sollte grundsätzlich vermieden werden. Aus Sicht von Baer ist eine lange Arbeitsunfähigkeit insbesondere schädlich bei (Baer, 2015):

- Unreifen Wünschen nach vollständiger Entlastung von Lebensanforderungen
- Bewältigbaren Konflikten oder betrieblichen Neuerungen
- Drohender Rentenperspektive
- Krankheitsreaktionen auf Kritik, Zurechtweisung und Kündigung
- Angstbedingtem Vermeidungsverhalten
- Fehlendem Kontakt/Absprache mit Arbeitgeber, REHA-Berater und Case-Manager

Fernbleiben vom Arbeitsplatz sollte aber nicht vorschnell als unreifes Vermeidungsverhalten abgetan werden, sondern dahinterliegende Ängste verstanden und bearbeitet werden. Typische Ängste in diesem Kontext sind z.B. den beruflichen Anforderungen nicht zu genügen, von Kollegen nicht geschätzt zu werden, nicht ausreichend belastbar zu sein, einen Rückfall erleiden zu können oder Fehler zu machen. Dabei darf auch die Perspektive des Arbeitgebers nicht vergessen werden. Es ist sinnvoll in der Therapie darüber zu sprechen, was das Verhalten des Patienten und eine lange Arbeitsunfähigkeit beim Arbeitgeber auslöst. Unter Umständen kann eine lange und nicht nachvollziehbare Arbeitsunfähigkeit einen anfänglichen Konflikt verschärfen. Eine weitere tragende Rolle kommt in diesem Bereich dem Arzt zu, der die Krankschreibung ausstellt. Ein enger Austausch ist entscheidend, nicht dass im ungünstigen Fall Arzt und Psychotherapeut nebeneinander oder gegeneinander arbeiten. Sei es, dass der Arzt dem Patienten signalisiert ihn ohne Begrenzung krankzuschreiben und damit dem Vermeidungsverhalten Vorschub leistet, oder sei es, dass der Arzt bei jedem engmaschig gesetzten Termin Druck ausübt und damit paradoxerweise genau das verhindert, was er eigentlich erreichen möchte und vom Patienten so dringend gebraucht wird: Unterstützung und Stabilität. Es gilt sich und dem Patienten klar zu machen, dass auch und gerade im beruflichen Kontext Menschen unterschiedliche Interessen verfolgen.

»Wollen Sie ihrem Vorgesetzten vorwerfen, dass er seine eigenen Interessen verfolgt, wenn sie genau das für sich selbst in Anspruch nehmen?« Und weiter: *»Ihr Vorgesetzter und Sie haben unterschiedliche Aufgaben und nehmen dabei verschiedene Rollen ein. Während Sie sich auf Inhalte konzentrieren und dabei möglichst genau sein möchten, hat Ihr Vorgesetzter neben dem Produkt auch die betriebswirtschaftliche Perspektive im Blick. Diese muss er außerdem gegenüber der nächsthöheren Führungsebene rechtfertigen. Es liegt folglich an den unterschiedlichen Positionen, dass Sie unterschiedliche Interessen verfolgen. Das muss so sein, birgt aber natürlich auch das Potenzial für Konflikte. So wie Sie für sich in Anspruch nehmen gute Gründe für Ihr Handeln zu haben, ist dies ebenso Ihrem Vorgesetzten zuzugestehen. Es ist nicht sinnvoll sich dies gegenseitig vorzuwerfen, sondern beide Perspektiven transparent zu machen und das konkrete Vorgehen auszuhandeln.«*

Folgende Zahlen verdeutlichen, dass Probleme am Arbeitsplatz ein weit verbreitetes Thema und damit eher die Regel als die Ausnahme sind. Die Anzahl der jährlichen Krankheitstage aufgrund psychischer Störungen hat sich von 48 Millionen im Jahr 2007 auf 107 Millionen im Jahr 2017 mehr als verdoppelt (Deutscher Bundestag, 2019). Dieser enorme Anstieg deutet darauf hin, dass sich in der Lebens- und Arbeitswelt einiges verändert haben muss und dass die Perspektive der kognitiven Verhaltenstherapie, die Belastung auf die innere Einstellung der Patienten zurückzuführen, nur eine von vielen ist. Was ich bei den meisten meiner Patienten sehe und der Sichtweise der humanistischen Psychotherapie entspricht, ist, dass die meisten ihre Arbeit so gut wie möglich ausführen möchten. Ich unterstelle der Mehrheit der Arbeitnehmer, dass sie sich sinnvoll und engagiert einbringen wollen. Tatsächlich ist es aber so, dass in der modernen Arbeitswelt das häufig nicht möglich oder gewollt ist. In einem global agierenden und konkurrierenden Arbeitsmarkt geht es oft um Effizienz, um Zahlen und Rendite. Auch wenn die Unzufriedenheit hoch ist, verharren viele Menschen in ihren Arbeitsverhältnissen. Jährlich wechseln nur 3% der deutschen Bevölkerung den Job (Nisic & Trübswetter, 2012). Dieses Verharren in Umständen, die einem nicht guttun, ist weit verbreitet. Das eigene Unglück ist immerhin vertraut, eine Veränderung in ihrem Ausgang vage. Sich selbst das passende Umfeld zu schaffen, erfordert Anstrengung, Mut und Zuversicht. Jeder Mensch braucht das richtige Umfeld, um aufzublühen:

> »Auf einem Hang in den Rocky Mountains wachsen in einer bestimmten Höhe besonders schöne Blumen. Viele Wanderer sind von ihnen entzückt und graben sie aus und nehmen sie mit nach Hause und pflanzen sie in ihren Garten. Doch dort verkommen diese Blumen.«
>
> Rudzio, 2020

Den Arbeitsplatz zu wechseln kann eine Lösung sein. Gleichzeitig sollte man sich aber vorher die Gründe bewusst machen, um eine Wiederholung des Konflikts an anderer Stelle zu verhindern. Denn es ist auch wahr: »Wechsele ich den Tennisplatz, den Tennisgegner oder Spielpartner, so spiele ich selbst doch immer noch mein Spiel. Ich nehme mich immer mit.«

Gerade nach mehrfacher Erfahrung von Kündigung, Erschöpfung oder Missachtung erscheint der endgültige Rückzug aus dem Erwerbsleben verlockend. Bedeutet also nicht mehr arbeiten zu müssen mehr Glück? Eine Studie aus den USA ist dieser Frage nachgegangen und hat festgestellt, dass der optimale Umfang an Freizeit bei zwei bis fünf Stunden täglich liegt (Sharif, 2021). Bei weniger Freizeit, aber auch bei mehr Freizeit, sank die persönliche Lebenszufriedenheit der Teilnehmer deutlich. Das erklärt, warum auch unter Rentnern oder Lottogewinnern ein Teil weiterhin arbeitet. Es stellt sich folglich nicht die Frage, ob arbeiten oder nicht, sondern wo, wie und vor allem mit wem?

KAPITEL 6

Mehr Gefühl wagen

»Schlecht.« Das ist häufig die Antwort, die man von Patienten erhält, wenn man fragt, wie sie sich fühlen. Im Zentrum jeder Psychotherapie stehen Gefühle. Die eigenen Gefühle wahrzunehmen, bewusst zu erleben und zu benennen, ist alles andere als leicht. »Ich fühle mich schlecht« ist Resultat familiärer Beziehungen, in denen es für Gefühle keine Sprache gibt oder Resultat eines Alltags, in dem das eigene Empfinden keinen Platz mehr auf der To-Do-Liste hat. Da steht Geburtstagsgeschenk für Tante Lydia besorgen, neue Schuhe fürs Kind bestellen, Rad zur Reparatur bringen, Kühlschrank abtauen, aber nicht, mich wieder besser spüren. Und dann kriechen doch die Gefühle irgendwo aus den Ritzen des dicht gepackten Wochenplans. Patienten kommen dann oft mit der Erwartung, dass die Gefühle, unter denen Sie leiden, durch die Therapie beseitigt werden, dass die Therapie die Angst wegmacht, wieder verlassen zu werden, oder die Scham, die aufkommt, wenn man vor dem gesamten Team eine Präsentation hält. Dabei geht es in der Therapie nicht darum *sich* besser zu fühlen, sondern *besser zu fühlen*. Die Therapielandschaft ist nicht ganz unschuldig an diesen Erwartungen. Ganze Störungsbilder werden nach Gefühlen benannt, wie die Panikstörung oder die Depression und damit impliziert, dass Gefühle an sich pathologisch sind. Dabei sind Gefühle an sich nie richtig oder falsch. Gefühle können nicht irren. Vielmehr weisen sie uns daraufhin, was uns beschäftigt, was wir brauchen oder daraufhin, was wir nicht mehr wollen. Zentrale Aufgabe jeder Psychotherapie besteht darin zu dem Gefühl vorzustoßen, das den Ursprung einer Problematik ausmacht und es zu trennen von Verhaltensweisen, die bewusst oder unbewusst eingesetzt werden, um dieses ursprüngliche Gefühl abzuwehren, es besser zu ertragen oder es in eine andere Richtung zu lenken. Es gilt das Grundgefühl von der oberflächlichen Manifestation der

Störung zu trennen. Z.B. kann der Schmerz darüber vom Partner verlassen worden zu sein, in unkontrollierbaren Ängsten, lähmende Niedergeschlagenheit oder Wut münden.

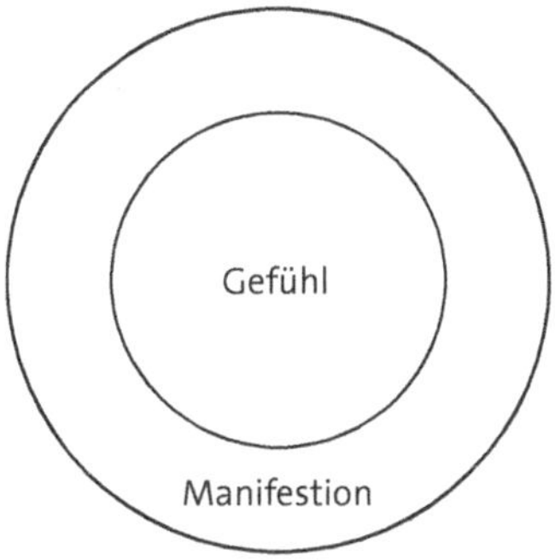

Abb. 9: Zeichnung zur Veranschaulichung der Abgrenzung von Gefühl und Manifestation.

Eine Möglichkeit, zu diesem Gefühl vorzudringen, ist folgende Frage: »Wenn Sie alle Geschichten, die Sie erlebt haben, in einen Trichter werfen, welches Gefühl kommt denn dann unten dabei heraus?« (Wilken, 2008) Therapeut und Patient destillieren sozusagen, bis sie zum Gefühl vorstoßen. Eine andere Fragetechnik besteht darin darüber zu sprechen, wie sich der Patient fühlt, wenn er mit der sichtbaren Manifestation seiner Störung aufhören würde. »Wie würden Sie sich fühlen, wenn Sie nicht den ganzen Tag im Bett verbringen würden? Wie würden Sie sich fühlen, wenn Sie aufhören würden den Herd zu kontrollieren? Wie würden Sie sich fühlen, wenn Sie wieder anfangen zu essen?«

6.1 Angst

Angst ist meiner Erfahrung nach das Gefühl Nummer eins, das einem als Psychotherapeut begegnet. Angst kann reichen von einem Zustand permanenter Sorge bei einer generalisierten Angststörung bis hin zu überflutender Panik im Rahmen einer Panikstörung. Dabei ist die Angst nur ein Symptom, das Platz in allen Störungsbildern finden kann, nicht zwangsläufig in einer Angststörung. Zur Überwindung der Angst ist letztlich immer die Konfrontation mit der schlimmsten Befürchtung notwendig. Nur so ist es für den Patienten möglich, eine korrigierende Erfahrung zu machen. Nur so kann erlebt werden, dass nicht eintritt, was befürchtet wird oder dass selbst das Eintreten des schlimmsten Moments »überlebt« und ausgehalten werden kann. Man kann fünfzig Sitzungen lang Ängste im sokratischen Dialog disputieren. Meist reicht aber eine, um zu erleben, dass Befürchtungen unbegründet sind.

Fallbeispiel Frau P.

Frau Ps. Angst gehörte zu den häufigsten psychischen Problemen, taucht aber selten in einer psychotherapeutischen Praxis auf: Die isolierte Phobie. Spinnen, Hunden, Flugzeugen oder Fahrstühlen kann man im Alltag zur Not aus dem Weg gehen. Frau P.s Angst vor Spinnen war inzwischen jedoch so stark ausgeprägt, dass sie nicht mehr allein den Keller und die Garage ihres Hauses betreten konnte. Sie fuhr auch nicht mehr Auto, weil sie während der Fahrt von einer Spinne hätte attackiert werden und die Kontrolle über das Fahrzeug verlieren können. Das stellte ein echtes Problem dar, da Frau P. und ihre Familie auf dem Land wohnten und man mit öffentlichen Verkehrsmitteln nicht weit kam. Damit die Tiere nicht ins Haus gelangten, hatte die Patientin jedes Fenster mit Moskitonetzen bespannt und das Wäscheaufhängen dauerte Stunden, da sie jedes Kleidungsstück akribisch nach Spinnen absuchte. Mann und Sohn mussten ihre Schuhe nach einem festgelegten Schema absuchen und abklopfen, bevor sie ins Haus gingen. Wurde eine Spinne gefunden, musste sie vor den Augen der Patientin getötet werden. Beim Anblick einer Spinne empfand die Patientin extremen Ekel und bekam Herzrasen, so dass sie fürchtete, es könnte stehen bleiben. Dass ihr Sohn inzwischen Angst vor kleinen Tieren wie Schnecken, Käfern und Spinnen entwickelt hatte, brachte sie in die Einrichtung, in der ich mein Praktikum absolvierte. Dort war es möglich, massierte Expositionsbehandlungen mehrere Tage am Stück durchzuführen. Ich war als Praktikantin einem erfahrenen Therapeuten zugeteilt. Nachdem wir die Patientin über Entstehung und Aufrechterhaltung von Phobien mittels der Angstverlaufskurve aufgeklärt hatten, begaben wir uns in unseren Wohnungen auf Spinnensuche. Da ich im Keller eines Altbaus wohnte, stellte es kein Problem dar, verschiedene Exemplare für die Exposition zu finden. Außerdem liehen wir uns in der Zoohandlung eine Brachypelma Boehmei – eine mexikanische Rotbeinvogelspinne – aus. Entsprechend eines gestuften Expositionsplans betrachtete Frau P. Bilder und Filmausschnitte von Spinnen aller Art, bevor sie unsere Hausspinnen beobachten und mit einem Stift berühren sollte. Entgegen ihrer Befürchtung von unseren Hausspinnen angesprungen zu werden, bewegten sich die Tiere flink von ihr weg und ermüdeten schnell. Ein Durchbruch für Frau P. stellte die Erkenntnis dar, dass sie die Bewegung der Spinnen kontrollieren konnte. Schließlich berührte sie die Spinnen und später auch unsere Brachypelma selbst mit der Hand. Ein Spinnenexperte, der privat exotische Spinnen sammelte, sorgte dafür, dass die Spinne nicht selbst vor Stress kollabierte. Er versorgte das Tier vor und nach den Sitzungen. Nachdem unsere Patientin zwei Wochen lang täglich drei bis fünf Stunden mit Spinnen verbracht hatte, konnte die Behandlung mit Erfolg abgeschlossen werden.

6.2 Trauer

Trauer erleben wir, wenn wir einen geliebten Menschen oder andere wichtige Lebenselemente wie eine berufliche Funktion oder unsere körperliche Unversehrtheit verlieren. In der therapeutischen Literatur heißt es dazu häufig trocken, dass es darum gehe, die Trauer durchzuarbeiten, den Verlust zu integrieren und sich wieder zu orientieren. Dabei werden häufig die verschiedenen Stufen der Trauer zitiert und festgestellt, dass diese Stufen nicht deutlich abgegrenzt sind und auch nicht nacheinander genommen werden. Es wird unterschlagen, dass es Verluste gibt, die nicht wiedergutzumachen sind, und die Treppe mit all ihren Stufen kein Ende nimmt. Damit passt die Trauer auch nicht in eine Art Psychotherapie, die eine Heilung von der Trauer verspricht. Die Idee, dass der Verlust irgendwann nicht mehr schmerzt, ist dann unrealistisch. Einen Verlust besser zu ertragen kann Jahre, ein ganzes

Leben lang dauern. Das schlichte Aushalten und damit leben ist das Ziel. Das bedeutet auch, dass es nicht darum geht, den Trauernden zu »trösten«, denn eine Art Trost, der den Verlust weniger schmerzlich erscheinen lässt, gibt es nicht. Es ist wichtig dies gegenüber dem Patienten anzuerkennen, dass es gerade nichts gibt, was ihn trösten kann. Trauer ist nie nur Trauer um den geliebten Menschen, sondern Teil eines umfassenderen Gefühls von Verlust: dem Verlust sämtlicher Gewissheiten. Ein Patient drückte es so aus »Es fühlt sich an, als seien die Naturgesetze außer Kraft gesetzt. Ich würde nicht mit der Wimper zucken, wenn ich morgen früh aufwachte und der Himmel ist grün und das Gras blau und wir Menschen bewegen uns auf dem Kopf fort.« Aus einer gläubigen Patientin, deren Mann wenige Tage zuvor verstorben war, brach es heraus: »Ich glaube an gar nichts mehr.« Diesem Verlust von Orientierung gilt es zu begegnen und zu konstatieren:

»Der Tod einer geliebten Person, ob jung oder alt, ist etwas, auf das man sich nicht vorbereiten kann. Für diesen Moment und für die Zeit danach, gibt es kein Geländer.« Bevor ich eigene Erfahrung mit Verlust machte, war ich im Rückblick gesehen Patienten gegenüber, die um Angehörige trauerten, ungeduldig. Ich fragte mich nach einem halben Jahr, warum sie immer noch in jeder Sitzung weinten und wartete auf eine Verbesserung der Stimmung. Erst als jemand starb, der mir sehr nah war, verstand ich, dass niemals mehr etwas so sein würde wie davor. Nur drei Einsichten haben für mich einen Unterschied gemacht: Freunde aus der Schulzeit kamen unaufgefordert aus ganz Deutschland, um mir bei der Beerdigung beizustehen. Eine Kollegin nahm mich in den Arm und weinte mit mir, als ich danach das erste Mal wieder zur Arbeit ging. Ich war nicht allein. Das ist etwas, was Therapie leisten kann. Sich als Therapeut nicht abzuwenden von der Trauer, auch wenn Verwandte und Freunde längst wieder zum Alltag zurückgekehrt sind. Die zweite Erkenntnis war die, dass meine Qual nur deshalb so groß ist, weil ich den verstorbenen Menschen so geliebt habe. Denn »Trauer ist das Glück geliebt zu haben.« (Ngozi, 2021). Und die dritte Erkenntnis verwies auf einen größeren Sinn jeden menschlichen Lebens und dass es nicht vergebens ist. Ein Freund erzählte mir in einer besonders dunklen Stunde, dass jedes Leben wie ein Ton in einem Lied sei. Jeder Ton ist einzigartig und Teil einer Melodie, die weiterklingt,

auch wenn viele Töne schon verhallt sind. Die Melodie wäre eine andere, würden diese Töne fehlen. Jeder einzelne Ton klingt nur kurz, die Melodie klingt weiter.

Ein Verlust kann abgesehen von Trauer auch andere Emotionen auslösen wie Ärger oder Schuld, die nicht übersehen werden sollten. Eine meiner Patientinnen war noch sehr jung, als sie kurz hintereinander Vater und Mutter an schweren Krankheiten verlor. Wir hatten uns in der Arbeit vor allem auf ihre Trauer konzentriert, die sie vermied, indem sie sich Sitzung für Sitzung über ihren Freund beklagte, der zuhause die Wäsche nicht ordentlich genug zusammenlegte, oder über Kollegen, die ihre Arbeit nie gewissenhaft genug erledigten. Während eines Klinikaufenthaltes sahen die Therapeuten, dass diese nicht endende Wut sich im Kern auf die Erkrankung und ihre Eltern richtete, die sie verlassen hatten. Eine Art Durchbruch stellte dabei eine emotionsaktivierende Übung dar, in der sie die Erkrankungen auf ein Blatt Papier schrieb und mit einem zusammengerollten Handtuch darauf einschlug, bis sie erschöpft war.

6.3 Schuld und Scham

Schuldgefühle entstehen durch konkretes Fehlverhalten. Sie können nicht allein über kognitive Therapie reduziert werden, denn Schuld habituiert nicht bei einer wiederholten Konfrontation. Dabei sollte Schuld nicht zu schnell relativiert werden. Bei einem meiner Patienten, der Sitzung für Sitzung besonders hart mit sich ins Gericht ging, erinnerte ich daran, dass jeder, der sich vermeintlich schuldig gemacht hat und angeklagt wird, in einem ordentlichen Verfahren nicht nur einen Ankläger hat, sondern auch einen Verteidiger. Nachdem wir mehrere Wochen dem Ankläger zugehört hatten, ließen wir auch den Verteidiger zu Wort kommen. Und ich erinnerte daran, dass selbst bei einem Schuldspruch die Strafe irgendwann abgegolten ist. Auch bei »lebenslänglich« kann sie nach 15 Jahren enden. Auch Scham ist eine Emotion, an die man sich durch eine klassische Exposition nicht gewöhnen kann. Schuld und Scham sind selbstbewertende negative Emotionen, die auf einen Beziehungskontext hinweisen (Schuhrke,

2019). Der Schamgedanke betrifft Stigmatisierung durch die Gemeinschaft. Als Reaktion löst sie Unterwerfung aus. Typisch ist daher die Vermeidung des Blickkontakts.

Fallbeispiel Herr A.

Herr A. wich meinem Blick nicht aus und ich fragte mich, warum Herr A. ausgerechnet mich als Therapeutin ausgewählt hatte. Herr A. war selbst ausgebildeter ärztlicher Psychotherapeut und leitete eine Station einer psychiatrischen Klinik. Je mehr Informationen ich im Rahmen der beruflichen Anamnese erhob , desto höher war mein Puls. Was konnte ich als Berufseinsteigerin einem »alten Hasen« wie ihm schon anbieten? Der Unterschied zwischen uns war zu offensichtlich, als dass ich ihn in der Behandlung hätte ignorieren können. Herr A. sagte es geradeheraus: »Vor Ihnen muss ich mich nicht schämen.« Das war also sein Thema: Obwohl er Jahre an Berufserfahrung gesammelt hat, belastete ihn die Verantwortung für Patienten und Psychotherapeuten in Ausbildung, sodass er sich mit Cannabis selbst behandelte.

Allein die Notwendigkeit sich in Psychotherapie begeben, löst bei vielen Patienten Scham aus. Daher ist es ein Gefühl, das gleich in den ersten Sitzungen mit im Zimmer sitzt. Auch wenn es von den Patienten nicht explizit ausgesprochen wird, wie typischerweise »Ich weiß gar nicht, ob ich hier richtig bin.« Oder »So schlecht geht es mir gar nicht, anderen Pateinten geht's bestimmt schlimmer« ist es im Erstgespräch wichtig zu sagen: »Gut, dass Sie heute hierhergekommen sind.«

6.4 Wut

Gefühle verweisen auf zugrundeliegende Bedürfnisse wie das Bedürfnis nach Abgrenzung, Nähe und Zugehörigkeit. Damit sind sie eine Art Kompass und zeigen uns die Richtung an, in die wir uns in unserem Leben bewegen. Dabei dominieren Gefühle, die helfen Bindungen einzugehen und zu erhalten, wie Liebe, Trauer, Scham, Schuld und Angst. Wut ist das einzige Gefühl, das für Selbstbehauptung, Trennung und

Abgrenzung steht. Es entsteht durch eine Anspruchsverletzung und zeigt die Grenzen zwischen mir und dem anderen. Es zeigt, was ich nicht möchte und wo meine Grenzen überschritten werden. Vielleicht ist es deshalb in der Psychotherapie oft auffällig abwesend. Es kann bedrohlich sein ein Gefühl zu spüren, das Grenzen zwischen mir und anderen aufzeigt. So wie Angst in therapeutischen Sitzungen oft wie selbstverständlich dabeisitzt, müssen Ärger und Wut oft erst langsam hervorgelockt werden. Damit verweisen auch unsere Gefühle immer wieder auf unsere Beziehungen. Beziehungen basieren auf Bindung und Autonomie. Wut betont unsere Eigenständigkeit und verweist auf unsere Werte und Normen. Damit ist Wut wie jedes andere Gefühl grundsätzlich erst einmal funktional. Dysfunktional wird sie erst, wenn sie einhergeht mit Zynismus, Aggression oder Unterdrückung. Die Unterdrückung von Wut funktioniert nur begrenzt und mündet über kurz oder lang in einer unangemessenen Aggression gegenüber Unbeteiligten, einem selbst oder im besten Fall dem Auslöser gegenüber. Wut kann aber auch erkalten, wenn sie chronisch übergangen wird und sich manifestieren in Depression, Ohnmacht und Verbitterung. Wenn Bedürfnisse immer wieder nicht erfüllt werden und Gefühle durch das Umfeld nicht validiert, kann die Regulation von Emotionen nicht gelernt werden und sämtliche Bedürfnisse werden »abgestellt«. Wut kann dann nicht mehr empfunden werden, selbst wenn sie sinnvoll wäre.

KAPITEL 7

Interaktion

7.1 Arbeiten im Toleranzfenster

Ein häufiger Grund für mangelnde Fortschritte in der Therapie ist, dass der Therapeut über oder unter der individuellen Toleranzgrenze des Patienten für Gefühle arbeitet (Rousmaniere, 2017). Arbeitet man oberhalb dieser Grenze, besteht die Gefahr, dass der Patient emotional überflutet wird, arbeitet man darunter, ist der Patient zu wenig involviert im Therapiegeschehen. Anzeichen dafür, dass der Patient sich über seiner persönlichen Toleranzgrenze befindet, sind Symptome einer starken vegetativen Erregung wie z. B. Herzrasen, Übelkeit, Schwindel oder Schwitzen. Es kann sich auch zeigen in motorischer Unruhe, der Patient kann nicht stillsitzen, nestelt an seiner Kleidung oder hat ein hohes Sprechtempo. Dieses hohe Maß an Erregung lässt in der Regel innerhalb einer Sitzung oder spätestens nach mehreren Sitzungen von allein nach. Bis dahin geht es vor allem darum präsent zu sein, bis der Patient alles aussprechen, sich sozusagen abreagieren konnte. Das vegetative Nervensystem ist nicht in der Lage über einen langen Zeitraum ein hohes Maß an Energie freizusetzen. Dieses Phänomen ist auch von Panikattacken bekannt, die subjektiv eine Ewigkeit zu dauern scheinen, im Durchschnitt aber selten länger als zwanzig Minuten anhalten. Ist das Wechselspiel aus Sympathikus und Parasympathikus nicht mehr funktionsfähig, sollte nach Möglichkeiten gesucht werden, wie der Patient gezielt die innere Erregung senken kann, z. B. durch Atemtechniken. Das ist insbesondere dann notwendig, wenn die starke Erregung die therapeutische Arbeit verhindert.

Übung: Atemtechnik zur Senkung starker Erregung

- Lippenbremse: Der Patient wird aufgefordert, tief durch die Nase einzuatmen und durch die fast geschlossenen Lippen locker auszuatmen. Der Luftstrom wird abgebremst, das Ausatmen verlängert und die Atemwege erweitert.
- Bis 10: Der Patient wird gebeten, durch die Nase ein- und wieder auszuatmen. Er soll jeden Atemzug zählen, bis er bei 10 ankommt. Dann beginnt er von vorne. Wenn er zwischendurch den Faden verliert, beginnt er auch wieder bei 1. Die Dauer der Übung kann individuell angepasst werden. (angelehnt an Bohus & Wolf-Arehult, 2021)

In manchen Fällen stellt das Erreichen des Toleranzfensters nicht die Voraussetzung für die Behandlung, sondern das eigentliche Therapieziel dar. Dies gilt insbesondere für Patienten mit Störungsbildern, für die ein erhöhtes Arousal charakteristisch ist wie z. B. die Posttraumatische Belastungsstörung, Generalisierte Angststörung oder Panikstörung.

Fallbeispiel Frau W.

Frau W. kam auch nach zwölf Sitzungen immer noch stets nassgeschwitzt und mit feuchten Händen zum Termin. Sie äußerte die Sorge, dass sie sich in meiner Gegenwart falsch verhalten könnte. Sie empfand das Zusammensein mit Menschen als bedrohlich, seitdem sie Gewalt durch ihren Stiefvater erfahren hatte.

Im Fall von Frau W. besteht das therapeutische Dilemma darin, dass das Therapiesetting gleichzeitig sowohl notwendige Hilfe als auch eine Bedrohung darstellt. Der therapeutische Raum sollte daher so sicher wie möglich gestaltet und das massive Arousal als Teil der Symptomatik entsprechend behandelt werden. Damit ist das Erreichen des Toleranzfensters nicht die Voraussetzung, sondern das Ziel einer gelungenen Behandlung. Befindet sich der Patient unter seiner Toleranzgrenze für Gefühle, gewinnt man den Eindruck, er sei unbeteiligt oder desinteressiert. Er ist zwar zur Sitzung erschienen, scheint oberflächlich am

Gespräch teilzunehmen, antwortet oder hört zu, ist aber nicht echt involviert. In solchen Momenten geht es darum, nicht darüber hinwegzugehen, sondern diesen Eindruck zurückzumelden und beispielsweise zu fragen, ob sich diese Wahrnehmung mit dem Empfinden des Patienten deckt, und zu versuchen die Gründe genauer zu verstehen. Es kann sich dabei um ein bewusstes oder unbewusstes Vermeiden von relevanten Themen handeln. Therapeut und Patient schippern gemeinsam an der Wasseroberfläche herum, anstatt in die Tiefe zu tauchen. Ein weiteres Anzeichen dafür, dass sich der Patient unter seiner Toleranzgrenze befindet, ist, dass er zwar unheimlich engagiert wirkt, solange er von seinen Erlebnissen berichtet, dieses Engagement aber sofort erschlafft, sobald man sich als Therapeut einschalten möchte. Man gewinnt den Eindruck, das Gegenüber ist die ganze Zeit dabei Inhalte zu produzieren, aber nicht bereit Anregungen vom Therapeuten aufzugreifen. Man kann das gut mit der Funktionsweise eines Funkgeräts vergleichen. Mit einem Funkgerät kann ich entweder senden oder empfangen. In solchen Konstellationen ist der Patient die ganze Zeit auf »Sendung«, schaltet aber nicht um auf Empfang. Eines der eindrücklichsten Erlebnisse hatte ich dazu mit Frau S.

Fallbeispiel Frau S.

Frau S. erschien zum Erstgespräch. Im Wartebereich wirkte es bereits so, als hätte sie ungeduldig auf mich gewartet. Sie sprang auf wie eine Sprungfeder, als sie mich sah, und hatte mehrere große Taschen bei sich. Wir gingen gemeinsam in den Behandlungsraum, setzten uns und ich begann mich vorzustellen und zu erklären, was sie bei einem Erstgespräch erwartete. Kaum hatte ich damit angesetzt, unterbrach sie mich auch schon und meinte, ihr sei es eigentlich völlig egal, wer da vor ihr säße, sie sei nur froh endlich einen Therapieplatz zu haben und müsse mir dringend berichten, wie es ihr gehe. Sie ging dann nahtlos dazu über, von ihrer Auseinandersetzung mit ihrer Vorgesetzten zu erzählen und ich hatte große Mühe, die Anamnese wie üblich durchzuführen.

Fallbeispiel Frau G.

Frau G. hatte es dank einer Magen-Verkleinerung geschafft, massiv an Gewicht zu verlieren. Seit ihrer Rückkehr an den Arbeitsplatz war sie massiv überfordert mit ihren Aufgaben und litt unter der Depression und dem Messie-Verhalten ihres Partners. Sie sagte mir nach den ersten Sitzungen direkt, dass sie eigentlich nur jemand brauche, bei dem sie sich auskotzen könne. Diese Redewendung des sich Auskotzens habe ich jetzt schon häufiger von Patienten gehört und die Vorstellung, mein Gegenüber erbreche sich direkt vor meinen Füßen oder meine Aufgabe bestehe darin, ihm die Haare aus dem Gewicht zu halten und danach das Gesicht abzuwischen, bereitet mir jedes Mal körperliches Unbehagen.

In einer meiner ersten Supervisionen im Rahmen meiner ambulanten Tätigkeit, in denen wir einen Videoausschnitt meiner Sitzung mit Frau S. anschauten und reflektierten, meldete meine Supervisorin mir zurück: »Die Patientin benutzt Sie als Mülleimer.« Das war genau das, was ich im Beisein mit Frau S. empfunden hatte, aber bisher nicht hatte ausdrücken können. Exakt dieses »benutzt werden« führt zu einem starken Unwohlsein, das nicht übergangen werden sollte, denn sicherlich ist man als Therapeut nicht die einzige Person, die im Beisein des Patienten so empfindet. Es kann eine wichtige Rückmeldung für den Patienten sein zu hören, wie er auf andere wirkt, bzw. mit anderen umgeht – falls er dafür aufgeschlossen ist. Als grundsätzliches Prinzip innerhalb einer Psychotherapie anzusprechen, was einem auffällt, insbesondere, wenn es um interaktionelle Auffälligkeiten geht, gilt daher auch hier: »Frau S., interessiert Sie denn das, was ich sage?«, »Frau S., können Sie wiederholen, was ich gerade gesagt habe?«, »Frau S., Sie sind gar nicht auf meine Anmerkung eingegangen. Wie kommt das?«, oder »Frau S., ich bin gerade etwas verwirrt. Wie passt das, was sie sagen und meine Anmerkung gerade zusammen?« Es kann dabei notwendig sein, das eigene Gesagte wie eine Schallplatte im Wortlaut zu wiederholen, wenn der Patient auch dieses Nachfragen übergeht. Auch in diesen minimalen Einheiten der therapeutischen Interaktion sollte das Vermeidungsverhalten des Patienten nicht zugelassen werden. Auch das kann einen Novizen von einem Experten unterscheiden: Zwischentöne in der therapeutischen Sitzung zügig zu erkennen sowie direkt und hartnäckig darauf zu reagieren. Es ergibt darüber hinaus Sinn zu erforschen, inwiefern dieses Muster auch außerhalb der Behandlung auftritt (»Kennen Sie das auch aus anderen Situationen?«, »Hat Ihnen das auch schonmal jemand anderes gesagt?«) und das Verhaltensmuster mit der Symptomatik zu verbinden (»Inwiefern könnte dieses beschäftigt mit sich selbst sein mit Ihrer Angst zusammenhängen?«). Hinweise darauf, dass unter der Toleranzgrenze für Gefühle gearbeitet wird, kann man als Therapeut auch in sich selbst finden, und zwar dann, wenn man sich in der Sitzung langweilt, genervt ist oder ungeduldig wird.

> »Wir fragen, warum viele Kliniker Stunden damit zubringen Patienten wie folgt zu überzeugen: ›Anders als der Rest der Gesellschaft kann ich Sie akzeptieren und gerne haben, egal wie Sie sich verhalten.‹ ... Jeder, der verrückt, soziopathisch oder neurotisch handelt, ist in dieser Hinsicht unbeliebt und es wäre besser für ihn sich zu verändern, damit mehr Leute in einer positiven Weise auf ihn reagieren können.«
>
> Farrelly & Brandsma, 2009

Es geht hierbei aber nicht nur um das Erkennen und Benennen von interaktionellen Auffälligkeiten als Teil der Pathologie, sondern darum das Feld dafür zu bereiten, damit die therapeutischen Gespräche nicht ausnahmslos einer Entlastung oder eines Abladens dienen. Dies kann zwar ein wichtiger Teil von Psychotherapie sein, verhindert aber, wenn es zum Selbstzweck wird, eine tatsächliche Veränderung und Symptomlinderung. Das gleiche Prinzip gilt auch für die Behandlung von Gruppen. Zum Konzept der psychologischen Gruppeneinheiten in der interdisziplinären Schmerztherapie gehörte eine ausführliche Aufklärung über die neurobiologische Entstehung von akuten und anhaltenden Schmerzen. In all den Jahren habe ich viele Patienten erlebt, die neugierig waren und dankbar für all die Informationen, die ihnen bisher nicht zugänglich waren und die für die Patienten vieles erklärbar machten. Nicht selten habe ich aber auch erlebt, dass Patienten zugehört haben, um dann festzustellen: »Ja, das mag ja alles stimmen, aber bei mir ist das anders.«, oder »Ja, eine zentrale Sensibilisierung mag es geben, aber ich habe nun einmal einen Bandscheibenvorfall.«, oder »Ich bilde mir den Schmerz doch nicht ein.« (was ich nie behauptet hatte). Man kann das den Patienten nicht zwangsläufig vorwerfen, denn oft kommen sie zu uns randvoll mit Erklärungsansätzen und Wissen aus Jahren voriger Behandlungen und Halbwissen aus dem Internet. Dazu passt gut die folgende Geschichte.

Ein Professor der Philosophie aus einem westlichen Land stammend reiste einmal in ein fernes Land. Er traf spannende Menschen und Gelehrte. Er stellte sich viele Fragen. Fragen nach Meditation und Gott, nach dem Sinn des Lebens und der Unendlichkeit. Doch er fand keine Antworten. Eines Tages wanderte der Professor immer weiter hoch in die Berge. Plötzlich stand er vor dem einfachen Haus eines Zen-Meisters. Dieser lud den westlichen Mann zu sich ein. Der Professor sprudelte nur so vor Fragen und Wissensdurst. Er zählte dem Meister seine akademischen Titel auf und klagte über seine Verzweiflung über all die nicht beantworteten Fragen im Leben. Der Meister schwieg. Dann sagte er: »Ich mache dir einen Tee.« Ungeduldig wartete der Professor, bis der Meister mit einer Tasse zurückkehrte. Tee trinken? Fragte sich der weit gereiste Gast insgeheim. Ich bin doch gekommen, um Antworten zu bekommen. Ob diese Reise wohl umsonst war? Gedanken schwirrten durch seinen Kopf und als er gerade aufstehen möchte, kehrte der Zen-Meister mit einer Kanne frisch aufgebrühten Tee und einer Tasse zurück. Eine Tasse Tee nach der langen Reise schadet ja nicht, bevor ich gehe, dachte sich der Professor und blieb. Der alte Mann begann einzuschenken. Der dampfende Tee erstürzte sich in die Tasse. Immer weiter. Immer weiter. Auch als die Tasse längst voll war und sich das heiße Getränke über den Rand auf die Untertasse ergoss, hörte er nicht auf zu gießen. Erschrocken sprang der Professor von seinem Stuhl vom Tisch weg. »Halt! Genug!«, rief er. »Die Tasse ist doch voll! Sehen Sie das nicht?« Da hielt der Meister inne und schaute seinem Gast zum ersten Mal ins Gesicht. Seine faltigen Augen umspielte ein Lächeln. Plötzlich sah der Mann gar nicht mehr so gebrechlich aus. Weisheit und Lebenserfahrung strahlte jede Faser seines Körpers aus.

»Genauso wie mit dieser Tasse, ist es auch mit dir«, sprach der Meister ruhig. »Du bist voll gefüllt. Mit Fragen, mit Wissen, mit Vorurteilen. Wie kann ich dir da noch Antworten geben, wenn kein Platz mehr ist? Erst wenn du deine Tasse leerst, hast du wieder Platz. Für Neues, für Einsichten, für Antworten.«

Nach einer Zen-Geschichte in Schug, 2016

Manchmal sind Menschen also so voll von eigenen Überzeugungen, Vorurteilen und Vorwissen, dass sie nicht bereit sind, offen zu sein gegenüber alternativen Erklärungsmodellen. Es ist immer wieder spannend zu erleben, dass sich diese Patienten in der Regel selbst nicht als verschlossen erleben und es bleibt in jedem einzelnen Fall abzuwarten, ob durch eine empathische Konfrontation etwas in Bewegung kommt. Meiner Erfahrung nach, sind ein begrenzt ausgeprägtes Problembewusstsein oder die Fähigkeit zur kritischen Selbstreflexion sehr robust. Ein Grund für die Ablehnung alternativer Erklärungen kann sein, dass diese alternative Sichtweise zu bedrohlich für das Selbst ist. Nehmen wir an, ein Mensch leidet seit vielen Jahren an Rückenschmerzen, musste sich deswegen einen neuen Beruf suchen und sich diversen Operationen unterziehen. Vielleicht arbeitet der Betroffene jetzt nicht mehr im Lager, weil er dort schwere Gewichte heben muss und das Fahren des Gabelstaplers mit unangenehmen Erschütterungen einhergeht. Stattdessen wurde er nach langen Kämpfen mit dem Vorgesetzten ins Büro versetzt. Seine Arbeitsfähigkeit wurde immer wieder durch operative Eingriffe, wie eine Verödung von Nervenbahnen oder einer Versteifung der Wirbelsäule, unterbrochen. Sicherlich wäre es sehr schwer zu akzeptieren, dass es laut einer zweiten Meinung so weit nicht hätte kommen müssen. Mit einer Abwehr dieser Bedrohung werden auch damit verbundene Gefühle wie Trauer oder Wut vermieden. Grundsätzlich kann das Vermeiden von Gefühlen Ursache dafür sein, dass sich das therapeutische Gespräch im Ungefähren bewegt und der Patient unter der persönlichen Toleranzgrenze bleibt. Auf die Frage, wie der Patient sich fühlt, erhält man dann eine ausweichende oder undifferenzierte Antwort wie »schlecht«, »es geht« oder »weiß ich nicht«. Es lohnt sich dann genauer nachzufragen, wie der Patient das Gefühl benennen würde, oder, wenn dies dem Patienten nicht möglich ist, das Gefühl zu spiegeln. (»Sie erscheinen mir gerade traurig.«) oder es im Körper zu erforschen (»Wo genau können Sie das Gefühl im Körper spüren und wie fühlt es sich dort an?« »Spüren Sie einen Impuls?« »Gibt es etwas, was sie gerade gerne tun würden?«) Es sind auch Unterbrechungen sinnvoll, wenn der Patient durch das Reden sich immer mehr vom Empfinden entfernt. Zwischen diesen hier beiden beschriebenen Polen von Überflutung und fehlendem Kontakt mit eigenen Emotionen, befindet sich das Fenster der Toleranz, in dem es dem Patienten möglich ist, Gefühle zu spüren und diese auszuhalten. Innerhalb dieses Fensters können die Emotionen therapeutisch genutzt, bearbeitet und integriert werden.

7.2 Wirksames Zuhören

Die Fähigkeit »zuzuhören« scheint sprichwörtlich überlebenswichtig zu sein. So zeigen Untersuchungen, dass Patienten, die von Ärztinnen behandelt werden, im Durchschnitt länger leben als die, die von Ärzten betreut werden. Ein Unterschied zwischen diesen beiden Gruppen liegt laut einer Studie darin, dass Ärztinnen durchschnittlich drei Minuten warteten, bevor sie einen Patienten unterbrachen. Ärzte hielten das nur 47 Sekunden aus. Die Zufriedenheit der Patienten mit Arztgesprächen hängt direkt mit der Höhe ihres eigenen Gesprächsanteils zusammen, der idealerweise größer sein sollte als der des Arztes (Borasio, 2020). Wie lange hören Sie zu bevor Sie reagieren?

7.3 Wirksame Fragen

Bestimmte Fragen oder Statements haben größeres Potenzial, die Behandlung voranzubringen, als andere. In der Regel sind das keine Fragen, die auf neues »Material« abzielen, im Sinne von Informationen zu den Symptomen, zum Kontext oder biographischen Hintergrund des Patienten. Mehr Material führt nicht zwangsläufig zu tieferem Verstehen. Hilfreiche Fragen beziehen sich in der Regel auf die Metaebene oder verschaffen einen Wechsel der Blickrichtung.

- »Was würden Sie einem Freund in derselben Situation raten?«
- »Was würde jemand sagen oder tun, den Sie in dieser Hinsicht für sehr kreativ und fähig halten?«

Wir sehen Probleme und deren Lösungen klarer, wenn sie nicht uns selbst betreffen. Stellt man eine dieser Fragen, dann ist es oft überraschend, dass die Antworten darauf wie aus der Pistole geschossen kommen. Dadurch zeigt sich, dass eine Form der Lösung vom Patienten bereits gedacht wurde und nicht erst im Rahmen der Therapie entwickelt werden muss. Man kann sich dann auf den wichtigeren Aspekt konzentrieren: Was hilft, um dieser Form von Entwicklung näher zu kommen? Die Antworten können zudem leichter akzeptiert werden, da sie vom Patienten selbst ausgesprochen werden.

- Wie wird es Ihnen langfristig gehen, wenn Sie an dieser Meinung festhalten?
- Wie werden Sie in zehn Jahren darüber nachdenken?

Diese Fragen stammen aus der kognitiven Verhaltenstherapie und schaffen ebenfalls Distanz: Nicht durch einen Wechsel der Rollen, sondern durch einen Wechsel der zeitlichen Ebene.

> »Was wäre der Nachteil, wenn sich dieses Problem verändern würde? Und ich möchte Ihre zweite Antwort hören. Denn die erste Antwort lautet meistens: Nichts würde sich ändern bzw. mir würde es endlich besser gehen.«
>
> Watzlawick in Köhler-Ludescher & Simon, 2014

So wie Ärzte im Laufe der Zeit immer wieder die gleichen Medikamente verschreiben, da sie mit ihnen gute Erfahrungen gemacht haben, nutzt auch jeder Therapeut bestimmte Fragen und Interventionen immer wieder, da sie sich bewährt haben. Für Paul Watzlawick war das die Frage nach dem Nachteil eines Problems, womit er direkt auf die vorhandene Funktion abzielte. Sie ergibt insbesondere dann Sinn, wenn Symptome trotz Behandlung weiter persistieren oder es zu einer Symptomverschiebung kommt.

- »Wie hängt dieses Thema zusammen mit …?«

Vielleicht ging es in der letzten Sitzung um die agoraphobischen Ängste des Patienten und beim nächsten Termin berichtet der Patient ausgiebig vom neuen Hund seiner Partnerin oder der Steuererklärung. Wenn es scheinbar keinen thematischen Zusammenhang zwischen zwei Sitzungen gibt oder der Patient inhaltlich springt, kann mit dieser Frage die Verbindung zwischen verschiedenen Themen hergestellt werden. Es lässt sich ein Muster einer zugrundeliegenden Thematik erkennen, anstatt nur Einzelteile.

- »Worauf wollen Sie hinaus?«/»Wozu erzählen Sie mir das?

Wenn Aussagen des Patienten völlig zusammenhanglos erscheinen und einen ratlos zurücklassen, gilt es, wie immer, dies direkt anzusprechen.

7.4 Wirksame Statements

7.4.1 Erlebtes würdigen

»Wenn ich Ihnen so zuhöre, wird mir deutlich wieviel Sie in den letzten Jahren durchgemacht haben.«

Ich war Anfang 20, frisch von der Uni und absolvierte mein praktisches Jahr in einer Tagesklinik für ältere Menschen. Ich hatte das Glück in ein tolles Team aus Pflegern, Physio- und Ergotherapeuten aufgenommen zu werden und mit in die Einzelgespräche der Stationspsychologin gehen zu können. Astrid war Mitte 50, hatte die meiste Zeit ihres Berufslebens als Krankenschwester gearbeitet und später das Psychologie-Studium aufgenommen. Der erste Satz, der sich in meinem Berufsleben bei mir einprägte und den ich bis heute nahezu in jedem Erstgespräch ausspreche, ist von ihr. Ich bin mir nicht sicher, ob er zu selbstverständlich ist, um extra erwähnt zu werden, dennoch: Es geht darum zu würdigen, was das Gegenüber erlebt hat, und zu zeigen, dass man zuhört und das Erlebte erfasst. Gut daran anschließen lässt sich im Sinne der Aktivierung von Ressourcen:

»Wie haben Sie es geschafft, das durchzustehen?«

7.4.2 Trennen zwischen Gegenwart und Zukunft

Belastungen ergeben sich erstaunlicherweise selten dadurch, was gerade ist, sondern, was werden könnte. Menschen kommen nicht, weil sie ihren Job verloren haben, sondern weil sie fürchten, keinen neuen zu finden. Nicht weil ihre Partnerin an Krebs erkrankt ist, sondern weil sie sich sorgen, sie könnte daran sterben. Es gilt sich immer wieder den Unterschied zwischen hier und heute und dort und morgen klarzumachen. Erkennt man, dass sich das Gegenüber in einer möglichen und dann meist katastrophalen Zukunft verliert, kann man fragen, was tatsächlich dafürspricht, dass dieses katastrophale Szenario eintritt, und dem ausreichend Raum geben. Erst danach sollte sich den Aspekten gewidmet werden, die gegen ein katastrophales Ende sprechen. Eine andere Herangehensweise wäre das katastrophale Szenario zu Ende zu denken, denn oft bleiben die katastrophalen Szenarien diffus.

Fallbeispiel Frau E.

Frau E., eine Bankangestellte, hatte von einem Flirt zwischen ihrem Partner und einer Kollegin erfahren und war in nackter Panik, sie könnte ihren Partner verlieren. Wir begannen genau dieses Szenario durchzusprechen. »Was könnte schlimmstenfalls passieren?« »Er könnte sich in eine andere verlieben.« »Wie würde es dann weitergehen, wenn Sie vom Schlimmsten ausgehen?« »Er könnte mich verlassen?« »Und dann?« »Das wäre ganz schrecklich für mich. Ich könnte das gar nicht aushalten.« An dieser Stelle des schrecklichsten Moments enden meist Grübelkaskaden. »Er würde sie verlassen. Was würde dann als nächstes passieren?« »Hmm ... Ich müsste aus unserem Haus ausziehen, das gehört ihm.« »Und dann?« »Ich könnte vielleicht erstmal bei meiner Schwester unterkommen. In der Zwischenzeit würde ich nach einer eigenen Wohnung suchen.« »Und ansonsten?« »Ich würde ihn schrecklich vermissen und mich furchtbar allein fühlen.« »Was würde das für Ihren Alltag bedeuten?« »Ich würde versuchen weiterzuarbeiten, vielleicht an einzelnen Tagen mich krankmelden, wenn ich nicht mehr kann.« »Und dann, wie geht es weiter?« Es wird klar, dass eine Trennung für Frau E. sehr schwer zu verkraften wäre und sie Zeit bräuchte, um darüber hinwegzukommen. In der darauffolgenden Sitzung berichtet

Frau E., sie habe mit ihrer Schwester telefoniert und diese habe ihr angeboten, sie im Fall einer Trennung bei sich aufzunehmen. Frau E. hat immer noch große Sorge um ihre Beziehung, wirkt aber auch etwas erleichtert und tatkräftiger. Es wird klar, dass sie eine Trennung überleben würde und ihr Beruf und familiäre Bindungen in einer Notsituation Halt Kontinuität geben.

Fallbeispiel Frau R.

Frau R. war einer dieser Menschen, die man nach einer Begegnung sofort wieder vergisst. Sie war klein, schmal und alles an ihr ist blass, fast schon durchscheinend. Ich erinnere mich nur an sie, weil sie meine erste Patientin war. Sie kam in die teilstationäre Behandlung, da sie aufgrund massiver Versagensängste nicht mehr in der Lage war, ihrer Tätigkeit als Archivarin bei einem kirchlichen Träger nachzugehen. Sie war schon seit Monaten krankgeschrieben und eine Rückkehr an den Arbeitsplatz schien in weiter Ferne. In einer der Sitzungen war sie wieder voller Panik, da ihr Vorgesetzter ihr auf die Mailbox gesprochen hatte. Eine einzige Frage ließ die ganzen »ich kriege das nicht mehr hin, ich schaffe das nicht mehr« in sich zusammenfallen. »Welche Tätigkeiten genau trauen Sie sich nicht mehr zu?« Angst bleibt in der Regel diffus und erzeugt erst dadurch Bedrohlichkeit. Wir gingen jeden einzelnen Arbeitsschritt vom Erfassen alter Urkunden bis zum Kontakt zu den Nutzern durch und die Angst schrumpfte allmählich zusammen.

7.4.3 Kurz- und langfristige Folgen des eigenen Handelns

Insbesondere, wenn es um Vermeidungsverhalten geht, ist es sinnvoll, mit dem Patienten darüber zu sprechen, was die Vermeidung kurzfristig und was sie langfristig zur Folge hat. »Wie geht es Ihnen in dem Moment, indem Sie sich entscheiden ... nicht mit Ihrem Chef zu sprechen / ... den Vortrag abzusagen / ... die Getränkekiste nicht anzuheben« etc.? Ja, kurzfristig kommt es in diesen Fällen immer wieder zu einem Abfall von Angst, zu einem Gefühl von Erleichterung. »Was passiert auf lange Sicht?« Der Frust auf den Chef, die Angst vor dem Vortrag oder dem Schmerz beim Tragen der Kiste bleiben bestehen. Parallel kann man diesen Mechanismus veranschaulichen, indem man den Verlauf der Angst aufzeichnet.

7.4.4 Kränkungen durch die Eltern

Fallbeispiel Frau G.
Frau G., Speditionskauffrau in den 50ern, war traurig, seitdem sie denken konnte. Zu einer Verschlechterung der Stimmung kam es meistens nach Kontakt mit ihren Eltern. Diese riefen sie trotz anders getroffener Vereinbarung immer wieder an, auch am Arbeitsplatz, kamen ungefragt zu Besuch und tauchten in dem Fitnessstudio auf, in dem sie trainierte. Schon in ihrer Kindheit hatten ihre Eltern sie entweder ignoriert oder sie kritisiert. An Lob konnte sie sich nicht erinnern. Wichtige Entscheidungen, z. B. ob sie den Führerschein machte oder welche Ausbildung sie begann, waren über ihren Kopf hinweg getroffen worden. Ihre Eltern hatten sich oft gestritten und sie darüber vergessen. Am besten ging es ihr, wenn ihre Eltern verreist waren und sie in Ruhe ließen.

Solche und ähnliche Berichte über desinteressierte, lieblose, bis hin zu verletzenden und gewalttätigen Eltern hört man viel zu oft in Therapiesitzungen. Unglücklicherweise und unverschuldet wurden die Betroffenen von Menschen aufgezogen, die nicht reif genug für diese Aufgabe waren. In diesen Fällen gilt deutlich zu machen, bei wem dafür die Verantwortung liegt, denn oft suchen Betroffene die Schuld bei sich:

»Wenn die Eltern uns kritisieren, ist das immer schmerzhaft. Es wird nicht möglich sein, sich dagegen zu wappnen. Sie können aber für sich herausfinden, wie Sie möglichst gut damit leben können. Wenn Sie wieder verletzt werden, ist es sinnvoll, ein deutliches Zeichen zu setzen: Sprechen Sie aus, was Sie nicht mehr möchten, fahren Sie nicht mehr zu Ihren Eltern oder ignorieren Sie ihre Anrufe. Finden Sie heraus, wieviel Abstand Ihnen gut tut. Es ist zu bedauern, dass Sie keine Eltern haben, die reif genug sind, Ihnen ihre Liebe offen zu zeigen. Leider ist es ihnen nur möglich ihre Verbindung in Form von Kritik aufrecht zu erhalten.«

7.4.5 Selbstabwertende Äußerungen

Menschen mit einem gering ausgeprägten Selbstwertgefühl werten sich auch in den Sitzungen immer wieder selbst ab, indem sie pauschale und äußerst kritische Urteile über sich selbst fällen. Frau G. zum Beispiel bezeichnete sich immer wieder als »dick« und »hässlich« und dass sie mit ihrer Figur nie einen Partner finden würde. Als Gegenüber sollten solche Äußerungen niemals übergangen und damit aus Sicht des Patienten schlimmstenfalls implizit bestätigt werden.

»Mir ist aufgefallen, dass Sie häufig in unseren Gesprächen sehr hart zu sich selbst sind. Sie reden sich selbst schlecht. Merken Sie das auch? Mir fällt es schwer mitzuerleben, wie Sie mit sich umgehen, denn ich bin ganz anderer Meinung. Stellen Sie sich einmal eine Erstklässlerin vor, die in einer Klassenarbeit schlecht abgeschnitten hat, und die Lehrerin sagt ihr, was für eine Versagerin sie sei und dass sie grundsätzlich doof und faul sei. Was meinen Sie, wie würde sich die Erstklässlerin fühlen? Sie wird es irgendwann selbst glauben und traurig werden. Was meinen Sie, was würden Sie zu der 7-jährigen sagen? Und was können Sie in Zukunft zu sich selbst sagen?«

7.4.6 Schweigen als Statement

> *»Man braucht zwei Jahre um sprechen zu lernen und 50 Jahre um schweigen zu lernen.«*
>
> *Hemingway*

Ganz bewusst nichts zu tun oder nichts zu sagen kann Therapeut und Patient an Orte bringen, an denen sie vorher noch nie waren. Plötzlich kommen Themen oder Gedanken auf, für die vorher kein Platz war. Das ist ungefähr so, als hätte man bisher jede einzelne Wanderung bis ins Detail geplant: wo man abbiegen muss, wo man einkehrt, wo man übernachten kann. Plötzlich entscheidet man sich aber ohne Karte loszuziehen und entdeckt Plätze, die man mit einem Plan nie entdeckt hätte. Nichts zu sagen, nicht sofort zu reagieren ist oft herausfordernder als alles andere.

»In der Stille triffst du dich selbst.«

Kagge, 2019

Manche Patienten holen bereits Luft, sobald man sie aus dem Wartebereich abholt und atmen erst wieder aus, wenn man sie sanft aus dem Behandlungszimmer bugsiert hat. Dazwischen reden sie in einem Atemzug. Nun kann es viele Gründe dafür geben: Menschen sind einsam, der Therapeut ist der erste, den sie in ihrer Woche treffen oder der erste, der bereit ist zuzuhören. Andauerndes Reden ist aber auch eine sehr gute Möglichkeit wegzukommen von sich selbst, von den eigenen Empfindungen, Gedanken, Gefühlen. In einer Psychotherapie wird man auf sich selbst zurückgeworfen und das kann schwer zu ertragen sein, kann aber gelernt werden. Bewusst Schweigen kann als Experiment, als eine Art Konfrontationsübung, in die Sitzung eingebaut werden. Ich schlage meinen Patienten bei Bedarf vor, die Stühle zum Fenster hin auszurichten, sodass wir uns nicht mehr direkt ansehen und uns zehn Minuten Zeit nehmen, nichts anderes zu tun als aus dem Fenster zu schauen. Danach kann darüber gesprochen werden, welche Gedanken und Gefühle währenddessen aufgekommen sind.

7.4.7 Themen ausklammern

Klingt nach einem typischen Vermeidungsverhalten und damit vielleicht »untherapeutisch«, ist aber manchmal geboten, wenn bestimmte Themen dominieren und den Blick versperren auf das Wesentliche.

- Bei Fixierung auf körperliche Symptome kann besprochen werden, dass die psychotherapeutische Sitzung keine medizinische Sprechstunde ist:
  »Ich möchte nicht mit Ihnen über Ihre Kniegelenksarthrose sprechen. Ich bin kein Arzt und kann Ihnen diesbezüglich nicht weiterhelfen.«
- Manchmal ist man nicht allein mit dem Patienten. Vielleicht ist der drogenabhängige Sohn mit dabei, der narzisstische Chef oder die verstorbene Mutter. Diese Personen sind deshalb so präsent, weil der Patient ständig und ausschließlich nur über sie spricht. Es geht dann darum, dass der Sohn nichts aus seinem Leben macht, anstatt

um die eigenen Schuldgefühle oder um das letzte Mal, als sich die Vorgesetzte wieder unmöglich verhalten hat, anstatt um den eigenen Anteil am Konflikt. Bei Fixierung auf andere Personen wird aus der therapeutischen Dyade eine Triade und das hat Auswirkungen auf den therapeutischen Prozess. Man kann das folgendermaßen erklären und währenddessen auf einem Flipchart mitzeichnen:

»Werden zwei ein Paar spricht man von einer Dyade. Oft wird irgendwann die Dyade erweitert, z.B. wenn ein Kind hinzukommt. Idealerweise entsteht eine Bindung zwischen der Frau und dem Kind, ebenfalls zwischen Mann und Kind. Die Beziehung zwischen Mann und Frau wird sich dadurch verändern.

Eine Dyade entsteht auch, wenn zwei sich anfreunden. Dies ist eine einzigartige Beziehung mit gemeinsamen Erlebnissen, Erinnerungen und Regeln. Kommt eine dritte Person hinzu und freundet sich mit beiden an, wird aus einer Dyade eine Triade und damit ein Freundeskreis aus drei Personen mit neuen Erlebnissen, Erinnerungen und Regeln. Die ursprüngliche Freundschaft wird das wahrscheinlich nicht unberührt lassen.

Wir beide, ich als Therapeutin und Sie, stellen ebenfalls eine Dyade dar. Hier ist es so, dass wir vor allem über Ihren Sohn reden. Was macht das mit uns beiden?«

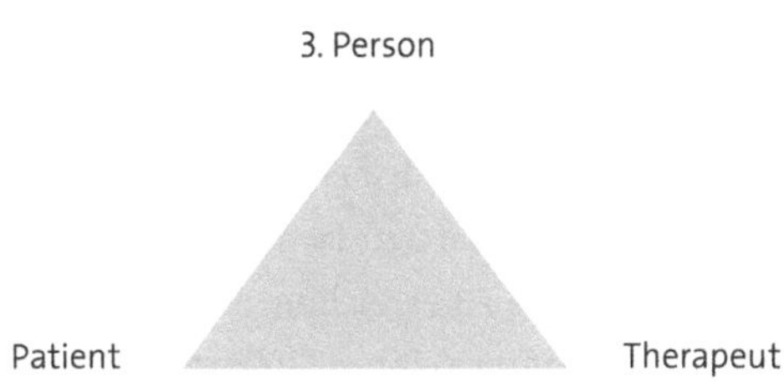

Abb. 10: Zeichnung zur Veranschaulichung einer triadischen Beziehungsstruktur.

7.4.8 Das Gefühl definieren, nicht den Menschen

»Sie sind nicht depressiv. Sie haben eine Depression.«

Es ist wichtig zu trennen zwischen der Symptomatik und dem Menschen. Die Äußerung »Sie sind depressiv« impliziert eine Verschmelzung zwischen Patienten und Symptomen und kann den Patienten bezüglich einer Veränderung hoffnungslos werden lassen. Dieses Prinzip gilt genauso für Gefühle. Statt also zu sagen »Sie sind ängstlich«, sagen Sie »Sie fühlen sich ängstlich.« Damit wird klar, dass der Mensch nicht gleichzusetzen ist mit einem Gefühl und einem Symptom, dass beides temporär ist und ständiger Veränderung unterliegt. Definieren Sie nicht Ihren Patienten, sondern das Gefühl (nach Perry, 2021).

Fallbeispiel Frau O.

Frau O. nahm aufgrund anhaltender Rückenschmerzen am vierwöchigen interdisziplinären Therapieprogramm teil. Sie war im ehemaligen Jugoslawien aufgewachsen und mit ihrer Familie in den 1990er Jahren nach Deutschland geflüchtet. In Deutschland hatte sie mit viel Fleiß und Ehrgeiz eine akademische Laufbahn eingeschlagen und arbeitete als promovierte Naturwissenschaftlerin in einer Forschungsabteilung für seltene Erkrankungen. Neben der Schmerzsymptomatik wurde im Laufe der Behandlung auch eine depressive Symptomatik deutlich, die vor allem daraus resultierte, dass sie aufgrund der schmerzbedingten Einschränkungen am Arbeitsplatz weniger leistungsfähig war. Sie sorgte sich um ihre weitere Karriere. Ich machte sie auf die depressive Symptomatik aufmerksam, was bei ihr zu einer massiven Verunsicherung und Destabilisierung sorgte. Neben der Schmerzproblematik nun auch noch von einer depressiven Symptomatik betroffen zu sein, kollidierte mit ihrem Selbstbild einer starken und erfolgreichen Persönlichkeit und vor allem mit dem Bild, das ihre Eltern von ihr hatten. Wie viele Migranten verspürte sie den Druck, sich noch mehr anstrengen zu müssen, um etwas zu erreichen. Sie wollte es nicht nur sich und der Gesellschaft, sondern ihren Eltern zeigen, dass sich all ihre Entbehrungen gelohnt hatten. Die Diagnose einer Depression fühlte sich für sie wie ein persönliches Versagen an. Diese krisenhafte Zuspitzung konnte erst mit meiner Bemerkung gebremst werden, dass sie nicht, wie sie es selbst formulierte, depressiv sei, sondern eine Depression habe und diese mit psychotherapeutischen Mitteln gut zu behandeln sei.

7.4.9 Entpathologisieren

»Der Schmerz, den Sie empfinden, ist real.«

Patienten mit Schmerzen oder anderen psychosomatischen Beschwerden wie Schwindel, Missempfindungen oder Herzrasen haben in der Regel immer wieder erlebt, dass ihre Beschwerden von Familie, Freunden und Medizinern infrage gestellt wurden. Die Botschaft, die dann oft ankommt, ist: »Ich bilde mir den Schmerz nur ein.«, »Der Schwindel ist reine Kopfsache«, oder das Herzrasen sei »psychosomatisch«. Deshalb ist es in solchen Fällen entscheidend, mit dem ersten Statement im Kontakt deutlich zu machen, dass man die berichteten Beschwerden glaubt und sie tatsächlich da sind. Erst dann kann in den folgenden Sitzungen herausgearbeitet werden, was die Beschwerden bedingt.

7.4.10 Auf übergeordnete Themen verweisen

»Ich frage mich, ob Sie um etwas viel Größeres trauern / leiden / wütend sind, als um …«

Eine meiner Patientinnen kam atemlos und aufgebracht in die Sitzung und berichtete, dass auf der Busfahrt zur Praxis ein Fahrgast seinen Rucksack nur widerwillig entfernt und den Platz für sie freigemacht hatte. Sie erging sich minutenlang in detaillierten Beschreibungen des Wortwechsels, redete sich immer mehr in Rage und die Sitzung drohte von dieser Begebenheit komplett eingenommen zu werden. Als ich ihre enorme Frustration spiegelte und sie fragte, ob es im Kern um etwas Größeres als die Busfahrt ging, begann sie davon zu erzählen, dass sie nach fast einem Jahr des Wartens in der letzten Woche endlich eine Antwort auf ihren Rentenantrags erhalten hatte: Eine Ablehnung. Weder die Behörde hatte ihre Bedürftigkeit, belegt durch ärztliche Atteste, erkannt, noch war sie ausreichend von dem Fremden im Bus wahrgenommen worden. Es wiederholte sich das Große im Kleinen.

7.4.11 Ablehnbare Statements

»Vielleicht ...«

»Es könnte sein ...«

»Ich könnte mir vorstellen, dass ...«

Deutungen und Interpretation sollten stets ablehnbar sein, damit sie offen bedacht und besprochen werden können.

7.4.12 Statements als Teil des therapeutischen Narrativs

Damit ein Statement wirksam werden kann, muss es Teil einer übergeordneten Erzählung sein. Diese übergeordnete therapeutische Erzählung umfasst eine schlüssige Theorie über die Ursache der Belastung des Patienten sowie die Möglichkeiten, diese zu überwinden. Diese Art von Narrativ, die immanenter Bestandteil einer jeden Psychotherapie ist, kann nur wirken, wenn sie an dem Narrativ anschließen kann, das der Patient über sich und sein Leben erzählt.

Fallbeispiel Frau K.

Eine meiner Patientinnen, Frau K., berichtete, dass sie als junge Frau immer wieder unter Gürtelrose litt und deswegen ihren Hausarzt aufsuchte. Ihr Hausarzt fragte sie, ob sie denn momentan im Alltag viel Stress erlebe. Sie antwortete, ihr gehe es so gut wie nie und sie sei frisch verliebt. Ihr Hausarzt erwiderte daraufhin: »Dann glauben Sie wohl, sie haben das nicht verdient.« Frau K. hatte seitdem nie wieder Gürtelrose. Dieser kurze Wortwechsel ist mehr als zwanzig Jahre her und sie kann ihn trotzdem noch wortwörtlich wiedergeben. Die Interpretation ihres Arztes hatte anscheinend einen Nerv getroffen. Sie ermöglichte es Frau K. die bisher unverständliche und belastende Reaktion ihres Körpers zu erfassen. Die Interpretation erhielt im Nachhinein noch mehr Gewicht dadurch, dass die Gürtelrose dauerhaft verschwand.

Menschen suchen nach Erklärungen, nach einem Warum für ihr Leben und ihre Schwierigkeiten. Dabei ist nicht relevant, ob die Erklärung objektiv richtig ist. In dem Moment, in dem etwas unverständliches erklärbar wird, verliert es seine Bedrohlichkeit. Was man versteht, muss man nicht fürchten. Im Umkehrschluss erhält die Erklärung durch das Nachlassen von Verwirrung und Bedrohlichkeit Gültigkeit.

> *»Tiger got to hunt, bird got to fly, man got to sit and wonder why, why, why*
> *Tiger got to sleep, bird got to land, man got to tell himself he understand«*
>
> *Kurt Vonnegut*

Die Kunst eines wirksamen Narrativs besteht darin, zum einen so dicht wie nötig und gleichzeitig so weit weg wie möglich am Verständnis des Patienten zu sein. So gelingt es ihm, die Geschichte als Teil seiner eigenen zu »erkennen«, er wird aufmerksam für neue Aspekte und erfährt Aussicht auf Veränderung. Eine gut erzählte Geschichte hat einen wahren Gehalt, der intuitiv und sofort erfasst werden kann. Dies ermöglichen beispielsweise Metaphern. Spence (1982) bezeichnet als eine Aufgabe des Therapeuten aus Unsinn Sinn zu machen (»make sense out of nonsense«). Es geht folglich darum, die vielen losen Enden, die man als Therapeut in der Hand hält, zu einem festen Tau zu verbinden und es dem Patienten so zuzuwerfen, dass er es auffangen kann.

KAPITEL 8

Wirksame Metaphern

8.1 Sauerstoffmasken

»Wann sind Sie das letzte Mal geflogen? Können Sie sich daran erinnern, was kurz vor dem Start passiert? Sie bekommen Sicherheitseinweisungen, damit Sie wissen, was im Notfall zu tun ist. Flugbegleiter zeigen Ihnen, wo sich im Flugzeug die Notausgänge befinden und wo die Sauerstoffmasken angebracht sind. Sie fallen dann herunter, wenn der Luftdruck schnell absinkt. Und was wird darüber gesagt, wie sie zu benutzen sind? Genau, Sie sollen sie zuerst sich selbst aufsetzen, erst dann dem Nebenmann. Denn bis man dem anderen erklärt hat, wie und warum, ist man selbst schon außer Gefecht gesetzt.«

Indikation: Bei Personen, die dazu neigen sich zu überfordern, die wenig auf eigene Bedürfnisse achten und Verantwortung für das Wohlbefinden anderer übernehmen.

8.2 Problem-Jonglage

»Sie halten zu viele Bälle auf einmal in der Luft.«

Um diese Metapher zu vertiefen, kann man Jonglierbälle nutzen und diese vom Patienten mit den jeweiligen Verpflichtungen und Aufgaben beschriften lassen.

Indikation: Bei Personen, die durch eine Vielzahl an Aufgaben und Verpflichtungen überlastet sind.

8.3 Problempakete/Return to Sender

»Stellen Sie sich vor, Sie stehen auf einer Insel am Ufer und blicken aufs Wasser. Sie beobachten, wie die Wellen kommen und gehen. Nicht weit weg von Ihnen entdecken Sie ein Paket, das im Wasser treibt. Sie waten also ein Stück ins Wasser hinein und fischen das Paket heraus. Zurück am Strand werden sie neugierig, öffnen es und darin liegt ein Problem.«

Variation
»Es klingelt an Ihrer Wohnungstür und der Paketbote streckt Ihnen ein großes Paket entgegen und fragt, ob Sie das für den Nachbarn unter Ihnen annehmen können. Sie nehmen es entgegen, ohne viel darüber nachzudenken, und erst als die Tür wieder zu ist und sie genauer hinschauen, sehen Sie in großen Buchstaben darauf geschrieben: PROBLEM.«

Ziel der Nutzung dieser Metaphern ist es, zwischen den eigenen Problemen und denen anderer unterscheiden zu lernen. Um im Bild zu bleiben, könnte es eine Veränderung bedeuten, das nächste Mal nicht ohne nachzudenken ins Wasser zu waten und das Paket herauszuholen, sondern beobachten zu lernen, wie Pakete vorbeischwimmen bzw. die Annahme des Pakets zu verweigern.

Indikation: In Fällen, in denen sich Menschen über das gesunde Maß hinaus verausgaben, auch wenn es gar nicht um eigene Ziele geht. Beispielsweise Mitarbeiter, die immer wieder Überstunden machen oder auf Pausen verzichten, weil andernfalls bestimmte Termine nicht eingehalten werden können und der Arbeitgeber Nachteile erfährt. Außer Acht werden dann strukturelle Probleme wie z. B. chronischer Personalmangel gelassen und der Umstand, dass der Betroffene indirekt dazu beiträgt, dass ungünstige Strukturen aufrecht erhalten bleiben.

8.4 Take Control

»Sie spielen das Spiel Ihres Lebens. Sie stehen auf dem Platz und haben den Ball. Wir als Ihre Behandler stehen am Spielfeldrand und können Ihnen etwas zurufen, Sie müssen aber selbst laufen und den Ball ins Tor schießen.«

Variation
»Stehen Sie auf der Bühne und spielen die Hauptrolle im Stück ›Mein Leben‹ oder sind Sie nur Nebenrolle, Statist oder gar Zuschauer?«

Indikation: Dieses Bild kann genutzt werden, um gleich von Anfang an klarzumachen, wo die Verantwortung für den Behandlungserfolg (oder größer: für das eigene Leben) liegt, und dass der Behandlungserfolg sehr stark davon abhängt, wie sich die Patienten in die Behandlung mit einbringen.

8.5 Lernen

»Sie können sich Ihr Gehirn vorstellen wie einen wilden Dschungel. Sie befinden sich mittendrin und wollen, um Nahrung zu sammeln, in ein bestimmtes Gebiet, von dem Sie wissen, dass dort jede Menge Mango-Bäume wachsen. Am Anfang müssen sie sich durch dichtes Gebüsch schlagen. Beim nächsten Mal ist der Weg schon fast wieder zugewuchert, Sie sehen noch einzelne abgeknickte Halme und Äste. Aber je häufiger sie diesen Weg zu den Mangobäumen zurücklegen, desto ausgetretener wird der Pfad.«

Variation
»Stellen Sie sich Ihr Gehirn wie eine Straßenkarte vor. Es gibt gut ausgebaute Strecken mit mehrspurigen Autobahnen, es gibt aber auch Bundesstraßen und Feldwege. Neue Gedanken oder Handlungen sind wie Feldwege: Schmal voller Schlaglöcher und Pfützen und ohne Beschilderung. Neue Gedanken oder Verhaltensweisen bewegen sich auf einem solchen Feldweg und kommen nur langsam voran, während bekannte Gedanken hochautomatisiert auf der Autobahn entlangflitzen und schnell am Ziel sind.«

Variation
»Erinnern Sie sich an Ihren letzten Umzug. Vielleicht haben Sie in der neuen Wohnung Ihre Kaffeetassen in ein anderes Schrankfach gestellt als zuvor. Sie werden in den ersten Wochen automatisch immer wieder das falsche Fach öffnen und über sich selbst lachen. Im Laufe der Zeit er-

wischen Sie immer häufiger das richtige Fach und irgendwann hat ihr Gehirn gelernt, wo jetzt Ihre Tassen zu finden sind.«

Indikation: Wenn Patienten fragen, wie lange es dauert, bis die Beschwerden weniger werden, sich ihre Einstellung verändert etc.

8.6 Unterdrückung von Gefühlen

»Stellen Sie sich einen mit Luft gefüllten Wasserball vor. Sie drücken ihn unter Wasser, wie fühlt sich das an? Genau, es ist anstrengend und je länger man ihn unter Wasser hält, desto mehr Kraft kostet es. Irgendwann lässt die Kraft nach und der Ball schießt unkontrolliert wieder nach oben.«

Variation

»Es kommt mir so vor, als würden in Ihrer Partnerschaft wichtige Gefühle unter den Teppich gekehrt. Können Sie mir sagen, was das für Gefühle sind und wie dieser Teppich aussieht?«

Indikation: Bei Patienten, die negativ besetzte Gefühle bewusst oder unbewusst unterdrücken, was langfristig zu psychosomatischen Beschwerden und zu unkontrollierten Ausbrüchen starker Emotionen führen kann, oder Teil einer anderen psychischen Störung wie z. B. der posttraumatischen Belastungsstörung ist.

8.7 Ferrari fahren

»Sie sind von Ihrer Gefühlsausstattung eher ein Ferrari als ein Opel Corsa. Das heißt, sie können rasant beschleunigen. Ein so schnelles Auto muss man aber erst fahren lernen. Man muss wissen, wie es auf der Straße liegt und vor allem, wie man bremst.«

Indikation: Für Menschen, die temperamentvoll, impulsiv sind, unter intensiven und häufig wechselnden Emotionen leiden.

8.8 Familie als Mobile

»Sie kennen bestimmt Mobiles, die oft über einem Kinderbett hängen. Solche Mobiles bestehen aus unterschiedlichen Figuren, verschiedenen Formen, Farben und Gewichten. Spannend dabei ist, dass sich diese Figuren in ihrer Gesamtheit ausgleichen und in Balance bleiben. Das Gefüge einer Familie kann man sich ähnlich vorstellen. Im Laufe der Zeit hat jedes Familienmitglied eine bestimmte Rolle eingenommen und verhält sich entsprechend seiner Rolle. Diese verschiedenen Rollen gleichen sich gegenseitig aus und stabilisieren das Mobile. Fängt nur ein Teil des Mobiles an sich zu verändern, gerät das gesamte System aus dem Gleichgewicht und die anderen Figuren müssen darauf reagieren und einen neuen Platz einnehmen, damit wieder eine gewisse Stabilität entstehen kann. Das kann für die anderen neu und ungewohnt sein und eine Weile brauchen.«

Indikation: Geeignet für Patienten, die unter eingefahrenen, destruktiven familiären Strukturen leiden, um die familiäre Rollenverteilung zu reflektieren.

8.9 Gedankenzüge

»Stellen Sie sich vor, Sie sind am Hauptbahnhof. Jede Minute kommen dutzende Züge an oder fahren ab. Sie können zwar nicht bestimmen, welche Züge das sind, aber Sie können entscheiden in welchen Zug Sie einsteigen, abhängig davon, in welche Richtung Sie wollen.

Indikation: Geeignet für Patienten, die grübeln oder mit ihren eigenen Gedanken fusioniert sind.

8.10 Alarmanlage

»Schmerz ist die Alarmanlage unseres Körpers. Er signalisiert uns, dass etwas nicht in Ordnung ist. Hält Schmerz länger als drei Monate an, dann verselbständigt sich dieses Warnsystem und alarmiert uns, obwohl längst wieder alles in Ordnung ist. Das ist ungefähr so, als hätte jemand

den Brand gelöscht, aber vergessen den Rauchmelder auszumachen. Oder der Rauchmelder in unserer Wohnung springt nicht mehr nur an, wenn der Weihnachtsbaum abfackelt, sondern wenn wir nur ein Teelicht anzünden. Die Alarmanlage kann dann nicht mehr unterscheiden zwischen dem, was gefährlich und was harmlos ist.

Indikation: Zur Erläuterung von anhaltendem Schmerz.

8.11 Den Bus des Lebens lenken

»Im Laufe des Lebens steigen verschiedene Passagiere in den Bus ein. Angenehme und unangenehme. Die Passagiere werden nicht aussteigen und Sie können Sie auch nicht rauswerfen. Dennoch können Sie den Bus in die Richtung lenken, die Sie einschlagen möchten.«

Indikation: Akzeptanz von unveränderlichen Belastungen, Gedanken oder Gefühlen und Orientierung an eigenen Werten.

8.12 In Form bringen

»Ich habe diese Backform mitgebracht, um eines zu zeigen: Es gibt in unserem Alltag so viele Erwartungen, die andere und vor allem wir an uns selbst haben. Man kann sich und andere versuchen in diese Formen hineinzupressen. Und man sieht es schon an den scharfen Kanten: Das kann weh tun. Man kann versuchen, sich die ideale Familie, den idealen Mann, das ideale Kind zu backen. Bevor man sich selbst oder andere aber irgendwo hineinzwängt, kann man sich die Komplexität von Menschen klar machen. Und man kann sich klar machen, dass es kein Idealprogramm für Mutterschaft oder Vaterschaft gibt. Wenn Eltern mit bestem Gewissen und engagiert das tun, was sie eben können, ist das für das Kind authentisch und wichtig. Es geht nicht darum, die perfekte Mutter zu sein, nicht einmal darum, eine hinreichend gute Mutter zu sein. Es geht nicht um gut oder schlecht, sondern darum, liebevoll zu sein.«

Indikation: Überkritische Forderungen an sich in einer sozialen Rolle stellen.

8.13 Ins kalte Wasser springen

»Irgendwann ist alles verstanden und ab einem gewissen Punkt genug analysiert worden. Dann kann man die Entscheidung treffen, aus den Überlegungen Taten folgen zu lassen.

Stellen Sie sich vor, Sie laufen eine Weile um den Rand eines Schwimmbeckens und schauen ins Wasser. Sie haben in den letzten Wochen einiges gelernt über die richtige Schwimmtechnik und Trockenübungen gemacht. Jetzt steht als nächstes der Sprung ins Wasser an. Sie haben eine Schwimmweste an und wissen, Sie werden nicht untergehen, es kostet dennoch eine Menge Überwindung. Sie müssen nicht direkt vom 10-Meter-Turm springen. Fangen Sie erstmal vom Beckenrand an. Aber springen Sie.

Indikation: Ins Handeln zu kommen.

8.14 Wilde Tiere

Bei schwerer Krankheit kann man die Bedrohung, die von ihr ausgeht, mit einem gefährlichen Tier vergleichen. Man kann beispielsweise von einem Tiger sprechen, der seit den ersten Symptomen oder der Stellung der Diagnose auf das eigene Gelände eingedrungen ist, und seitdem mal näher an einen herankommt, vielleicht schon zum Sprung ansetzt, mal weiter wegbleibt, aber immer in Blickweite herumstreunt. Man kann als Therapeut anerkennen, wie schwer, beängstigend und anstrengend es sein muss, immer im Angesicht eines wilden Tiers zu leben und man kann überlegen, was dem Tiger zumindest eine Zeit lang die Aggression nimmt. Das können wichtige Ressourcen sein, die dazu verhelfen trotz Erkrankung psychisch stabil zu bleiben oder zumindest die Erkrankung für einen Augenblick zu vergessen. Um im Bild zu bleiben, können sie das breite Flussbett sein, das der Tiger nicht überwinden kann, aber auch ein Zaun oder eine Kette, an die der Tiger gelegt wird. Eine Erkrankung betrifft nie nur den Erkrankten selbst und in weiteren Gesprächen kann deutlich werden, dass auch Familie und Freunde mit dem wilden Tier leben und genauso (manchmal sogar mehr) Angst vor ihm haben.

Indikation: Bei lebensbedrohlichen Erkrankungen.

8.15 Ideen wie Äpfel reifen lassen

»Mit den großen Themen ist es wie mit einem Apfelbaum: Bis reife Äpfel geerntet werden können, braucht es Zeit. Mit Ihren Gedanken und Ideen tragen Sie sich wahrscheinlich schon Jahre. Der allererste Gedanke ist, wie der Samen; der in die Erde gegeben wird. Dieser treibt langsam aus und es entwickelt sich ein Schössling, schließlich ein Baum. Irgendwann kommen die ersten Früchte. Sie werden merken, wenn sie reif genug sind, um sie zu ernten. Wenn Sie Kraft aufwenden müssen, um sie zu pflücken, ist es zu früh. Sie müssen ihnen in die Hand fallen oder es reicht ein Schütteln und sie fallen von selbst ins Gras. Geben Sie Ihren Ideen also Zeit und Pflege. Denn auch für einen guten und schnellen Wuchs kann man etwas tun: Man kann den Boden bereiten, die Äste im Winter zurückschneiden, die Krone mit einem Netz vor den Vögeln schützen.

Indikation: Entscheidungen treffen, die das Leben verändern.

KAPITEL 9

Wirksame Interventionen

Hier werden Interventionen beschrieben, die sich in meiner Praxis bewährt haben und von Patienten als hilfreich empfunden wurden. Ich habe nur Interventionen aufgenommen, die unabhängig von der zugrundeliegenden Störung und flexibel eingesetzt werden können.

Ein Teil der hier beschriebenen Modelle und Interventionen stammt aus verschiedenen Seminaren, Fortbildungen und Supervisionen. Sie sind aus dem Gedächtnis übernommen und über Jahre praktischer Arbeit angepasst. Zum Teil wurden die Übungen aus Therapiesitzungen heraus entwickelt oder aus therapeutischer Literatur inspiriert. Sofern schriftliche und mündliche Quellen bekannt sind, habe ich sie entsprechend benannt.

9.1 Zum Einstieg – den Boden bereiten

Zu Beginn eignen sich Interventionen, die keiner ausführlichen Erklärung bedürfen, eine unkomplizierte Umsetzung und schnelle Lerneffekte ermöglichen. Sinnvoll sind außerdem Interventionen, die deutlich machen, worum es in einer Psychotherapie geht, nämlich Zusammenhänge verstehen, Verantwortung für das eigene Handeln übernehmen, aktiv werden und Werkzeuge an die Hand bekommen, die rasche Entlastung verschaffen.

Reiz, Reaktion und der Raum dazwischen

Setting: Einzel/Gruppe → Zeit: 50 Minuten → Material: Flipchart/Stifte

Thema
Bewusstsein für Handlungsmöglichkeiten schaffen.

Hintergrund
Was für den Hausarzt das Ultraschallgerät ist, ist für uns Verhaltenstherapeuten die Verhaltensanalyse. Sie gehört zu unserem Standardvorgehen bei der Diagnostik, mit ihr können wir besser verstehen, was unser Gegenüber bewegt. Dazu beschäftigen wir uns mit dem typischen Problem, mit dem der Patient zu uns kommt. Wir analysieren, was dem Verhalten, das der Patient verändern möchte, vorausgeht und was ihm folgt: Reiz – Reaktion – Konsequenz. Das ist die Grundlage, um alternative Verhaltensweisen zu erarbeiten, die langfristig zu mehr Wohlbefinden führen. Doch zuvor kann man einmal innehalten. Denn wenn man ganz genau hinschaut, gibt es zwischen Reiz und Reaktion viel Platz. Dazu sagt Victor Frankl:

> *»Zwischen Reiz und Reaktion liegt ein Raum. In diesem Raum liegt die Macht unserer Wahl. In unserer Reaktion liegen unsere Entwicklung und unsere Freiheit.«*

Vorgehen
Mit der folgenden Intervention soll dieser Raum sichtbar gemacht werden. Der Raum, der zeigt, dass wir uns (innerhalb eines gewissen Rahmens) frei entscheiden können. Lassen Sie zuerst Ihren Patienten eine Situation schildern, die erst kurz zurückliegt und die typisch ist für das Problem. Lassen Sie die Situation und die Reaktion so schildern, als wäre der Moment in einem Foto festgehalten worden: Die Beschreibung sollte genau sein und sich auf das äußerlich sichtbare Verhalten beziehen. Lassen Sie Platz zwischen den jeweiligen Stichpunkten:

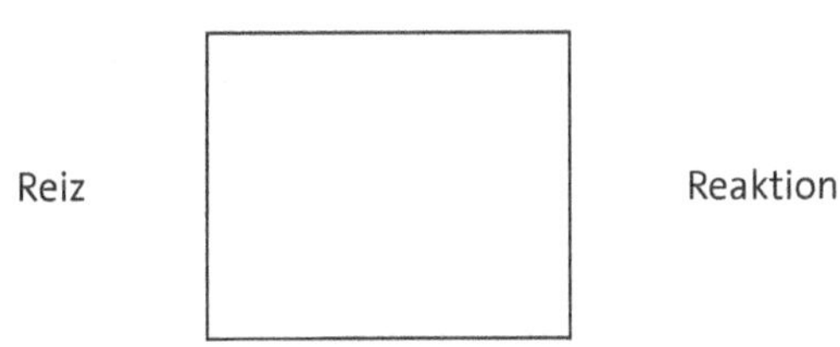

Erst danach zeichnen Sie ein großes Feld ein, das den Raum dazwischen symbolisiert.

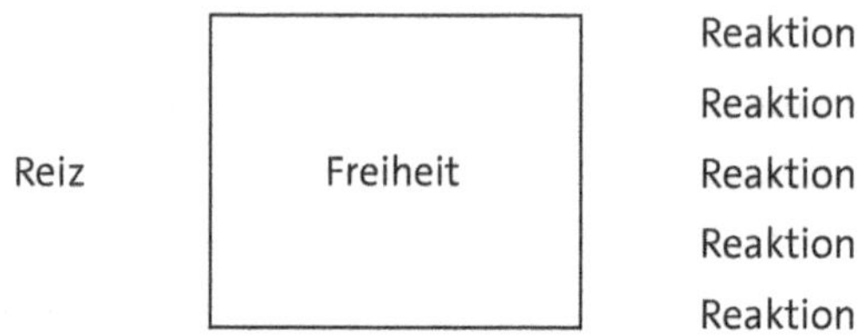

Man kann diesen »Raum« erst einmal wirken und für sich stehen lassen und damit die Intervention beenden. Man kann die Intervention auch weiterführen, indem man alternative Reaktionen sammelt. Dies ist besonders ergiebig in Gruppeneinheiten.

Demonstration zu Handlungsautomatismen

Setting: Einzel/Gruppe → Zeit: 10 Minuten → Material: Ball

Thema
Automatischen Handlungsabläufe und Reaktionen erkennen.

Vorgehen
Sie und Ihr Patient stehen oder sitzen sich gegenüber. Sie leiten die Intervention ohne große Erklärung mit folgendem Satz ein: »Ich habe hier einen Ball und werfe ihn in Ihre Richtung.« Sprechen Sie hier bewusst keinen Auftrag aus. Sie werfen den Ball entweder direkt auf den Patienten zu oder leicht daneben, sodass er aber noch zu fangen ist. Der Patient wird den Ball ohne darüber nachzudenken auffangen. Fragen Sie danach, warum er den Ball gefangen hat. Er wird vermutlich antworten, dass Sie ihm den Ball ja zugeworfen haben. Sie können ihm zu bedenken geben, dass Sie Ihn nicht aufgefordert haben, ihn zu fangen, und selbst wenn das so gewesen wäre, hätte er die Freiheit besessen, nein zu sagen oder sich nicht nach ihm auszustrecken. *»Die Freiheit liegt in dem Raum zwischen Ihnen und mir, zwischen Reiz und Reaktion. Sie haben die Freiheit Ihre Reaktion zu wählen, sich zu entscheiden.«* Daran anknüpfend kann man Handlungsautomatismen aus dem Alltag des Patienten sammeln und alternative Handlungsweisen erarbeiten.

Ein Veto einlegen

Setting: Einzel/Gruppe → Zeit: 20 Minuten →
Material: Flipchart/Stifte/Dominosteine

Thema
Bewusstsein schaffen für die eigenen Handlungsmöglichkeiten.

Vorgehen
Bauen Sie vor Ihren Patienten in aller Ruhe ein Domino auf. Lassen Sie einen Ihrer Patienten den ersten Stein antippen und schauen Sie sich zusammen an, was passiert. Fragen Sie die Gruppe danach, wie sie beschreiben würde, was gerade passiert ist: Eine Kettenreaktion.

»Viele unserer Handlungen laufen ab wie eine Kettenreaktion. Sie passieren einfach, ganz automatisch. Fragt uns jemand, wie es uns geht, sagen wir, ohne nachzudenken, ›Oh, gut, danke und dir?‹ Springt die Ampel auf Rot, steigen wir auf die Bremse. Das ist auch gut so, weil es unserem Gehirn hilft Energie zu sparen. Aber nicht nur alltägliche, harmlose oder sogar günstige Gewohnheiten laufen so ab, wir tun auch Dinge hoch automatisiert, die wir eigentlich nicht wollen. Welche typischen Beispiele kennen Sie dazu aus Ihrem Alltag?«

____

____

____

____

____

____

»Doch wir können ein Veto einlegen. Das bekannteste Veto taucht normalerweise in kitschigen amerikanischen Liebesfilmen auf: ›Wenn jemand der Anwesenden etwas gegen diese Verbindung einzuwenden hat, möge er jetzt sprechen oder auf ewig schweigen.‹ Unser Leben ist kein Hollywoodfilm und wir werden in der Regel auch nicht gefragt, ob wir ein Veto einlegen wollen. Wir können uns aber in Zukunft selbst daran erinnern.«
Zur Verdeutlichung kann das Dominospiel erneut aufgebaut und in der Mitte gestoppt werden.

»Mit etwas Übung können wir lernen, dieses Domino, unsere automa-

tischen Verhaltensweisen, immer früher zu erkennen und zu stoppen.« Um den Transfer in den Alltag zu schaffen, kann jedem Patienten ein Dominostein mitgegeben werden, den er in die Hosentasche stecken oder auf den Schreibtisch stellen kann.

Typischer Tag

Setting: Einzel → Zeit: 50 Minuten → Material: Papier/Stifte

Thema
Zusammenhang erkennen zwischen Aktivitätsniveau und Stimmung.

Hintergrund
Am meisten erfährt man von Patienten, wenn man sich detailliert einen typischen Tag vom Aufwachen bis zum Einschlafen schildern lässt. Häufig treten bei diesem Thema Schamgefühle auf, insbesondere wenn der Tag gekennzeichnet ist durch Inaktivität. Patienten schämen sich dafür, wenn sie kaum etwas eintragen, weil sie die Tage im Bett, auf dem Sofa oder vor dem Fernseher oder Smartphone verbringen. Die Scham kann so massiv sein, dass sie nicht bereit sind, über ihren Alltag zu berichten. In diesen Fällen gilt es, die Gründe für die Passivität wie Antriebslosigkeit im Rahmen einer depressiven Episode zu entpathologisieren.

Vorgehen
»Beschreiben Sie, wie Sie einen typischen Tag verbringen. Beginnen Sie mit dem Zeitpunkt, an dem Sie aufwachen, und enden Sie mit dem Zeitpunkt, an dem Sie einschlafen. Schreiben Sie stichpunktartig und mit Uhrzeiten auf, was Sie tun.«

Mein Tag	
Morgens	
Mittags	
Abends	

Wie Gefühle, Gedanken und Verhalten zusammenhängen

Setting: Einzel/Gruppe → Zeit: 50 Minuten → Material: Flipchart/Stifte

Thema
Verstehen, wie Gefühle beeinflusst werden können.

Vorgehen
Zu Beginn einer Psychotherapie ist es von Seiten des Patienten oft schwer greifbar, wie Veränderung passiert. Man kann versuchen, das folgendermaßen zu erklären:

»Sie kommen zu mir, weil Sie seit langer Zeit deprimiert (zutreffendes Gefühl nennen) sind. Auch wenn dieses Gefühl die meiste Zeit anhält, gibt es auch einzelne Momente oder Tage, an denen sich dieses Gefühl verändert. Berichten Sie mir bitte von diesen Umschwüngen Ihrer Stimmung, auch wenn sie nur geringfügig sind, und berichten Sie, was währenddessen passiert.«

Notieren Sie den Begriff »Gefühl« am oberen Ende und die genannten Erlebnisse unter zwei Eckpunkten getrennt nach Gedanken und Verhaltensweisen, sodass sich ein Dreieck ergibt.

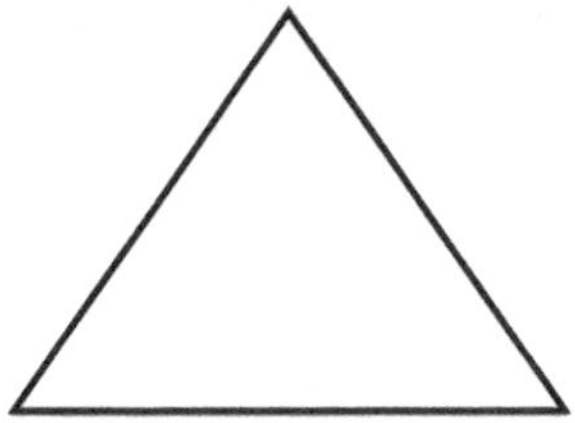

»Was haben all die Begriffe unter den jeweiligen Eckpunkten gemeinsam? Das eine sind Gedanken, die Ihnen durch den Kopf gehen oder grundlegende Einstellungen zu sich und zum Leben. Auf der anderen Seite habe ich gesammelt, was Sie tun, Ihr Verhalten. Wir können in der Psychotherapie Ihre Gefühle nicht direkt beeinflussen. Das wäre nur möglich mit Medikamenten oder anderen Substanzen. Wir können aber indirekt den Einfluss Ihrer Gedanken und Ihres Verhaltens auf ihre Gefühle nutzen, damit es Ihnen auf Dauer wieder besser geht. Das ist das, was wir in der Psychotherapie machen. Wir nutzen die Macht Ihrer Gedanken und Ihres Verhaltens.«

Drei Mal A

Setting: Einzel/Gruppe → Zeit: 15 Minuten → Material: Flipchart/Stifte

Thema
Suche nach idealen Lösungen beenden.

Hintergrund
Probleme werden unlösbar, wenn man nach einer optimalen Lösung sucht. Optimale Lösungen zeichnen sich dadurch aus, dass sie keinerlei Nachteile mit sich bringen. Gäbe es eine solch optimale Lösung, bräuchten die meisten Menschen keine Psychotherapeuten, sie hätten diese schon längst selbst herausgefunden. Schließlich verfügen wir Menschen im Grunde über alle nötigen Fähigkeiten, um unsere Probleme zu lösen. Das Dilemma besteht also darin, dass es keine optimale Lösung gibt, aber immer weiter danach gesucht wird. Es geht folglich darum, sich für etwas zu entscheiden, was die wenigsten Nachteile mit

sich bringt, für das kleinste Übel. Mögliche Lösungen, die zwar nicht ideal sind, einen aber dennoch voranbringen können, gibt es und lassen sich als die drei As beschreiben. Die drei As kommen insbesondere bei Unzufriedenheit mit dem Arbeitsplatz zum Einsatz, können aber auch bei sämtlichen anderen scheinbar unauflösbaren Problemen angewendet werden. Die drei As stehen für A wie Aenderung der gegebenen Bedingungen, A wie Akzeptanz, falls Veränderung nicht möglich ist, und A wie Abhauen, falls man weder in der Lage ist, die Situation zu ändern noch das Gegebene zu akzeptieren. Es hilft verfahrene Situationen herunterzubrechen und die Suche nach der perfekten Lösung zu beenden. Einen ähnlichen Inhalt hat das Gelassenheitsgebet, das seine weite Verbreitung durch die Anonymen Alkoholiker fand, ursprünglich aber von dem amerikanischen Theologen Reinhold Niebuhr stammt.

Gott, gib mir die Gelassenheit, Dinge hinzunehmen, die ich nicht ändern kann, den Mut, Dinge zu ändern, die ich ändern kann, und die Weisheit, das eine vom anderen zu unterscheiden.

Vorgehen

Notieren Sie die drei As Änderung, Akzeptanz und Abhauen auf einer Flipchart. Erarbeiten Sie gemeinsam mit ihrem Patienten, welche Aspekte am Arbeitsplatz so akzeptiert werden können, wie sie sind. Erarbeiten Sie im nächsten Schritt, welche Aspekte aus Sicht des Patienten verändert werden müssen, damit langfristig die Arbeit die psychische Gesundheit nicht gefährdet. Besprechen Sie, was vom Patienten bereits unternommen wurde, um diese Veränderungen herbeizuführen und welche Möglichkeiten noch ungenutzt sind. Halten Sie die Ergebnisse stichwortartig an der Flipchart fest. Ziehen Sie abschließend Bilanz, ob nach Nutzung aller Einflussmöglichkeiten geblieben werden kann oder der Arbeitsplatz verlassen werden muss. Dieser Prozess kann sich über mehrere Sitzungen erstrecken.

5-4-3-2-1

Setting: Einzel/Gruppe → Zeit: 15 Minuten → Material: –

Thema
Aufmerksamkeit nach außen lenken.

Hintergrund
Eine Möglichkeit, die eigene Aufmerksamkeit gezielt auf die verschiedenen Sinne zu lenken und sich dadurch kurzfristig von unangenehmen Empfindungen wie Schmerz oder Angst zu distanzieren, sich zu stabilisieren oder Panikattacken zu unterbrechen.

Vorgehen
»Seien Sie aufmerksam für fünf Dinge, die Sie sehen, hören und auf der Haut empfinden können und benennen Sie diese. Danach suchen Sie nach vier Dingen, die sie sehen, hören und auf der Haut empfinden können. Das sollten möglichst Reize sein, die sie vorher noch nicht ausgewählt haben, sie können sich aber auch wiederholen. So verfahren Sie weiter, bis Sie bei einer Sache angekommen sind. Führen Sie die Übung mit geöffneten Augen durch und sprechen Sie dabei laut.«

5 Dinge, die ich
sehe ___
höre ___
spüre ___

4 Dinge, die ich
sehe ___
höre ___
spüre ___

3 Dinge, die ich
sehe ___
höre ___
spüre ___

2 Dinge, die ich
sehe ____________________
höre ____________________
spüre ____________________

1 Ding, das ich
sehe ____________________
höre ____________________
spüre ____________________

Achtung: Meiner Erfahrung nach ist es bei Patienten, bei denen körpereigene Empfindungen Angst auslösen, (bspw. bei Patienten mit Panikstörung oder Krankheitsangst), sinnvoll, die Übung auf visuelle und auditive Reize zu beschränken.

Quelle
Diese Übung stammt ursprünglich aus dem Bereich der Traumatherapie und wurde Yvonne Dolan in *Resolving Sexual Abuse* beschrieben. In einer deutschen Version stammt sie von Steffen Bambach.

Notbremse

Setting: Einzel/Gruppe → Zeit: 30 Minuten → Material: Moderationskarten

Thema
In Notfallsituationen starke Erregung senken.

Vorgehen
Zusammen mit dem Patienten folgendes Vorgehen mit individualisierten hilfreichen Sätzen für Krisensituationen auf eine Karte schreiben.

1. **Innehalten**
   Tief einatmen und durch halb geschlossene Lippen ausatmen. Zehn Mal wiederholen.
2. **Was ist los?**
   Benenne für dich die Situation, deine Gedanken und Gefühle und akzeptiere Sie.

z. B. »Ich habe gerade eine Absage für ein wichtiges Projekt bekommen. Ich bin schwer enttäuscht. Das ist verständlich.«

3. **Mitgefühl mit sich selbst zeigen**
   Was würde mir jetzt jemand sagen, der es uneingeschränkt gut mit mir meint?
   z. B. »Das ist wirklich schade. Aber du hast getan, was du konntest.«

Bewegung verschreiben

Setting: Einzel → Zeit: 20 Minuten → Material: Rezeptblock

Thema
Die Stimmung verbessern mittels Bewegung.

Hintergrund
Oft fragen Patienten gleich im Erstgespräch, was sie zur Verbesserung ihrer Situation beitragen können. Ich »verschreibe« dann gerne Bewegung, denn die Studienlage zeigt, dass Bewegung eine enorme Wirkung auf unsere Stimmung hat. Inzwischen empfiehlt auch die aktuelle Nationale Versorgungsleitlinie zur unipolaren Depression ein strukturiertes körperliches Training. Dabei zeigen sich nicht nur eine unmittelbare Auswirkung, sondern auch langfristige Effekte. In einer Studie aus dem Jahr 2002 von Babyak nahmen 156 schwer depressive Patienten entweder ein Antidepressivum ein, nahmen ein Antidepressivum und trieben zusätzlich Sport oder trieben nur Sport. Nach vier Monaten ging es allen besser. Die Rückfallraten nach zehn Monaten hingegen sahen folgendermaßen aus:

- 38 % derjenigen erlebten einen Rückfall, die nur Medikamente einnahmen
- 8 % derjenigen, die nur Sport trieben
- 31 % derer, die Medikamente einnahmen und Sport trieben

Diese Erkenntnisse wurden auch in den Nice-Guidelines zum Thema Depression aufgegriffen und 45–60 Minuten Sport pro Trainingseinheit 3× die Woche über 10–14 Wochen empfohlen. Auch die Bundeszentrale für gesundheitliche Aufklärung empfiehlt ein aerobes Ausdauertraining in moderater Intensität für mindestens 150 Minuten oder ein intensives Training von 75 Minuten pro Woche. An zwei bis drei Tagen pro Woche sollte zudem Krafttraining für alle großen Muskelgruppen durchgeführt werden. Um die Verbindlichkeit dieser Empfehlung zu erhöhen, kann man symbolisch ein Rezept ausstellen. Grundsätzlich ist es sinnvoll, zuvor vom Allgemeinmediziner eine Rückmeldung einzuholen, dass es keine medizinischen Gründe gibt, die gegen die Aufnahme des Trainings sprechen.

9.2 In der Mitte – Themen vertiefen

Tempel der Zufriedenheit

Setting: Einzel/Gruppe → Zeit: 50 Minuten → Material: Flipchart/Stifte

Thema
Bewusstsein schaffen für die Voraussetzungen menschlichen Wohlbefindens.

Vorgehen
»Unser Wohlbefinden ist wie ein Tempel, der sich auf mehrere Säulen stützt. Uns geht es gut, wenn wir aktiv sind, Sinn erleben, eingebunden sind in Beziehungen und ein intaktes Selbstwertgefühl haben. Gerät eine dieser Säulen ins Wanken, tragen die verbleibenden Säulen weiterhin. Bekommen aber mehrere Säulen Risse, dann droht der gesamte Tempel einzustürzen. Das eigene Leben auf mehrere Säulen zu stützen, schützt vor dem Entstehen psychischer Störungen. Wie schätzen Sie die Stabilität Ihrer einzelnen Säulen ein?

Auch solide Säulen nützen nichts, wenn das Fundament porös ist. Das Fundament steht für unsere körperliche Gesundheit, ausreichend Schlaf und Bewegung und regelmäßige Mahlzeiten und Flüssigkeitszufuhr. Wie gut sorgen Sie im Alltag für ein stabiles Fundament?«

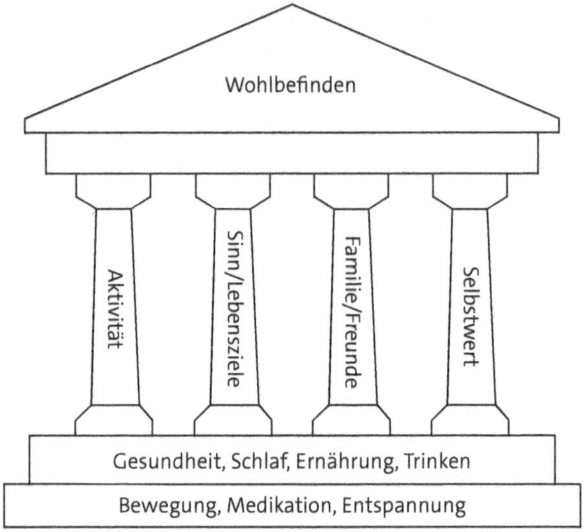

Modell stammt aus einem Seminar zum Thema Depressionsbehandlung durchgeführt von Rolf Winiarski, 2011

Lösungslupe

Setting: Einzel/Gruppe → Zeit: 50 Minuten → Material: Flipchart/Stifte

Thema
Problematisches Verhalten besser verstehen.

Hintergrund
Die Lösungslupe ist eine vereinfachte Verhaltensanalysen und hilfreich, um große Themen kleinzumachen. Es ist grundsätzlich schwer, ein »Selbstwertproblem« zu lösen. Machbarer ist es, herauszufinden, wie ich selbstbewusst im nächsten Mitarbeitergespräch eine Gehaltserhöhung ansprechen kann. Große Themen werden heruntergebrochen auf eine einzelne Situation.

Vorgehen
Man bittet den Patienten, eine typische Problemsituation zu schildern. Eine Situation, die noch nicht lange zurückliegt und an die er sich noch gut erinnern kann, und schaut sich dann diese Situation in allen Einzel-

heiten an. Man lässt sich die Situation, Gedanken und Gefühle schildern sowie das konkrete Verhalten und notiert das auf der Flipchart. Anschließend arbeitet man heraus, wie das nächste Mal in einer solchen Situation gehandelt werden soll und welche Gedanken und Einstellungen dabei hilfreich sein könnten. Entscheidend ist das Zielverhalten so konkret wie möglich herauszuarbeiten.

»Dieses Problemlöseschema hilft Ihnen belastende Situationen genauer zu verstehen und Lösungen dafür zu finden. Denken Sie dafür an eine kurz zurückliegende Situation, die typisch ist für das Problem, dass Sie bearbeiten möchten. Versuchen Sie möglichst konkret Gedanken, Gefühle und Verhaltensweisen zu benennen, die Sie in Zukunft verändern möchten. Überlegen Sie dann, wie Sie sich zukünftig in einer ähnlichen Situation verhalten möchten.«

Situation

____

Gedanken

____

Gefühle

____

Verhalten

____

Ziel

____

Geschenk übergeben

Setting: Gruppe → Zeit: 15 Minuten → Material: –

Thema

Gesunde Grenzen setzen.

Hintergrund

Viele Patienten schildern, sich beruflich und privat zu verausgaben, sich immer wieder zu viel zuzumuten und sich nur schwer abgrenzen zu können. Dies oft mit dem Gefühl ausgenutzt zu werden bzw. sich ausnutzen zu lassen. Zu diesem Thema eignet sich die folgende Demonstration.

Anleitung

»Stellen Sie sich vor, Sie haben Geschenke, die Sie gerne verteilen möchten. Ich bitte Sie nun gleich hier im Raum umherzugehen und Ihre Geschenke an andere Teilnehmer zu übergeben.«

Nach ca. fünf Minuten unterbrechen Sie die Übung und besprechen, wie es den Patienten dabei ergangen ist. Geben Sie eine Rückmeldung, was Sie beobachtet haben. In der Regel fragen die Teilnehmer nicht, ob das Geschenk gewünscht ist, sie berücksichtigen auch nicht, ob das Gegenüber bereit ist, das Geschenk anzunehmen (Blickkontakt, Gang verlangsamen, Hände ausbreiten). Machen Sie dann einen zweiten Durchgang, bei dem die Patienten das Gegenüber genau anschauen, Blickkontakt herstellen und fragen, ob Sie das Geschenk annehmen möchten. Besprechen Sie den Unterschied zwischen beiden Durchgängen im Empfinden des Gebenden und des Nehmenden.

Zwei Seiten der Liebe

Setting: Einzel → Zeit: 15 Minuten → Material: Blatt Papier/Stift

Thema

Die Untrennbarkeit zwischen schmerzlichen und wohltuenden Gefühlen zeigen.

Hintergrund

Psychische Belastungen gehen oft zurück auf zwischenmenschliche Probleme. Insbesondere, wenn es anhaltende Konflikte innerhalb der Familie gibt, der Patient mit einem Angehörigen leidet, welcher körperlich oder psychisch schwer erkrankt ist, oder sich Sorgen um die Zukunft einer nahestehenden Person macht, eignet sich diese Demonstration.

Vorgehen

Schreiben Sie auf ein Blatt Papier mit großen Buchstaben auf eine Seite das Wort »Liebe« und stellen Sie fest:

»Sie lieben Ihre Tochter und ist es nicht so, dass gerade, weil Sie sie so gerne haben, die Konflikte mit ihr Sie umso mehr treffen?«

Dann wendet man das Blatt Papier und schreibt darauf das Wort »Schmerz«.

»Wenn man liebt, ist man verletzlich. Ohne Liebe gibt es keinen Schmerz. Wollen Sie nun, dass ich das Blatt Papier wegwerfe, dann würde nicht nur der Schmerz verschwinden, sondern auch die Liebe zu Ihrer Tochter. Möchten Sie das? Liebe ist die Rückseite von Schmerz«

Diese Demonstration ist auch sinnvoll, wenn es um existentielle Themen geht. Ist der Kern einer Symptomatik die Angst vor dem Tod und die damit verbundene endgültige Trennung von geliebten Menschen, lässt sich damit auch zeigen, dass die Angst vor dem Tod auch deshalb so erdrückend ist, weil die Liebe zu Freunden und Familie so stark ist. Wären uns andere gleichgültig, wäre es uns auch gleichgültig, sie zu verlassen.

Manchmal schützen sich Patienten vor unangenehmen Gefühlen, indem sie sich zurückziehen und sozial isolieren. Sie sind davon überzeugt, dass sie keine Enttäuschungen und Verletzungen mehr erleben werden, wenn sie nichts mehr erleben und niemanden mehr sehen. Dieser Schutz verhindert aber ebenso das Erleben von Freude und Zuneigung.

New Harbinger, 2013

Kuchen der Verantwortung

Setting: Einzel → Zeit: 50 Minuten → Material: Flipchart/Stifte

Thema

Unangemessene Übernahme von Verantwortung für andere.

Hintergrund

Es kann viel Leid entstehen, wenn ein Familienmitglied körperlich oder psychisch krank ist. Dieses Leid wird in der Regel potenziert durch die Tendenz, ein unangemessen hohes Maß an Verantwortung für diese Person zu übernehmen.

Vorgehen
Bitten Sie den Patienten einen Kreis aufzuzeichnen. Es sollen alle Personen aufgeschrieben werden, die für das Wohlbefinden des Familienmitglieds verantwortlich sind, und ein entsprechend großes Kuchenstück dafür eingezeichnet werden. Es kann genauer exploriert werden, wie genau diese Verantwortung aussieht. In der Regel tragen sich die betroffenen Angehörigen das größte Stück an Verantwortung ein und die betroffene Person selbst kommt gar nicht vor. Es kann gezielt danach gefragt werden, wer fehlt, und die Verteilung der Kuchenstücke hinterfragt und diskutiert werden. Dies ist auch eine gute Gelegenheit darüber zu sprechen, wie genau in Zukunft die Verantwortung des Familienmitglieds, oder wie eine »ideale« Verteilung von Aufgaben aussehen könnte. Im Anschluss an das Gespräch kann in einer weiteren Sitzung ein neuer veränderter Verantwortungskuchen aufgeschrieben werden.

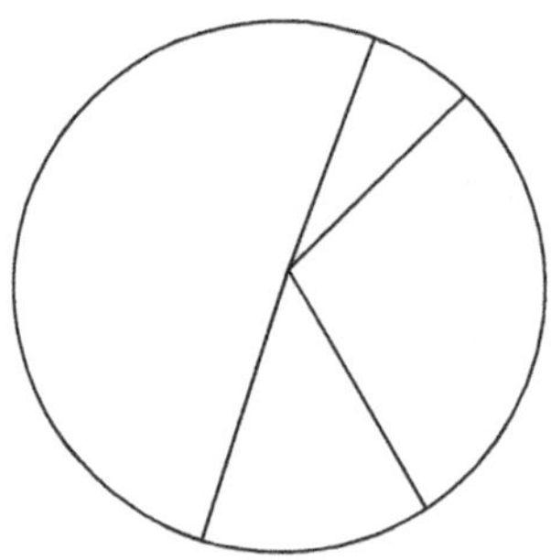

Ansteckende Gefühle

Setting: Einzel/Gruppe → Zeit: 15 Minuten → Material: Flipchart/Stifte

Thema
Die Übertragung von Gefühlen besser verstehen.

Hintergrund
Wenn Menschen eng zusammenleben, können sich Stimmungen übertragen, ohne dass das von den Beteiligten bewusst wahrgenommen wird. Die Angst des Vaters kann auf das Kind übergehen, die Frustration der Partnerin auf den Partner. Damit sich das Kind entspannen

kann, muss ich mich als wichtige Bezugsperson entspannen. Oder damit ich zur Ruhe kommen kann, muss ich mit meinem Partner sprechen oder eine Rückzugsort finden. Folgende Zeichnung kann das anschaulich machen.

Die Linien stellen das Ausmaß der emotionalen Erregung dar. Die beiden flachen, horizontalen Linien stehen für zwei ausgeglichene Personen, die beiden gezackten Linien für zwei Personen, die emotional außer sich sind.

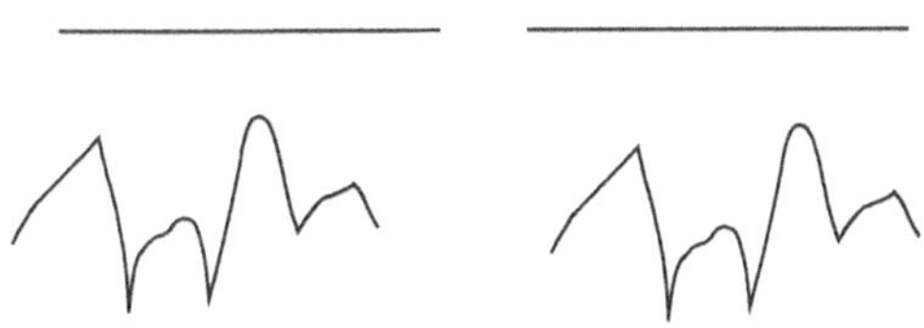

Idee stammt aus der Supervision mit Dr. Katrin Wallenczus

Zwischenräume

Setting: Einzel/Gruppe → Zeit: 50 Minuten → Material: Flipchart/Stifte

Thema
Bewusstsein für Entwicklungsaufgaben und Verarbeitung von Krisen schaffen.

Hintergrund
Anhaltende Belastungen können entstehen, wenn durchgemachte Krisen oder Entwicklungsschritte nicht als solche wahrgenommen, gewürdigt und verarbeitet werden konnten. Nach überstandener schwerer oder sogar lebensbedrohlicher Krankheit beispielsweise ist der Wunsch stark, das durchgemachte Leid hinter sich zu lassen und dort im Leben weiterzumachen, wo man durch Krankheit herausgerissen wurde. Dies wird oft ausgedrückt in Sätzen wie »Ich will wieder ganz der Alte werden«, oder »Es soll wieder alles werden wie früher«. Darin steckt eine Ablehnung der durchgemachten Veränderung und eine Vermeidung der Auseinandersetzung mit den Verlusten, die mit einer solchen Krise einhergehen.

Vorgehen
Es werden drei gleichgroße Quadrate aufgezeichnet und die jeweiligen Phasen beschrieben. *»Sie haben eine schwere Zeit durchgemacht, die Ihnen viel abverlangt hat. Für diese Zeit steht der erste Raum. Auch wenn die akute Gefahr vorbei ist und die laufenden Behandlungen abgeschlossen sind, spüren Sie, dass diese Zeit noch nachwirkt. Sie sind müde, weniger belastbar oder haben weiterhin körperliche Beschwerden. Sie können aber schon wieder einen Hauch von Normalität erahnen und wünschen sich alles, was mit der Krise zu tun hat, schnell hinter sich zu lassen. Dafür steht der zweite Raum. Von dort können Sie auch schon einen Blick in den nächsten Raum werfen, der für das Schmieden und Umsetzen neuer Pläne steht, für eine größere Belastbarkeit und für die Aufnahme von Aktivitäten, die Ihnen wichtig sind. Sie stehen sozusagen in einem Zwischenraum, in dem das Alte noch nicht vorbei und das Neue noch nicht angefangen hat.«*

Lassen Sie die einzelnen Räume vom Patienten benennen. Allgemeine Bezeichnungen könnten sein: »Vergangenheit«, »Gegenwart«, »Zukunft« oder »nicht mehr«, »jetzt«, »noch nicht«. Bei schwerer Krankheit können Bezeichnungen sein »Überleben«, »am Leben«, »gutes Leben«, bei Entwicklungsaufgaben »Kind«, »dazwischen«, »Erwachsener«. In der Regel hat nicht nur die betroffene Person Schwierigkeiten, sich in diesem Raum zurechtzufinden, sondern ebenfalls Familie und Freunde. Es treten Konflikte auf, weil Angehörige nicht verstehen können, warum die Person immer noch Beschwerden hat oder sich nicht einfach freuen kann, dass sie noch am Leben ist. Es kann besprochen werden, dass die Betroffenen nicht allein durch diese Räume gehen und dass das Tempo bei Betroffenen und Umfeld unterschiedlich sein kann.

Modell der Zwischenräume für lebensbedrohliche Krankheiten/Krisen:

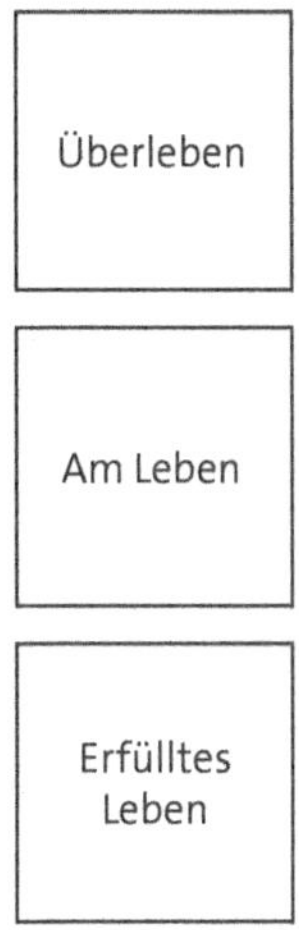

Selbstwert: Der Wunsch nach Ganzheit

Setting: Einzel → Zeit: 50 Minuten → Material: Flipchart/Stifte

Thema
Selbstwertprobleme und ihre Auswirkung auf Beziehungsdynamiken.

Hintergrund
Selbstwertstörungen gehören zu den häufigsten Themen in der Psychotherapie. Sie haben ihren Ursprung darin, dass Betroffene erlebt haben, dass bestimmte Verhaltensweisen oder Persönlichkeitsmerkmale von den frühen primären Bezugspersonen abgelehnt oder bestraft wurden und daraus die Überzeugung entstanden ist, dass sie als ganze Person nicht liebenswert sind. Dies führt oft dazu, dass auch als Erwachsene in Beziehungen versucht wird, diese vermeintlich nicht wünschenswerte Anteile zu verstecken oder sie zu überkompensieren. Oft geht es um den Ausdruck starker, unangenehm empfundener Emotionen wie Wut, Enttäuschung oder Angst. Betroffene strengen sich dann an, sich möglichst »wünschenswert« zu verhalten. Gleichzeitig besteht weiterhin der Wunsch als *Ganzes* angenommen zu werden. So werden keine erfüllenden Beziehungserfahrungen möglich.

Vorgehen

Zeichnen Sie einen Kreis als Symbol für den Patienten auf und ein Viereck, das für wichtige aktuelle Bezugspersonen steht. Beschreiben und benennen Sie zentrale Lernerfahrungen, die er in der Vergangenheit gemacht hat. Gehen Sie auf Anteile ein, die vom Patienten als wünschenswert erlebt wurden und auf Anteile, für die er Ablehnung erfahren hat. Besprechen Sie mit ihm, dass nur, wenn er anfängt sich in zwischenmenschlichen Beziehungen Stück für Stück so zeigen, wie es ihm tatsächlich entspricht, er die neue Erfahrung machen kann, dass er dafür akzeptiert wird.

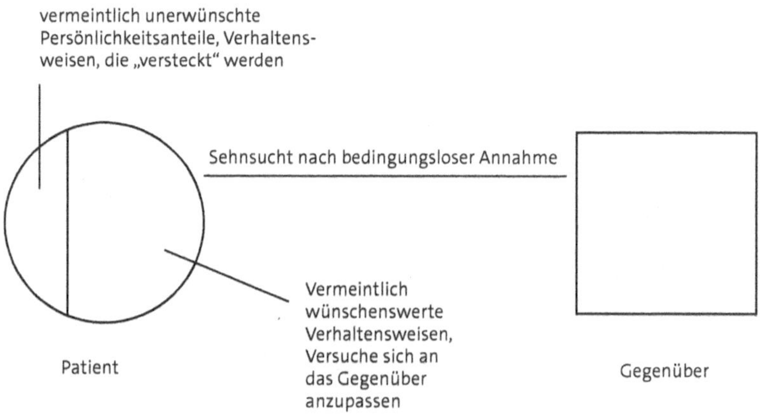

Kreis der Sicherheit

Setting: Einzel → Zeit: 50 Minuten → Material: Flipchart/Stifte

Thema

Verständnis schaffen für ausgeprägte Ängste.

Hintergrund

Als Säugling werden wir mit allem versorgt, was wir brauchen: Wir bekommen Milch, wenn wir hungrig sind, Nähe, wenn wir uns allein fühlen, und warme Kleidung, wenn wir frieren. Unsere Eltern halten außerdem alles von uns fern, was uns schaden könnte, und beschützen uns vor den Widrigkeiten des Lebens. Als Kinder leben wir in einer Blase der Geborgenheit und Sicherheit. Nichts Böses soll an uns herandringen. Manchmal bricht aber die Realität brutal in diese schützende Blase hinein: Sei es, weil Eltern schwer krank werden, Großeltern sterben oder Krieg ausbricht. Dann bekommt diese Blase Risse. Kinder können diese Bedrohungen allein nicht begreifen und einordnen und können bei fehlender Begleitung anhaltende Ängste entwickeln. Sie brauchen Erwachsene, mit denen sie über ihre Sorgen sprechen können. Wenn das nicht geschieht, kann sich diese sichere Blase nicht mehr schließen. Denn auch als Erwachsenen leben wir in einer Illusion der Sicherheit und Kontrolle.

Vorgehen
Zeichnen Sie einen Kreis auf und erläutern Sie, was Kinder brauchen, damit sie ein Gefühl von Sicherheit entwickeln können. Zeichnen Sie dann eine Beschädigungen des Kreises ein und notieren Sie, welche Ereignisse das Gefühl von Sicherheit nachhaltig genommen haben. Sammeln und notieren Sie als nächstes dysfunktionale Verhaltensweisen, die eingesetzt werden, um das Gefühl der Sicherheit wieder herzustellen.

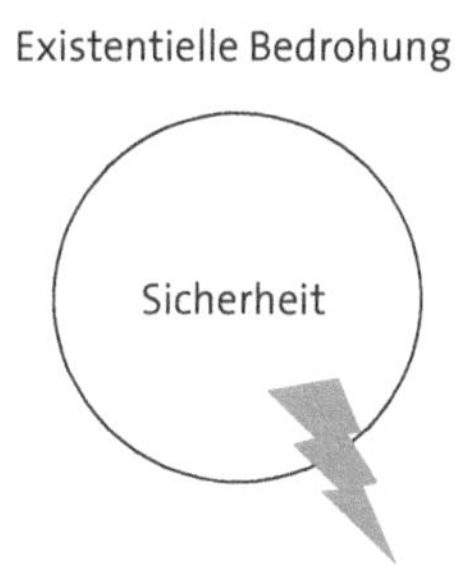

9.3 Gegen Ende – Transfer herstellen

Hände falten

Setting: Einzel/Gruppe → Zeit: 10 Minuten → Material: –

Thema
Wesen von Lernen demonstrieren.

Hintergrund
Eine kleine Übung mit durchschlagendem Effekt. Mit ihr kann veranschaulicht werden, wie Lernen, der grundlegende Mechanismus der Verhaltenstherapie, funktioniert.

Vorgehen
Bitten Sie Ihre Patienten ihre Hände zu falten, als wollten sie beten. Lassen Sie die Patienten einen Moment so in dieser Haltung verharren und dabei in sich hineinspüren. Fordern Sie die Patienten dann dazu auf, die Hände andersherum zu falten, sodass nun der jeweils andere Daumen vorne bzw. hinten liegt. Fragen Sie sie, wie sich das anfühlt. Deutlich wird dabei, dass die erste Haltung der Hände schnell eingenommen wird und sich normal und richtig anfühlt. Die neue Position ist erst einmal schwer zu finden und fühlt sich ungewohnt und falsch an. Je häufiger aber die neue Handhaltung eingenommen wird, desto schneller kann man sich daran gewöhnen.

Idee stammt aus Seminar »Vertiefende Einführung in die Akzeptanz- und Commitment Therapie«, durchgeführt von Johanna Schriefer und Anne Rotthaus, 2019

Komfortzone

Setting: Einzel/Gruppe → Zeit: 50 Minuten → Material: Flipchart/Stifte

Thema
Ins Handeln kommen.

Vorgehen
In der eigenen Komfortzone fühlt man sich wohl und sicher. Es kann einem nichts passieren. Man bewegt sich in Situationen, die man kennt und kann auf Verhaltensweisen zurückgreifen, die sich bewährt haben. Warum sollte man also jemals die eigene Komfortzone verlassen? Auch wenn man es sich dort gemütlich eingerichtet hat, so kann in ihr doch nichts Neues entstehen und keine Entwicklung stattfinden. Begibt man sich unvorbereitet in Situationen, denen man bisher aus dem Weg gegangen ist, kann das überfordern und Panik auslösen. Das verhin-

dert eine Bewältigung und kann zu einem Rückzug in die eigene Komfortzone führen, mit der Gewissheit, dass es gefährlich ist, sie zu verlassen, und man selbst unfähig ist, Herausforderungen zu meistern. Zwischen Komfortzone und Panikzone gibt es noch einen Bereich, die Zone des Wachstums. Sie ermöglicht es, sich selbst mit einem kalkulierbaren Risiko auszuprobieren. Überlegen Sie zusammen mit Ihrem Patienten, was für ihn typische Komfortzonen im Alltag sind, welche Momente Panik auslösen und wie Momente gestaltet werden können, sodass Veränderung möglich ist.

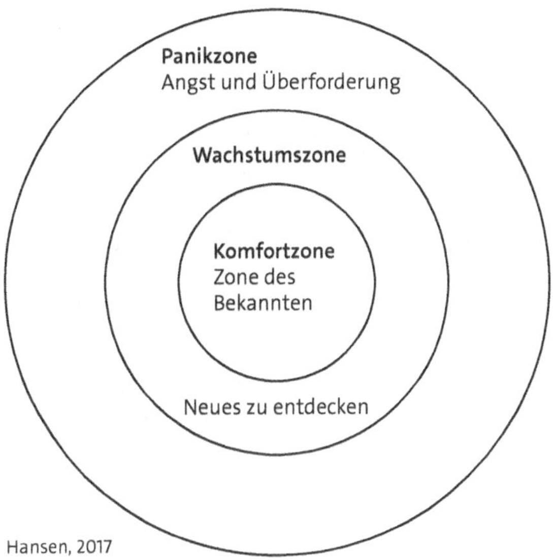

Hansen, 2017

Entwicklung

Setting: Einzel → Zeit: 50 Minuten → Material: Flipchart/Stifte

Thema

Entwicklungsschritte im Rahmen von Psychotherapie darstellen.

Hintergrund

So unterschiedlich die Themen sind, die Patienten in die Psychotherapie mitbringen, so ähnlich ist sich der Prozess der Veränderung. Veränderung vollzieht sich zumeist nicht plötzlich, sondern nach und nach.

Diese einzelnen Schritte aufzuzeigen, hilft nicht nur sich selbst, sondern auch die Therapie besser zu verstehen. Damit wird Klarheit geschaffen und Unsicherheit reduziert.

Vorgehen
Nutzen Sie die Sätze aus der linken Spalte der Tabelle, um das bisherige dysfunktionale Verhalten des Patienten, sowie dessen Auslöser und Folgen zu beschreiben. Passen Sie die Sätze entsprechend an und notieren Sie sie auf einem Blatt Papier. Zeigen Sie dann mögliche Schritte der Veränderung durch die in der rechten Spalte dargestellten Abfolge auf. Die einzelnen Veränderungsschritte können auf einer Kartekarte notiert und als eine Art »Spickzettel« vom Patienten genutzt werden.

Altes Verhaltensmuster	Neues Verhaltensmuster
1. Ein Ereignis tritt ein, das Sie ... (Gefühl einsetzen) macht. 2. Sie gestehen sich das Gefühl nicht ein und unterdrücken es. 3. Sie ... (typisches Problemverhalten einsetzen), scheinbar unbewusst und ohne Anlass. 4. Sie fühlen sich kurzfristig besser. 5. Langfristig festigt sich Ihr Verhaltensmuster.	1. Ein Ereignis tritt ein, das Sie ... (Gefühl einsetzen) macht. 2. Sie nehmen Ihre Gefühle bewusst wahr. 3. Sie finden eine angemessene, Art mit Ihren Gefühlen umzugehen. Das erfordert Übung. 4. Kurzfristig kann das herausfordernd sein. 5. Langfristig geht es Ihnen besser.

In Anlehnung an Philippa Perry, 2021

In drei Schritten zu mehr Akzeptanz

Setting: Einzel → Zeit: 50 Minuten → Material: Flipchart/Stifte

Thema
Akzeptanz entwickeln.

Hintergrund
Manchmal sind wir im Leben mit Gegebenheiten konfrontiert, auf die wir keinen Einfluss haben. Wenn wir mit fortgeschrittenem Alter oder nach Krankheit weniger belastbar sind, der Partner uns verlässt oder wir wichtige Lebenspläne nicht verwirklichen konnten. So kann eine

Erkenntnis im Rahmen von Psychotherapie darin liegen, bestimmte Dinge so zu belassen, wie sie sind, anstatt uns immer wieder an ihnen abzuarbeiten. Genauso wenig wie gegen unverrückbare Tatsachen anzurennen, hilft es, gegen die eigenen Empfindungen anzukämpfen. Vergleichbar mit Treibsand, der uns immer tiefer nach unten ziehen, je mehr wir strampeln, verstärkt sich Leid, wenn wir uns dagegen wehren. Dies lässt sich mit einem Seil demonstrieren. An einem Ende kann man als Therapeut die Rolle von Gefühlen wie Trauer, Angst oder Wut einnehmen und den Patienten am anderen Ende ziehen lassen. Danach lässt sich besprechen, was es mit dem Körper und Gefühlen macht, immer weiterzuziehen. Im nächsten Schritt kann man den Patienten instruieren, bewusst das Seil loszulassen und nachzuspüren, was sich dadurch verändert. Akzeptanz bedeutet nicht einverstanden zu sein, es bedeutet sich nicht mehr dagegen aufzulehnen und die eigene Kraft für anderes einzusetzen. Akzeptanz fällt nicht vom Himmel. Es ist möglich sich darin zu üben.

Vorgehen
Die folgende Übung besteht aus drei Schritten. Es geht darum, alles wahrzunehmen, was ist, ohne aufkommende Empfindungen zu beurteilen, sie zu verändern oder Handlungsimpulsen zu folgen.

1. Den Atem wahrnehmen:
   Nehmen Sie eine bequeme Haltung ein und schließen Sie Ihre Augen. Kommen Sie allmählich zur Ruhe und folgen Sie für ein paar Minuten Ihrem Atem. Versuchen Sie nicht ihn zu verändern. Beobachten Sie einfach nur, wie er kommt und wieder geht.
2. Gedanken und Gefühle beobachten ohne sie zu bewerten:
   Lenken Sie Ihre Aufmerksamkeit auf Gedanken, die Ihnen durch den Kopf gehen. Lassen Sie alle Gedanken zu. Versuchen Sie nicht sie zu beurteilen. Nehmen Sie dann bewusst wahr, wie Sie sich fühlen. Nehmen Sie sowohl angenehme als auch unangenehme Gefühle wahr. Wir versuchen oft uns von bestimmten Gefühlen abzulenken. In dieser Übung geht es darum, alles wahrzunehmen wie es ist. Nehmen Sie dann auch Empfindungen Ihres Körpers wahr. Das kann Kribbeln, Juckreiz, Druck, Schmerz oder Entspannung sein. Was auch immer gerade auftaucht, nehmen Sie es hin.

3. Richten Sie im dritten und letzten Schritt Ihre Aufmerksamkeit wieder auf Ihren Atem und wie er sich im Körper anfühlt. Vielleicht spüren Sie, wie Ihr Atem Ihren Brustkorb oder Bauch bewegt. Versuchen Sie dann zum Abschluss Ihren Körper als Ganzes wahrzunehmen.

Angelehnt an die Achtsamkeitsübung Der-Schritte-Atemraum, z. B. beschrieben in Achtsamkeit von Michalak, Heidenreich et al. Von 2012.

Abschied nehmen

Setting: Einzel → Zeit: 50 Minuten → Material: Papier/Stifte

Thema
Loslösung aus der Verstrickung mit den Eltern.

Hintergrund
Auch wenn die Kindheit schon Jahrzehnte zurückliegt, man selbst Eltern geworden ist oder die eigenen Eltern längst verstorben sind, kann der lieblose Umgang, den man früher durch die Eltern erfahren hat, einen verfolgen und ein Hinwenden zu einem funktionierenden Alltag schwer machen. Neben körperlichen Grundbedürfnissen nach Nahrung, Wasser und Schlaf, haben wir Menschen auch psychische Grundbedürfnisse, deren Erfüllung lebensnotwendig sind. Dazu gehört das Bedürfnis nach bedingungsloser Liebe, Fürsorge und Verständnis. Ignoranz, verbale Gewalt, aber auch Zuneigung, die an Bedingungen wie Leistungserfüllung, Zurückhaltung und Anpassung geknüpft sind, führen nicht nur zu dauerhaften Verletzungen, sondern auch zu einer Leerstelle und zu einer bleibenden Sehnsucht nach bedingungsloser Annahme. Auch im Erwachsenenalter kann man auf der Suche nach bedingungsloser Liebe bleiben und es weiterhin versuchen, den eigenen Eltern recht zu machen – oft leider vergeblich. Nach genügend Zeit für die Arbeit mit der eigenen Biografie, kann am Ende des therapeutischen Prozesses die Frage stehen, ob man bereit ist, sich von dem Wunsch und dem Streben nach der bedingungslosen Liebe der Eltern zu verabschieden. Es ist wichtig darauf hinzuweisen, dass dieser Abschied nur gelingt, wenn er mit Überzeugung vollzogen wird. Ist die Bereitschaft dafür da, kann sich in Form eines Briefs verabschiedet wer-

den, der nicht abgeschickt werden soll. Es ist egal, wie kurz oder lang er ist oder was genau darinsteht, er sollte aber beginnen mit:

> *(Anrede),*
> *hiermit verabschiede ich mich von meiner Sehnsucht nach deiner bedingungslosen Liebe.*

Im Folgenden können dann Erinnerungen, Gedanken und Gefühle geäußert werden, die mit dem Elternteil zu tun haben.

Zusätzlich hilfreich kann es sein, diesen Brief in der folgenden Therapiesitzung laut zu verlesen. Danach kann er in einem weiteren symbolischen Akt vernichtet werden (verbrennen, begraben, zerschneiden).

Idee stammt aus dem Seminar »Grundlagen der systemischen Therapie und Beratung« durchgeführt von Ulrich Wilken 2015

KAPITEL 10

Kommen Sie zur Ruhe – wirksam entspannen

Von draußen herein dringt ohrenbetäubender Lärm von Trillerpfeifen, Trommeln und einer Variation an Hupen, die mir vorher nicht bekannt war. Ein Blick aus dem Fenster erinnert mich daran, dass heute die in den lokalen Medien angekündigte Demonstration der Landwirte gegen die Agrarreform stattfindet. Vor der Klinik zieht im Schritttempo alles an mir vorbei, was rollen kann: von kleinen Oldtimer-Traktoren bis hin zu riesigen Mähdreschern. Dazwischen demonstrieren aufgebrachte Landwirte mit Plakaten, Trillerpfeifen und Ratschen. Aus ganz Deutschland sind sie heute angereist. Ich lehne mich weit aus dem Fenster, es ist kein Ende des Zugs in Sicht und in drei Minuten beginnt meine Entspannungseinheit. Lärm wird in jeder Gruppe bei jeder Nachbesprechung moniert. Seien es die Stöckelschuhe der Kollegin, die Gesprächsfetzen aus dem Behandlungszimmer nebenan oder das Glockenläuten der Kirche gegenüber. Ein Teil der Gruppe kann sich immer darauf einigen, dass allein aufgrund der Geräuschkulisse eine Entspannung absolut unmöglich ist. Und jetzt also die ohrenbetäubende Demonstration der Landwirte. Ich überlege kurz, statt der Entspannungseinheit, eine Edukationseinheit durchzuführen. Aber auch das wäre aufgrund des Lärmpegels äußerst anstrengend. Ich erinnere mich an die Worte einer Kollegin, die für Fortgeschrittene in Sachen Entspannung absichtlich die Fenster öffnet – und davor liegt eine der meistbefahrenen Straßen der Stadt. Ich beschließe die Einheit durchzuziehen und stelle mich bereits auf Beschwerden ein. Am Ende der Einheit ist es zu meinem Erstaunen so wie immer. Einige wenige fühlten sich gestört und sind genervt, ein erstaunlich großer Teil konnte aber wunderbar zur Ruhe kommen. Ähnlich verliefen Sitzungen mit einer verirrten und nervtötend sirrenden Schnake oder einer ähnlich nervtötend monoton tickenden Wanduhr. In beiden Fällen gab es tatsächlich Teilnehmer, die von deren Existenz nichts mitbekommen hatten.

Dieses Phänomen lässt sich sehr gut aufgreifen und mit der Gruppe diskutieren: Ob ich mich entspannen kann, hängt nicht von äußeren Faktoren ab. Im Gegenteil: Die Kunst besteht darin, gerade dann ruhig zu werden, wenn draußen das Leben tobt. Das tut es in der Regel ja immer. Wir werden kaum einen schalldichten Raum finden, durch den nichts zu uns dringt – es sei denn, wir sind Berufsmusiker oder Ohrenarzt. Auch Babys schlafen dann am besten, wenn im Hintergrund der Staubsauger surrt oder der Fernseher läuft. Das gleiche gilt für Störungen durch Gedanken, körperliche Missempfindungen oder Schmerzen. Diese möglichen Probleme bei der Entspannung gilt es von uns Therapeuten offen anzusprechen, auch wenn die Patienten uns damit meistens zuvorkommen. Aber noch wichtiger ist es explizit zu fragen, was gut funktioniert. Ich frage oft: »Wie fühlt sich die Entspannung für Sie an?« Das in Worte zu fassen ist schwer. Vor der allerersten praktischen Übung sammele ich daher mit meinen Patienten, woran sie erkennen können, dass sie entspannt sind. Die Sammlung sieht dann meistens so aus:

- Muskulatur ist locker.
- Der Atem ist langsam, gleichmäßig und tief (Bauchatmung statt Brustatmung).
- Der Körper fühlt sich angenehm schwer oder leicht an.
- Man kann sich gut auf den Moment fokussieren.
- Man ist nicht belastet durch Gedanken.
  (Gedanken werden aber immer noch auftauchen. Die Erwartung, dass der Kopf leer ist, führt in die Irre. Selbst Abt Muho, ein buddhistischer Mönch, der aus Deutschland stammt, ein japanisches Kloster leitet und seit Jahrzehnten Meditation praktiziert, berichtet von Gedanken während der Meditations-Praxis. Wenn er den Kopf nicht frei bekommt, werden wir »Normalsterbliche« das auch nicht erreichen.)
- Bauchgrummeln (der Darm regt sich, wenn wir entspannt sind).
- Man wird müde und gähnt.

- Wärme in einzelnen Gliedmaßen wird spürbar.
- Schmerz lässt nach.
- Kribbeln in einzelnen Körperbereichen (durch eine geförderte Durchblutung).
- Herzfrequenz und Puls verlangsamen sich.

Ich fordere die Patienten auf bei den folgenden praktischen Übungen, auf diese Zeichen ihres Körpers zu achten und spreche auch darüber, was Entspannung nicht ist:

»Sie werden hier keine Walgesänge zu hören bekommen. Sie werden auch nicht in Trance geraten, sich nicht im weißen Gewand, auf einer Wiese und Blumenkranz im Haar wiederfinden. Es wird auch kein Konfetti regnen.« Schmunzeln auch bei den größten Skeptikern, denn genau das ist Teil der häufigsten Vorurteile. *»Wir machen hier keine Hypnose. Wir machen auch kein Autogenes Training, dessen Prinzip darin besteht, durch Suggestion und Vorstellungskraft zu erreichen, dass sich der Körper warm und schwer anfühlt. Bei der Progressiven Muskelentspannung geht es, wie der Name schon sagt, darum, verschiedene Muskelgruppen nacheinander anzuspannen und wieder loszulassen. In den ersten Durchgängen geht es zunächst nur darum, dass Sie lernen, Ihren Körper besser wahrzunehmen und zu spüren, wie er sich anfühlt, wenn Sie anspannen und wenn Sie loslassen. Mehr ist es nicht. Sie können dabei nichts falsch machen. Folgen Sie so gut es geht meinen Worten und experimentieren Sie damit. Wenn sie husten müssen, dann husten Sie. Normalerweise wird das nicht als störend empfunden. Vielleicht werden Sie müde. Versuchen Sie aber wach zu bleiben, ich werde jeden wecken, der anfängt zu schnarchen«* Und wie oft musste ich das tatsächlich schon tun. *»Es geht darum, dass Sie lernen, sich in einen entspannten Wachzustand zu versetzen. Wenn Sie schlafen, verpassen Sie die Übung, das wäre doch schade. Wenn Sie ungeduldig werden, nehmen Sie das einfach wahr. Ungeduld während der PME ist nicht selten, denn im Alltag haben wir sonst nicht den Luxus, uns eine halbe Stunde nur auf uns selbst zu konzentrieren. Ärgern Sie sich nicht, wenn Sie sich nicht entspannen können. Wenn Sie sich ärgern, spannen Sie sich automatisch an. Wenn es für Sie gar nicht funktioniert, können Sie die Übung jederzeit abbrechen. Die PME muss nicht für jeden von Ihnen etwas sein. Wenn Sie*

am Ende der vier Wochen feststellen, dass sie nichts damit anfangen können, ist das völlig in Ordnung.« Diese Bemerkung ist wichtig, weil es den Druck nimmt, dass es funktionieren muss. Und unter Druck kann man nicht entspannen. *»Es gibt noch viele andere Wege in die Entspannung. Hier praktizieren wir die PME und ich erwarte von Ihnen, dass Sie es zumindest probieren.«*

Ich habe oben gesagt, dass man bei der PME nichts falsch machen kann. Ganz stimmt das nicht. Der häufigste Fehler, der gemacht wird, ist, dass zu stark angespannt wird. Menschen, die sich in Psychotherapie begeben, stehen unter Stress und unter Stress besteht ein grundsätzlich erhöhter Muskeltonus. Wenn ich dann noch spontan anspanne, entsteht ein Niveau an Spannung, das unangenehm und schmerzhaft werden kann. Ich fordere daher meine Gruppen am Anfang auf, eine Hand zu einer Faust zu ballen, sie kurz maximal anzuspannen und dann um die Hälfte loszulassen. Das ist das ideale Maß an Kraft, die man für die PME aufwenden soll. Die Phase der Anspannung sollte nicht schmerzhaft sein und nicht mit Krämpfen einhergehen. Um das Prinzip der PME zu demonstrieren, lasse ich die Teilnehmer zuerst ihren rechten Arm anspannen, indem sie eine Faust ballen und dann loslassen. Ich lasse mir dann den Unterschied beschreiben. Danach fordere ich die Patienten auf, den linken Arm direkt zu entspannen, ohne vorher anzuspannen. Dadurch wird klar, dass man paradoxerweise besser entspannen kann, wenn man vorher angespannt hat.

Oft registriere ich suchende Blicke von Patienten, gerade von solchen, die bereits Erfahrung mit Entspannungskursen haben. Sie halten Ausschau nach Matten, Decken und Kissen – vergeblich. Die ersten Einheiten halte ich im Sitzen ab. Wer lernt, im Sitzen zu entspannen, kann das auch im Liegen, nicht aber umgekehrt. Und Ziel ist es in jeder sprichwörtlichen Lebenslage ruhig zu werden, ob ich nun beim Einkaufen in der Schlange stehe oder im Bus sitze. Und dort kann ich schlecht meine Yoga-Matte ausrollen. Viele Teilnehmer sind erstaunt, wie gut sie sich im Sitzen entspannen können. In einer der späteren Sitzungen hole ich dann aber doch die Matten – viele finden das toll, viele stellen aber fest, dass sie in Zukunft wieder sitzen wollen. Jeder kann sich dann die Position aussuchen, die ihm am meisten liegt.

Meiner Erfahrung nach ist es für die Entspannung am förderlichsten, so wenig Worte wie möglich zu benutzen. Im Laufe der Zeit hat sich daher für mich eine Instruktion entwickelt, die viele Pausen beinhaltet – insbesondere in der Entspannungsphase sage ich nichts.

Übung: Progressive Muskelentspannung – Langversion im Sitzen

Lenken Sie Ihre Aufmerksamkeit zunächst auf Ihren Atem ... Spüren Sie, wie Ihr Atem in den Körper hinein- und wieder hinausströmt ... Sie können nun das Ausatmen etwas betonen ... und mit jedem Ausatmen schon etwas von Ihrer Anspannung abgeben ... und mit jedem Ausatmen etwas tiefer in den Stuhl oder die Matte hineinsinken ... Sie müssen gerade nirgendwo sonst sein, nichts Bestimmtes tun, außer meiner Stimme zu folgen.
Lenken Sie nun Ihre Aufmerksamkeit auf Ihren rechten Unterarm. Spannen Sie Ihren rechten Unterarm an, indem Sie Ihre Hand zu einer Faust ballen [*7 Sekunden Pause*]. Spüren Sie die Anspannung. Beim nächsten Ausatmen lassen Sie wieder los. Spüren Sie den Unterschied zwischen Anspannung und Entspannung [*30 Sekunden Pause*]. Wandern Sie mit Ihrer Aufmerksamkeit weiter bis zu Ihrem rechten Oberarm. Spannen Sie nun die Muskeln dort an, indem Sie die geöffnete Hand in Richtung Ihrer Schulter bewegen. Spüren Sie die Anspannung. Beim nächsten Ausatmen können Sie den Arm wieder zurücksinken lassen und spüren Sie, was sich verändert. Richten Sie Ihre Aufmerksamkeit auf Ihren linken Unterarm. Spannen Sie nun Ihren linken Unterarm an, indem Sie Ihre Hand zu einer Faust ballen. Spüren Sie die Anspannung. Beim nächsten Ausatmen lassen Sie wieder los. Spüren Sie den Unterschied zwischen Anspannung und Entspannung. Wandern Sie mit Ihrer Aufmerksamkeit weiter bis zu Ihrem linken Oberarm. Spannen Sie nun die Muskeln dort an, indem Sie die geöffnete Hand in Richtung Ihrer Schulter bewegen. Spüren Sie die Anspannung. Beim nächsten Ausatmen können Sie den Arm wieder zurücksinken lassen und spüren Sie, was sich verändert. Lenken Sie Ihre Aufmerksamkeit auf Ihre Stirn. Spannen Sie nun Ihre Stirn an, indem Sie die Augenbrauen nach oben ziehen und die Stirn in Falten legen. Spüren Sie die Anspannung. Beim nächsten Ausatmen können

können Sie wieder locker lassen. Spüren Sie, wie Ihre Stirn zu einer glatten Fläche wird. Immer glatter und entspannter. Richten Sie Ihre Aufmerksamkeit auf den mittleren Bereich Ihres Gesichts. Spannen Sie nun diesen Bereich an, indem Sie Ihre Augen zusammenkneifen und die Nase rümpfen. Spüren Sie die Anspannung. Beim nächsten Ausatmen können Sie wieder loslassen und spüren Sie, was sich verändert. Lenken Sie Ihre Aufmerksamkeit auf Ihren Kiefer. Spannen Sie nun Ihren Kiefer an, indem Sie Ihre Lippen aufeinanderpressen und die Mundwinkel nach hinten ziehen. Spüren Sie die Anspannung. Beim nächsten Ausatmen können Sie wieder loslassen und spüren Sie, wie sich Ihr Kiefer mehr und mehr entspannt.
Und wenn Sie zwischendurch abgelenkt werden, durch Gedanken oder Geräusche, dann lassen Sie sich davon nicht irritieren. Registrieren Sie kurz, wohin Ihre Aufmerksamkeit gewandert ist, und kehren Sie dann immer wieder zur Übung und zu meiner Stimme zurück.
Richten Sie Ihre Aufmerksamkeit auf Ihre Schultern. Spannen Sie nun Ihre Schultermuskulatur an, indem Sie sie leicht nach oben ziehen. Spüren Sie die Anspannung. Beim nächsten Ausatmen können Sie die Schultern wieder nach unten sinken lassen und noch weiter sinken lassen ... und spüren Sie der Veränderung nach. Lenken Sie Ihre Aufmerksamkeit auf Hals und Nacken. Spannen Sie diesen Bereich nun an, indem Sie Ihr Kinn in Richtung Brust ziehen und damit eine Art Doppelkinn machen. Spüren Sie die Anspannung. Beim nächsten Ausatmen lassen Sie wieder los und spüren Sie, was sich verändert.
Richten Sie als nächstes Ihre Aufmerksamkeit auf Ihren Brustkorb. Spannen Sie nun Ihre Brustmuskulatur an, indem Sie einmal tief einatmen und die Schulterblätter nach hinten zusammendrücken. Spüren Sie die Anspannung. Beim nächsten Ausatmen können Sie wieder ganz locker lassen und spüren Sie, was sich verändert. Lenken Sie Ihre Aufmerksamkeit auf Ihren Bauch. Spannen Sie nun Ihre Bauchmuskulatur an, indem Sie die Bauchdecke entweder nach innen ziehen oder nach außen drücken. Spüren Sie die Anspannung. Beim nächsten Ausatmen können Sie wieder loslassen und spüren Sie, wie sich Ihr Bauch mehr und mehr entspannt. Lenke Sie Ihre Aufmerksamkeit auf Ihren unteren Rücken. Spannen Sie nun die Muskulatur im unteren Rücken an, indem Sie Ihr Becken nach vorne kippen und damit

nach vorne kippen und damit eine Art Hohlkreuz machen. Spüren Sie die Anspannung. Beim nächsten Ausatmen können Sie wieder loslassen und achten Sie auf den Unterschied zwischen Anspannung und Entspannung. Gehen Sie als nächstes mit Ihrer Aufmerksamkeit in Ihr rechtes Bein hinein. Spannen Sie nun den rechten Oberschenkel an, indem Sie Ihren Fuß nach unten in den Boden drücken, spüren Sie die Anspannung. Beim nächsten Ausatmen können Sie wieder loslassen und spüren Sie wie sich Ihr rechtes Bein mehr und mehr entspannt.
Wandern Sie mit Ihrer Aufmerksamkeit Ihr Bein entlang bis zum rechten Unterschenkel. Spannen Sie nun auch den rechten Unterschenkel an, indem Sie Ihre Fußspitze nach oben ziehen. Spüren Sie die Anspannung. Beim nächsten Ausatmen können Sie Ihren Fuß wieder nach unten sinken lassen und spüren Sie, was sich verändert. Gehen Sie als nächstes mit Ihrer Aufmerksamkeit in Ihr linkes Bein hinein. Spannen Sie nun den linken Oberschenkel an, indem Sie Ihren Fuß nach unten in den Boden drücken. Spüren Sie die Anspannung. Beim nächsten Ausatmen können Sie wieder loslassen und spüren Sie, wie sich Ihr linkes Bein mehr und mehr entspannt. Wandern Sie mit Ihrer Aufmerksamkeit Ihr Bein entlang bis zum linken Unterschenkel. Spannen Sie nun auch den linken Unterschenkel an, indem Sie Ihre Fußspitze nach oben ziehen. Spüren Sie die Anspannung. Beim nächsten Ausatmen können Sie Ihren Fuß wieder nach unten sinken lassen und spüren Sie, was sich verändert.
Gehen Sie nun zum Abschluss der Übung in Gedanken nochmal durch Ihren Körper und lassen Sie das Gefühl der Entspannung durch den gesamten Körper fließen: Von den Händen ... in die Arme ... über das Gesicht ... die Schultern hinunter ... in den Oberkörper ... den Rücken ... bis in beide Beine hinein ... Sie sind ruhig und tief entspannt ... Genießen Sie dieses angenehme und wohlige Gefühl von Ruhe und Entspannung noch einen Moment für sich allein [1 Minute Pause]. Wir werden die Übung dann allmählich beenden. Ich zähle dazu rückwärts von 5 bis 0 und wenn ich bei 0 angekommen bin, können Sie mit Ihrer Aufmerksamkeit wieder in den Raum zurückkommen. 5-4-3-2-1-0.

In fortgeschrittenen Gruppen kann man nicht nur mit Lärm experimentieren, sondern auch Ruhewörter einführen. Die Patienten werden aufgefordert, ein Wort auszuwählen, mit dem Sie Ruhe assoziieren, und dieses Wort abzurufen, wenn sie für die Entspannung bewusst ausatmen. Typische Ruheworte sind »Loslassen«, »Ruhe« oder in ganzen Sätzen »Ich bin vollkommen ruhig und gelassen.« Untypische Worte »Harmonie«, »Einklang« oder auch »Dänemark« (von einer Patientin, die jedes Jahr im Urlaub nach Dänemark an die Küste fuhr) können auch gut funktionieren. Dank des Mechanismus der Konditionierung löst mit der Zeit das Abrufen des Ruheworts die körperliche Entspannung direkt aus.

Neben Lärm können auch Gedanken als störend empfunden werden. Als Metapher schlage ich den Teilnehmern dann vor, sich Gedanken wie Wolken am Himmel vorzustellen, die vorbeiziehen oder jemand, der anklopft, den man aber nochmal ins Wartezimmer schickt und den man dann hereinholt, wenn Zeit dafür ist. Man kann das auch als Übung verpacken.

Übung: Umgang mit störenden Gedanken

Finden Sie eine bequeme und gleichzeitig aufrechte Haltung. Achten Sie darauf, wie Ihre Hände auf den Oberschenkeln aufliegen und wie Ihre Arme und die Schultern locker hängen. Und ich weiß nicht, welche Gedanken Ihnen gerade durch den Kopf gehen, … ob sie unsere Sitzung betreffen, das, was vorher war, oder das, was nachher noch kommt, etwas Vergangenes oder Zukünftiges, eher Privates oder Berufliches …

Und vielleicht ist es eine angenehme Vorstellung im Freien zu sitzen, an einem schönen sonnigen Tag, und Sie haben einen Platz gewählt an einem Ort, wo Sie am liebsten sind. Vielleicht sitzen Sie mitten in der Sonne, eher irgendwo im Halbschatten, so jedenfalls, dass die Wärme für Sie angenehm ist ….

Sie haben freie Sicht auf den Himmel. Und irgendwann merken Sie vielleicht, wie Wolken die Sonne verdecken … und es tut gut zu wissen, sie werden weiterziehen … und die Gedanken können genauso weiterziehen wie die Wolken am Himmel, ... manche bleiben etwas länger, ... manche ziehen einfach so vorbei, ... ein ständiges Kommen und Gehen, ... und nichts braucht Sie dabei zu stören ... Und es ist gut zu wissen, dass Sie bei allem, was Ihnen durch den Kopf geht, gleichzeitig körperlich entspannen können ... Achten Sie erst jetzt wieder auf Ihre Umgebung und die Geräusche, jetzt wo ich es Ihnen sage. Kommen Sie allmählich mit Ihrer Aufmerksamkeit wieder in den Raum zurück.

Die Progressive Muskelentspannung muss gelernt werden, wie man auch Fahrrad fahren oder lesen und schreiben lernt. Und das geht nur durch Übung. Ich trage den Patienten auf, täglich eine halbe Stunde zu üben. PME funktioniert nur durch regelmäßige Praxis. Wichtige Voraussetzung dafür ist die Offenheit, sich darauf einzulassen, auch wenn man bisher gegenüber Entspannungsmethoden womöglich skeptisch war. Es braucht auch die innere Erlaubnis, sich die Zeit für sich selbst zu nehmen.

Man kann zur Abwechslung und insbesondere für Menschen, die eher bildhaft denken, auch mit Ruhebildern arbeiten.

Übung: Ruhebild

Lassen Sie Ihre Gedanken zu einer angenehmen Vorstellung oder zu einem schönen Bild wandern ... Vielleicht gelingt es Ihnen, einen Ort zu finden, an dem Sie einmal sehr gerne waren oder schon lange gern einmal sein möchten ... Sie werden merken, dass, wenn Sie solch ein Bild suchen, vielleicht so etwas wie ein Film, also mehrere Bilder hintereinander, vor Ihrem inneren Auge ablaufen wird ... Zu Beginn fällt es oft gar nicht so leicht, ein Bild zu finden und festzuhalten ... Lassen Sie ruhig diese vielen Bilder eine Zeitlang an sich vorbeiziehen ... Vielleicht bleibt Ihre Aufmerksamkeit allmählich doch irgendwo bei einer angenehmen Vorstellung hängen ... Wenn sich nun ein solches inneres Bild eingestellt hat, versuchen Sie, Ihre ganze Aufmerksamkeit und Konzentration auf dieses Bild zu richten ... Versuchen Sie, diese Vorstellung mit all Ihren Sinnen zu erfassen. Schauen Sie, was genau zu sehen ist. Ist es an diesem Ort hell oder dunkel? Welche Jahreszeit ist gerade? Frühling, Sommer, Herbst oder Winter? Und welche Tageszeit haben wir? Ist es noch früh am Morgen, mitten am Tag oder schon am Abend? Wie steht die Sonne und wie ist das Licht? Welche Farben sind zu sehen …? Beobachten Sie den Vordergrund des Bildes … und dann den Hintergrund … Was ist dort zu sehen? Achten Sie auch auf Geräusche … vielleicht wird gesprochen oder Sie hören Tiere … Oder Sie können den Wind rauschen hören oder Wasser, das vor sich hinplätschert oder rauscht … Vielleicht können Sie in der Vorstellung auch etwas spüren … vielleicht die warme Sonne, die auf Ihren Körper scheint, Füße im feinen Sand … oder einen kühlen Luftzug, der über Ihre Haut streicht … Vielleicht können Sie auch etwas riechen … z. B. duftende Blumen, erdiges Moos oder das salzige Meer oder Sie nehmen keinen bestimmten Geruch wahr. Versuchen Sie, Ihre Vorstellung ganz deutlich zu erfassen, und genießen Sie dieses innere Bild …

Sie können nun einen letzten Blick auf ihr Bild werfen. Prägen sie sich das Bild noch einmal in Ruhe ein. Dann können Sie sich langsam davon entfernen, einen Schritt nach dem anderen. Das Bild wird dabei immer kleiner, es verschwimmt immer mehr, bis nur noch ein Punkt übrig ist.

Bei der Nachbereitung stellt sich heraus, dass es am Strand der Ost- oder Nordsee einen wahren Menschenauflauf gegeben haben muss, denn fast alle denken sich ans Meer. In seltenen Fällen befanden sich Patienten aber auch schon im vor Menschen pulsierenden Neu-Delhi oder betrieben Inselhopping. Menschen, die kein Bild entstehen lassen können, kann man vorschlagen, im Internet nach einem Bild zu suchen oder das eigene Fotoalbum zu durchforsten. Da es den meisten Menschen schwer fällt, die Übungen selbständig ohne Anleitung durchzuführen, kann man anbieten, die Übung mit dem Smartphone aufzuzeichnen.

KAPITEL 11

Aufhören, wenn es am schönsten ist

Frau P. befand sich zwei Jahre in ambulanter Psychotherapie aufgrund einer depressiven Störung. Der Verlauf der Behandlung war unkompliziert und verlief ohne krisenhafte Zuspitzungen. Ihre Stimmung hellte sich allmählich auf und auch das Interesse an ihren Kindern und ihrem Beruf als Zahnarzthelferin nahm wieder zu. Frau J., ebenfalls wegen einer Depression in Behandlung, profitierte deutlich schneller und konnte bereits nach einem Jahr die Therapie beenden. Der Verlauf war aber weniger beständig, insbesondere zwei Sitzungen waren emotional äußerst aufwühlend und führten kurzfristig zu einer Destabilisierung der Patientin. Welche der beiden Patientinnen wird in der letzten Therapiesitzung eine höhere Zufriedenheit mit der Behandlung angeben? Nach der Höchststand-Ende-Regel aus der Kognitionspsychologie wird unsere Einschätzung in der Rückschau vor allem bestimmt durch die mittlere Intensität der belastendsten Momente (Kahnemann, 2016). Demnach müsste Frau J. weniger zufrieden mit der Behandlung sein, auch wenn sie im Vergleich zu Frau P. insgesamt deutlich schneller profitierte. Die Dauer wird in der retrospektiven Betrachtung nach dieser Regel eher vernachlässigt. Stattdessen wird die Gesamtbeurteilung einer Situation in der Rückschau bestimmt von ihren Höhe- bzw. Tiefpunkten und nicht vom durchschnittlichen Befinden. Dieses Phänomen der Höchststand-Ende-Regel kann auch übersetzt werden mit: Aufhören, wenn es am schönsten ist. Dieser Satz ist folglich nicht nur reine Floskel, sondern hat einen empirischen Hintergrund. Die Gesamtbeurteilung einer Situation wird nicht nur durch Höhe- und Tiefpunkte, sondern auch maßgeblich durch die Art ihres Endes vorhergesagt. Für die Psychotherapie bedeutet das, jede einzelne Therapiesitzungen möglichst positiv zu beenden und erst recht die gesamte psychotherapeutische Behandlung, sonst besteht das Risiko, dass der

Patient die Behandlung schlecht beurteilt, auch wenn er insgesamt profitiert hat. Dieses Phänomen erklärt gut, warum manche Patienten am Ende das Ergebnis der teilstationären oder stationären Behandlung als weniger gut beurteilten, als vom gesamten Team erwartet: Weil sie in den letzten Tagen der Maßnahme eine Verschlechterung erlebten, sie im Behandlungsverlauf einige Momente mit hoher emotionaler Intensität erlebt hatten oder sich gegen Therapieende private oder berufliche Konflikte zuspitzten. Dies liegt oft auch im Wesen einer teilstationären oder stationären Behandlung: Die Patienten sehen sich in der letzten Woche damit konfrontiert, einen geschützten Raum zu verlassen und in ein Umfeld zurückzukehren, das mit Belastungen verbunden ist. Dieser Umstand macht es umso wichtiger, das Therapieende mit genügend Vorlauf vorzubereiten und das Ende eher auszuschleichen, als abrupt herbeizuführen

In diesem Sinne hoffe ich auch, das Buch zu beenden: Wenn es am schönsten ist.

KAPITEL 12

Nachwort

Zurück zum Anfang und zu der Frage »Was macht wirksame Psychotherapie aus?«

Ist es überhaupt angebracht, in einer Zeit diese Frage zu stellen, in der die psychische Belastung in der Bevölkerung enorm hoch ist und immer noch um eine ausreichende Versorgung gestritten werden muss? Ist sie angebracht angesichts der Tatsache, dass Psychotherapie sich in ihrer Historie immer wieder behaupten musste, um als eigenständige Disziplin in Konkurrenz zur Medizin anerkannt zu werden? Bedeutet sie nicht wieder einen Schritt zurück, einen Schritt in Richtung Rechtfertigung?

Ja, immer wieder muss diese Frage aufs Neue gestellt werden. Gerade weil Psychotherapie inzwischen selbstverständlicher und wesentlicher Teil des Gesundheitssystems und des modernen Menschenbilds geworden ist und in immer breiteren Schichten der Gesellschaft nicht nur Akzeptanz, sondern ein hohes Ansehen errungen hat, darf ihre Position und Anwendung nicht unhinterfragt bleiben. Die Frage nach der Wirksamkeit immer wieder zu stellen, verhindert als Einzelner und Institution betriebsblind zu werden und in einem Zirkelschluss das anzuwenden, was vorhanden ist. Denn was vorhanden ist, muss wirksam sein, da es ja bereits vorhanden ist. Nur durch eine kritische Auseinandersetzung ist es möglich, Unbekanntes und neues Potenzial von Psychotherapie zu entdecken. Damit behält die Psychotherapie als Heilverfahren Glaubwürdigkeit und die Möglichkeit zu wirken.

Fundierte und konstruktive kritische Auseinandersetzung darf nicht anderen Disziplinen wie der Soziologie oder Medizin überlassen werden, sie muss von innen herauskommen. Nur von den praktisch arbeitenden Psychotherapeuten selbst können relevante Fragen gestellt werden. Sie gelangen durch hunderte und tausende Gespräche zu Beobachtungen und Erkenntnissen, die nicht im Labor gemacht werden können. Praktiker hätten demnach wichtige Anregungen für die Forschung. Und der wissenschaftliche Betrieb wiederum ist auch kein Selbstzweck, sondern dafür da, einen spürbaren Nutzen für die Praxis zu erbringen. Einen engen Austausch zwischen Praxis und Forschung braucht es, um die vielen offenen Fragen zu beantworten. Doch wo findet dieser Austausch zwischen Wissenschaftlern und Praktikern statt? Wie können Psychotherapeuten erreicht werden, wenn sie Universitäten und Ausbildungsinstitute verlassen und in Praxen und Kliniken ihren Arbeitsalltag aufnehmen, wenn aus Studierenden, Berufsanfänger und aus Berufsanfängern erfahrene Therapeuten werden?

Man findet ihn an Universitäten mit angegliederten Ausbildungsinstituten, auf Kongressen und in Berufsverbänden. Selbst eingebunden in die Fort- und Weiterbildung beherrschen dort jedoch oft spezifische Techniken, Störungsbilder oder neue Therapieformen das »Angebot«. Seminare mit dem Titel »Was macht wirksame Psychotherapie aus?« oder »Forschung für Psychotherapeuten« gibt es wenig.

»Was macht wirksame Psychotherapie aus?« Ist die Frage denn nicht längst beantwortet?

Jede Zeit, jede Gesellschaft findet andere Antworten auf diese Frage. Seit einigen Jahren rollt in der Verhaltenstherapie die dritte Welle. Unbestritten erweitern und bereichern Ansätze wie die Akzeptanz- und Commitment-Therapie oder Schematherapie die bereits bestehenden Verfahren und unbestritten wirken diese neuen Richtungen. Aber liefern sie auch bessere Therapieergebnisse als die »herkömmlichen« Ansätze? Es ist gut, dass immer wieder neues und fundierteres Wissen entsteht. Dies ermöglicht eine spezialisierte Behandlung. Damit einher gehen neue psychotherapeutische Zusatzqualifikationen wie der Schematherapeut, Spezielle Schmerzpsychotherapeut oder Psychodiabetologe. Doch haben Psychotherapeuten eben selten einen reinen »Schmerzfall« oder einen »Diabetesfall« vor sich, sondern einen Menschen, der seit Jahren Schmerzen erlebt, lange krankgeschrieben ist, darüber Konflikte mit dem Arbeitgeber entstanden sind, der überfordert ist mit dem verhaltensauffälligen Kind und zusätzlich eine schwere depressive Symptomatik entwickelt hat. Muss ich für eine wirksame Behandlung dieser Person spezieller Schmerzpsychotherapeut, Systemiker sein und CBASP beherrschen? Spezialisierung ist gut, wenn das Fundament vorhanden ist. Eine Ausdifferenzierung der Methoden macht die Methoden selbst aber nicht wirksamer. Mehr Auswahl bedeutet nicht zwangsläufig eine bessere Auswahl, mehr ist nicht gleich mehr.

Über den neuen »Trends« sollte bestehendes Wissen nicht vergessen werden. Trotz besseren Wissens geht es heute immer noch zu häufig um Techniken. Schätzungsweise 90 % der Psychotherapiestudien erforschen die Wirksamkeit eines spezifischen Verfahrens für eine spezifische Störung (Norcross & Wampold, 2018). Dabei geht nur ein Bruchteil hilfreicher Veränderung tatsächlich auf die psychotherapeutische Intervention selbst zurück. Statt auf die Vielfältigkeit der Methoden zu schauen, sollte die Vielgestaltigkeit und Einzigartigkeit des Menschen beachtet werden. Bei einem Abendessen erzählte eine befreundete Kollegin, dass sie überlege, sich um einen Kassensitz zu bewerben, dass sie jedoch unsicher sei, da sie dann sämtliche Anliegen übernehmen müsse. Es entspann sich eine Diskussion darüber, wen wir behandeln wollen und wen wir behandeln sollten. Und damit waren wir beim Kern von Wirksamkeit von Psychotherapie, denn sie hängt maßgeblich von den beteiligten Personen ab.

»Der Therapeut ist die Therapie.«

Nach Duncan (2015) ist der Therapeut die Therapie. Seine Person und die Beziehung, die er mitgestaltet, sind um ein Vielfaches wirksamer als das Verfahren selbst. Bei allen Schwächen, die Methoden zur Wirksamkeitsforschung aufweisen, gibt es doch Gewissheiten über wirksame Faktoren, die bleiben. Dazu gehört die therapeutische Beziehung, die Passung zwischen Patient und Therapeut, und die Überzeugung, mit der der Therapeut das eigene Verfahren anwendet.

»Was macht wirksame Psychotherapie aus?« Eine Verbindung von gesicherten Erkenntnissen aus der Fülle der Therapiestudien und dem, was erfahrene Therapeuten tagtäglich als wirkungsvoll erleben. Denn das macht hochwirksame Therapeuten aus: Sie reflektieren sich, tauschen sich aus und nehmen sich Zeit sich mit sich und der eigenen Arbeit kritisch auseinanderzusetzen. Sie bleiben dabei zuversichtlich.

Anhang

Arbeitshilfe

Positive Erwartungen fördern	
■ Wie kann ich positive Erwartungen des Patienten an die Behandlung fördern (verbal/nonverbal)?	
Wesentliches wahrnehmen	
■ Was ist das zentrale Thema des Patienten? ■ Was war das übergeordnete Thema der letzten Sitzungen? ■ Wie habe ich die letzte Sitzung erlebt?	
Wesentliches verstehen	
■ Was habe ich noch nicht verstanden? ■ Was möchte ich noch besser verstehen?	
Motivation fördern	
■ Was ist dem Patienten wichtig (inhaltlich/interaktionell)? ■ Was sind Annäherungsziele des Patienten?	
Mittleres Aktivierungsniveau schaffen	
■ Welches Aktivierungsniveau hatte der Patient in den bisherigen Sitzungen? ■ Was kann ich tun und sagen, um das Aktivierungsniveau zu erhöhen bzw. zu senken?	

Ressourcen aktivieren	
■ Welche Ressourcen hat der Patient? ■ Was kann ich sagen und was kann ich tun, damit der Patient diese Ressourcen erlebt?	
Struktur	
■ Was möchte ich mit der anstehenden Sitzung erreichen? ■ Wie möchte ich das Ziel erreichen?	
Impact schaffen	
■ Über welchen Sinneskanal kann ich den Patienten am besten erreichen? ■ Durch welche Bilder / Metaphern / Materialien kann ich Impact schaffen?	
Nachhaltiges Lernen	
■ Welches Ziel kann ich mit welchen Methoden längerfristig über mehrere Sitzungen verfolgen? ■ Welche Gefühle und Verhaltensweisen möchte ich beim Patienten bahnen und wie möchte ich das tun? ■ Wie kann ich einen Transfer von den Sitzungen in den Alltag schaffen?	
Therapeutische Beziehung	
■ Gibt es einen Konsens zu den Therapiezielen und dem Weg dorthin und wie sieht dieser Konsens aus?	
Meta-Ebene beachten	
■ Wie wirkt der Patient in der Sitzung auf mich? ■ Welche Gefühle / Eindrücke löst der Patient bei mir aus? ■ Was möchte der Patient erreichen? ■ Welches Bild versucht er von sich zu vermitteln? ■ Welches Bild hat er von sich selbst? ■ Welche Reaktion von mir versucht er zu vermeiden?	

Eigenverantwortung	
■ Was trägt der Patient selbst zur Therapie bei? ■ Wie hoch schätzt er selbst seinen Beitrag zur Behandlung ein? ■ Was kann ich sagen oder tun, um ihm mehr Verantwortung zu übertragen bzw. Verantwortung abzunehmen?	
Konfrontation	
■ Gibt es Störungen, die ich heute ansprechen möchte? ■ Mit was möchte ich den Patienten konfrontieren? ■ Wie möchte ich diese Konfrontation gestalten?	
Feedback einholen	
■ Fühlt sich der Patient verstanden und respektiert? ■ Haben wir daran gearbeitet und darüber geredet, woran der Patient arbeiten und reden wollte? ■ Ist meine Herangehensweise passend für den Patienten?	
Interdisziplinäres Arbeiten	
■ Welche Berufsgruppen aus dem sozialen und medizinischen Bereich sollte ich noch miteinbeziehen?	

Literaturverzeichnis

Adli, M. (2019, 30. März). Die Angstgesellschaft. Hörsaal [Radiobeitrag]. Deutschlandfunk Nova. Zuletzt abgerufen am 20.7.2023 von https://www.deutschlandfunknova.de/beitrag/sozialer-stress-die-angst-gesellschaft.

Amend, C. (2021, 17. November). Als ich 30 wurde, hatte ich keine Ahnung, wer ich war. *Zeitmagazin*, 16–23.

Asay, T. & Lambert, M. (2001). Empirische Argumente für die allen Therapien gemeinsamen Faktoren: Quantitative Ergebnisse. In M. Hubble, B. Duncan & S. Miller (Hrsg.), *So wirkt Psychotherapie. Empirische Ergebnisse und praktische Folgerungen*, 41–81. Dortmund: Verlag modernes Leben.

Asay, T. & Lambert, M. (1999). The empirical case for the common factors of therapy. In M. Hubble, B. Duncan & S. Miller (Hrsg.), *The Heart and soul of change: Delivering what works in psychotherapy, 23–55.* Washington D.C.: American Psychologyical Association.

Babyak, M., Blumenthal, J., Herman, S., Khatri P., Doraiswamy, M., Moore, K. et al. (2002). Exercise Treatment for Major Depression: Maintenance of Therapeutic Benefit at 10 Months. *Psychosomatic Medicine, 62*, 633–638.

Baer, N. & Ettlin, P. (n. D.). Arbeitsplatzerhalt bei psychischer Erkrankung. Zuletzt abgerufen am 7. Juli 2021 von https://workmed.ch/wp-content/uploads/Arbeitsplatzerhalt-bei-psychischer-Erkrankung.pdf.

Baer, N. (2015). Probleme bei Arbeitsplatzerhalt und Wiedereingliederung – Grundlagen und Interventionsmöglichkeiten in der Behandlung. *PsychUpdate, 9*, 369–384.

Bambach, S. (17. August 2023). *www.traumatherpie.de*. Zuletzt abgerufen am 05.12.2023 von https://www.traumatherapie.de/users/bambach/hydratext.html

Bandura, A. (1997). *Self-efficacy: The exercise of control.* New York: Henry Holt & Co.

Berking, M. & Kowalsky, J. (2012). Therapiemotivation. In M. Berking, & W. Rief (Hrsg.), *Klinische Psychologie und Psychotherapie für Bachelor, Bd. II: Therapieverfahren,* 13–22. Berlin: Springer.

Bohart, A. & Tallman, K. (2010). Clients: The neglected common factor. In B. Duncan, S. Miller, B. Wampold, & M. Hubble (Hrsg.), *The heart and soul of change: delivering what works,* 83–12. Washington, DC: American Psychological Press.

Bohus, M. & Wolf-Arehult, M. (2021). *Interaktives Skilsstraining für Borderline Patienten.* Stuttgart: Schattauer.

Borasio, G.-D. (2020, 3. Januar). Hört zu! Zuletzt abgerufen am 20.07.2023 von https://www.zeit.de/2020/02/sprechende-medizin-aerzte-patienten-reden-zuhoeren.

Breiner, G. & Polt, W. (2012). *Lösungen mit dem Systembrett: Ein umfassendes Handbuch für Aufstellungen mit dem Systembrett in Unternehmensberatung und persönlicher Beratung – Praxisnah und auf den Punkt gebracht.* Ökotopia.

Brenke, K. (2015). Die große Mehrzahl der Beschäftigten in Deutschland ist mit ihrer Arbeit zufrieden. *DIW Wochenbericht, 32+33* , 715–722 https://www.diw.de/documents/publikationen/73/diw_01.c.512426.de/15-32.pdf.

Browa, R. B. (2021). Outcome Reporting Bias in COVID-19 mRNA Vaccine Clinical Trials. *Medicine, 57*, 199.

Brown, J., Dreis, S., & Nace, D. K. (1999). What really makes a difference in psychotherapy outcome? Why does managed care want to know? In M. Hubble, B. Duncan, & S. Miller (Hrsg.), *The heart and soul of change: what works in therapy*, 389. American Psychological Association.

Bucay, J. (2008). *Komm, ich erzähl dir eine Geschichte.* Frankfurt am Main: Fischer.

Budd, R. & Hughes, I. (2009). The Dodo Bird Verdict – Controversial, Inevitable and Important: A Commentary on 30 Years of Meta-Analyses. *Clinical Psychology and Psychotherapy, 16*, 510–522.

Carol, L. (1973). *Alice im Wunderland.* Berlin: Insel Taschenbuch.

Caspar, F. (2007). *Beziehungen und Probleme verstehen. Eine Einführung in die Psychotherapeutische Plananalyse.* Bern: Huber.

Castonguay, L. G. & Hill, C. E. (2017). *How and why are some therapists better than others? Understanding therapists effects.* Washington, D.C.: APA.

Clement, U. (2014). *Systemische Sexualtherapie.* Stuttgart: Klett-Cotta.

Cuijpers, P. (2018). The Challenges for improving treatments for depression. *JAMA – Journal of the American Medical Association, 320(24)*, 2529–2530.

Cuijpers, P. (2020). Measuring success in the treatment of depression: What is most important to patients? *Expert Review of Neurotherapeutics, 20(2)*, 123–125.

Cuijpers, P., Rejnders, M., Karyotaki, E., de Wit, L. & Ebert, D. (2018). Negative effects of psychotherapies for adult depression: A meta-analysis of deterioration rates. *Journal of Affective Disorders, 239*, 138–145.

Davies, F. (2014). *Cracked: Why Psychiatry is Doing More Harm Than Good.* London: Icon Books.

De Felice, G., Giuliano, A., Halfon, S., Andreassi, S., Paoloni, G. & Orsucci F. (2019). The misleading Dodo Bird verdict. How much of the outcome variance is explained by common and specific factors? *New Ideas in Psychology, 54*, 50–55.

DeRubeis, R. J., Gelfand, L. A., German, R. E., Fournier, J. C. & Forand, N. R. (2014). Understanding processes of change: How some patients reveal more than others – and some groups of therapists less- about what matters in psychotherapy. *Psychotherapy Research, 24 (3)*, 419–428.

Deutsche Gesellschaft für Psychiatrie, Psychotherapie, Psychosomatik und Nervenheilkunde (2017). S3-Leitlinie/Nationale Versorgungsleitlinie. Unipolare Depression. Kurzfassung. Zuletzt abgerufen am 20. 07. 2023 von https://www.dgppn.de/_Resources/Persistent/d53e5967ade4134e444e71973752e10bcaebda79/S3-NVL_depression-2aufl-vers1-kurz.pdf.

Deutscher Bundestag (2019). Antwort der Bundesregierung auf die Kleine Anfrage der Abgeordneten Jutta Krellmann, Susanne Ferschl, Matthias W. Birkwald, weiterer Abgeordneter und der Fraktion DIE LINKE. Arbeitsbezogene psychische Belastungen in Deutschland. Zuletzt abgerufen am 20. 07. 2023 von https://dserver.bundestag.de/btd/19/086/1908688.pdf.

Deutschlandfunk (27. September 2021). Weniger Arbeit, mehr Glück – so einfach ist es nicht. Zuletzt abgerufen am 08. 08. 2023 von https://www.deutschlandfunknova.de/beitrag/work-life-balance-weniger-arbeit-mehr-glueck-so-einfach-ist-es-nicht

Dogs, C. (2019). *Gefühle sind keine Krankheit.* Berlin: Ullstein.

Dolan, Y. (1991). *Resolving Sexual Abuse. Solution-Focused Therapy and Ericksonian Hypnosis for Adult Survivors.* New York: Norton.

Dorsch. Lexikon der Psychologie (13. April 2023). Zuletzt abgerufen am 5. 12. 2023 von https://dorsch.hogrefe.com/stichwort/intentions-verhaltens-luecke.

Drexler, D. (2014). *Das integrierte Stressbewältigungsprogramm ISP: Manual und Materialien für Therapie und Beratung.* Stuttgart: Klett-Cotta.

Duncan, B. L. (2002). The Founder of Common Factors: A conversation with Saul Rosenzweig. *Journal auf Psychotherapy Integration, 12 (1),* 10–31.

Duncan, B. L. (2015). The person of the therapist: One therapist's journey to relationship. In J. F. K. J. Schneider (Hrsg.), *The handbook of humanistic psychology: Theory, research, and practice,* 457–472. Sage Publications, Inc.

Duncan, B. L., Miller, S., D., Sparks J., A., Claude, D. A., Reynolds, L. R., Brown,. J. & Johnson, L. D. (2003). The Session Rating Scale: Preliminary Psychometric Properties of a »Working« Alliance Measure. *Journal of Brief Therapy, 3 (1),* 3–12.

Ehrlich, T. & Lutz, W. (2015). Neue Ansätze zur Modellierung diskontinuierlicher Verläufe in der Psychotherapie. »Sudden gains und »sudden losses«. Zuletzt abgerufen am 05. 07. 2023 von https://www.researchgate.net/publication/275221133_Neue_Ansatze_zur_Modellierung.

Ehrlich, T. (2014). Diskontinuierliche Verläufe in der Psychotherapie. Ihre Identifikation und ihr Zusammenhang mit der therapeutischen Beziehungsgestaltung. Zuletzt abgerufen am 05. 07. 2023 von https://ubt.opus.hbz-nrw.de/opus45-ubtr/frontdoor/deliver/index/docId.

Farrelly, F. & Brandsma, J. M. (2009). *Provokative Therapie.* Heidelberg: Springer.

Figlioli, P. (2016). Wie konfrontativ darf Therapie sein? Der dynamische Prozess der Konfrontation und der Komplementarität in guten und schlechten Therapien. (unveröffentlicht).

Flückiger, C., Forrer, L., Schnider, B., Battig, I., Bodenmann, G. & Zinbarg, R.E. (2016). A single-blinded, randomiezd clinical trial of how to implement an evidence-based treatment for generalized anxiety disorder [Iimplement] – effects of three different strategies of implementation. *EBioMedicine, 3*, 163–171.

Frank, J.D. (1971). Therapeutic factors in psychotherapy. *American Journal of Psychotherapy, 25*, 350–361.

Gallup (2018). Pressemitteilung: Die Unternehmenskultur entscheidet maßgeblich über den wirtschaftlichen Erfolg. Zuletzt abgerufen am 07.07.2023 von https://www.leadox.de/fileadmin/user_upload/pdf/Pressemeldung_Gallup_Engagement_Index_2018.pdf.

Gladwell, M. (2009). *Outliers: The Story of Success.* Boston: Back Bay Books.

González-Blanch, C. & Carral-Fernández, L. (2017). Cage up, Dodo, Please! The Tale of all psychotherapies being equalyl effective. *Psychologist Papers (38)*, 94–106.

Gottlieb, L. (2022). *Vielleicht solltest du mal mit jemanden darüber reden.* München: Goldmann.

Grawe, K. (2004). *Neuropsychotherapie.* Göttingen: Hogrefe.

Greenberg, E. (2016). *Borderline, Narcicisstic and Schizoid Adaptions: The Pursuit of Love, Admiration and Safety.* Greenbroke Press.

Hatcher, R.L. & Barends, A.W. (2006). How a return to theory could help alliance research. *Psychotherapy: Research, Practice, Training, 43 (3)*, 292–299.

Hattie, J. (2009). *Visible Learning. A Synthesis of over 800 Meta-Analysis Realting to Achievement.* London, New York: Routledge.

Horvath, A.O. & Symonds, B.D. (1991). Relation between working alliance and outcome in psychotherapy: A meta-analysis. *Journal of Counceling Psychology, 38*, 139–149.

Horwitz, A.V. & Wakefield, J.C. (2012). *The Loss of Sadness. How Psychiatry transformed normal sorrow into depressive disorder.* Oxford University Press.

Howard, K.I., Moras, K., Brill, P.L., Martinovich, Z., & Lutz, W. (1986). Evaluation of psychotherapy: efficacy, effectiveness, and patient progress. *American Psychologist, 51*, 1059–1064.

Jacobson, N.S., Dobson, K.S., Truax, P.A., Addis, M.E., Koerner, K., Gollan, J.K. et al. (1996). A component analyses of cognitive-behavioral treatment for depression. *Journal of Consulting and Clinical Psychology, 64*, 295–304.

Kadera, W., Lambert, M.J., Andrews, A.A. (1996). How much therapy is really enough? A session-by-session analysis of the psychotherapy dose-effect relationship. *Journal of Psychotherapy Practice and Research, 5 (2)*, 132–51.

Kagge, E. (2019). *Stille: Ein Wegweiser.* Frankfurt am Main: Fischer Taschenbuch.

Kahnemann, D. (2016). *Schnelles Denken, langsames Denken.* München: Penguin.

Köhler-Ludescher, A. & Simon, F.B. (2014). *Paul Watzlawick – Die Biographie: Die Entdeckung des gegenwärtigen Augenblicks.* Mannheim: Huber.

Konrad, S. (2014). *Das bleibt in der Familie. Von Liebe, Loyalität und uralten Lasten. Alte Lasten erkennen und sich erfolgreich von ihnen befreien.* München: Piper.

Lahmann, C. (2019). Zuletzt abgerufen am 05.07.2023 von https://www.swr.de/swr1/bw/swr1leute/av-o1143653-100.html.

Lambert, M.J. (2013). The efficacy and effectiveness of psychotherapy. In M. Barkham, W. Lutz, & L. Castonguay (Hrsg.), *Bergin and Garfield's handbook of psychotherapy and behavior change,* 169–218. Hoboken: Wiley.

Lieb, K. (2019). Fake News in der Psychopharmakotherapie. *Zuletzt abgerufen am 05.07.2023 von https://www.unimedizinmainz.de/fileadmin/kliniken/ps/Donwloads/Lieb_Lindau_Fake_News_in_der_Psychopharmako therapie_10042019.pdf.*

Linsenhoff, A. (2020). Wirksamer werden. *Psychotherapeutenjournal, 1,* 4–11.

Marlatt, G.A. & Gordon, J.R. (1985). *Relapse prevention. Maintenance strategies in the treatment of addictive behavior.* New York: Guilford Press.

McKay, K.M. Imel, Z.E. & Wampold, B.E. (2006). Psychiatrist effects in the psychopharmacological treatment of depression. *Journal of Affective Disorders, 92 (2),* 287–290.

Michalak, J. Heidenreich, T. (2012). *Achtsamkeit. Fortschritte der Psychotherapie.* Göttingen: Hogrefe.

Miller, S. Hubble, M. & Duncan, B. (2007). Supershrinks. Who are they? What can we learn from them? *The Psychotherapy Networker,* 27–56.

NewHarbinger (25. Juli 2013). Learning Act// Part 7: Building Patterns of Committed Action. Zuletzt abgerufen am 14.07.2023 von https://www.youtube.com/watch?v=-i4IwA5MZ1c&list=PLOSSy_bIynJpjx6K20Yap4E3I1Cm6lHeC &index=7.

Ngozi, C. (2021). *Trauer ist das Glück geliebt zu haben.* Frankfurt am Main: S. Fischer.

Nisic, N. & Trübswetter, P. (2012). Berufswechsler in Deutschland und Großbritannien. IAB-Kurzbericht 1, 1–8. zuletzt abgerufen am 04.07.2023 von http://doku.iab.de/kurzber/2012/kb0112.pdf.

Norcross, J.C. & Wampold, B.E. (2018). A new therapy for each patient: Evidence-based relationships and responsiveness. *Journal of Clinical Psychology,* 1–18.

Obama, B. (2020). *Ein verheißenes Land.* München: Penguin.

Okiishi, J., Lambert, M.J., Nielsen, S.L. & Ogles, B.M. (2003). Waiting for supershrink: An empirical analysis of therapist effects. *Clinical Psychology & Psychotherapy, 10 (6),* 361–373.

Omer, H. & London, P. (1989). Signal and noise in psychotherapy. The role and control of non-specific factors. *British Journal of Psychiatry, 155,* 239–245.

Orlinsky, D.E. & Ronnestad, M.H. (2005). *How Psychotherapists develop: A study of therapeutic work and professional growth.* Washington D.C.: American Psychological Association.

Ovid. (1986). *Metamorphosen.* Ditzingen: Reclam.

Perry, P. (2021). *Das Buch, von dem du dir wünschst, deine Eltern hätten es gelesen (und deine Kinder werden froh sein, wenn du es gelesen hast).* Berlin: Ullstein.

Perry, P. (2021). *Wie geht es Ihnen jetzt?* Berlin: Ullstein.

Pfammatter, M. & Tschacher, W. (2016). Klassen allgemeiner Wirkfaktoren der Psychotherapie und ihr Zusammenhang mit Therapietechniken. *Zeitschrift für Klinische Psychologie und Psychotherapie, 45 (1),* 1–13.

Pfeifer, H., Banzer, W., Ferrari, N., Füzéki, E., Geidl., W., Graf, C. et al. (2016). *Nationale Empfehlungen für Bewegung und Bewegungsförderung.* Köln: Bundeszentrale für gesundheitliche Aufklärung (BZgA).

Phillips, A. (7. November 2011). The philosopher Adam Phillips on pleasure and frustration. *New York Times,* zuletzt abgerufen am 20.07.2023 von https://www.nytimes.com/video/opinion/100000001128653/adam-phillips.html.

Powers, M.B., Smits, J.A.J., Whitley, D. & Telch, M.J. (2008). The Effect of attributional processes concerning medication taking on return to fear. *Journal of consulting and clinical psychology, 76 (3),* 478–490.

Press, H. (2013). *Therapeutische Haltung. Zur Explikation eines psychotherapeutischen Begriffs auf Basis quantitativer und qualitativer Inhaltsanalysen.* Bamberg: Abrufbar unter https://d-nb.info/1058478435/34.

Prochaska, J.O., & DiClemente, C.C. (1986). The transtheoretical approach: Towards a systematic eclectic framework. In J.C. Norcross (Hrsg.), *Handbook of eclectic psychotherapy,* 163–200. New-York: Brunner/Mazel.

Reker, M. (2020). Abhängig und dennoch selbstbestimmt. Hörsaal [Radiobeitrag]. Deutschlandfunk Nova. Zuletzt abgerufen am 05.07.2023 von https://www.deutschlandfunknova.de/beitrag/suchttherapie-positive-verstaerkung-hilft-aus-der-abhaengigkeit.

Ricks, D.F. (kein Datum). Supershrink: Methods of a therapist judged successful on the basis of adult outcomes of adolescent patients. In D.F. Ricks, A. Thomas & M. Roff (Hrsg.), *Life history research in psychopathology*. University of Minnesota Press.

Rosenzweig, S. (2002). Some implicit common factors in diverse methods of psychotherapy. *Journal of Psychotherapy Integration, 12(1), 5–9,* https://doi.org/10.1037/1053-0479.12.1.5.

Rousmaniere, T. (2017). *Deliberate Practice for Psychotherapists. A Guide to Improve Clinical Effectiveness.* Routledge.

Rudzio, K. (2020). Quereinstieg: Sehnsucht nach Plan B. *Zeit online, Ausgabe 7,* https://www.zeit.de/2020/07/beruf-unzufriedenheit-neuanfang-arbeitsmarkt.

Sachse, R. (2022). *Komplexität in der Psychotherapie: Psychotherapie klientengerecht und nachhaltig gestalten.* Göttingen: Hogrefe.

Safran, J.D. & Muran, J.C. (1996). The resolution of ruptures in the therapeutic alliance. *Journal of Consulting and Clinical Psychology, 64 (3),* 447–458.

Sandell, R., Carlsson, J., Schubert, J., Broberg, J., Lazar, A., & Grant, J. (2004). Therapist attitudes and patients' outcomes: I. Development and validation of the Therapist Attitudes. *Psychotherapy Research, 14,* 469–484.

Sandell, R., Lazar, A., Grant, J., Carlsson, J., Schubert, J., & Broberg, J. (2006). Therapist attitudes and patient outcomes: III. A latent class analysis of therapists. *Psychology and Psychotherapy, 79 (4)*, 629–647.

Schnarch, D. (2009). *Passionate Marriage: Keeping Love & Intimacy Alive in Emotionally Committed Relationships.* New York City: W. W. Norton & Company.

Schug, S. (2016). *Achtsamkeit. Materialien für Gruppen und Einzelsetting.* Weinheim: Beltz.

Schuhrke, B. (8. Dezember 2019). Von Schuld und Scham. Belastend aber notwendig. *Hörsaal [Radiobeitrag]. Deutschlandfunk Nova*. Zuletzt abgerufen am 14. 07. 2023 von https://www.deutschlandfunknova.de/beitrag/koerperscham-maedchen-die-nur-schwestern-haben.sind-am.schamlosesten.

Schwing, R. & Fryszer, A. (2015). *Systemisches Handwerk. Werkzeug für die Praxis.* Göttingen: V&R.

Seligman M. & Maier S. (1967). Failure to escape traumatic shock. *Journal of Experimental Psychology, 74*, 1–9.

Sharif, M. (2021). Having too little or too much time is linked to lower subjective well-being. *Journal of Personality and Social Psychology*, 1–14.

Shatz, J. C. (1992). The developing brain. *Scientific Armerica, 267*, 60–67.

Shedler, J. (2011). Die Wirksamkeit psychodynamischer Therapie. *Psychotherapeut, 56*, 265–277.

Sheeran, S. & Orbell, P. (1998). Do intentions predict condom use? Meta-analysis and examination of six moderator variables. *British Journal of Social Psychology, 37*, 231–250.

Smith, M. I., Glass, G. V. & Miller, T. I. (1980). *The benefit of psychotherapy.* Baltimore: The John Hopkins University Press.

Spence, D. P. (1982). *Narrative truth and historical truth: Meaning and interpretation in psychoanalysis.* W.W. Norton.

Spiewak, M. (2018). Was nicht in der Zeitung steht. *Die Zeit*, https://www.zeit.de/2018/40/pessimismus-medien-stimmung-gesellschaft-verstaerkung.

Stavemann, H. (2018). *Im Gefühlsdschungel.* Weinheim: Beltz.

The National Institute for Health and Care. (2022). *Depression in adults: treatment and management.* https://www.nice.org.uk/guidance/ng222/resources/depression-in-adults-treatment-and-management-pdf-66143832307909: The National Institute for Health and Care Excellence.

Wampold, B. E. & Brown, G. S. (2005). Estimating Variability in Outcomes Attributable to Therapists: A Naturalistic Study of Outcomes in Managed Care. *Journal of Consulting and Clinical Psychology, 73*, 914–923.

Wampold, B. E. (2015). How important are the common factors in psychotherapy? An update. *World Psychiatry, 14*, 270–77.

Wampold, B. E., Imel, Z.E. & Flückiger, C. (2018). *Die Psychotherapie-Debatte.* Göttingen: Hogrefe.

Watzlawick, P., Weakland, J. H. & Fischer, R. (2013). *Lösungen: Zur Theorie und Praxis menschlichen Wandels.* Mannheim: Huber.

Wehner, L., Hödl, S. (2012). Empathisch-lösungsorientierte Kommunikation. In: Dicke Luft – Konfliktmanagement in Gesundheitsberufen. Top im Gesundheitsjob. Springer, Berlin, Heidelberg. https://doi.org/10.1007/978-3-642-24929-7_4.

Wertli, M. M. & Steuer, J. (2018). Medikamentöse Therapie bei akuten und chronischen lumbalen Rückenschmerzen. *Der Internist 59*, 1214–1223.

Wilken, U. (2008). *Die Bedeutung von Nichtveränderung aus systemischer Sicht.* Zuletzt abgerufen am 12.12.2021 von www.systemischestudien.de/fileadmin/redakteur/Bilder/ISSES/Wilken_Nicht-Ver%C3%A4nderung.pdf

Wilson, K. (2011). *Mindfulness for two. An Acceptance and Commitment Therapy Approach to Mindfluness in Psychotherapy.* Oakla: Newharbinger.

Wittgenstein, L. (2003). *Philosophische Untersuchungen.* Berlin: Bibliothek Suhrkamp.

Yalom, I. D. (2010). *Der Panama-Hut: oder Was einen guten Therapeuten ausmacht.* München: btb.